QUE SAIS-JE ?

L'éducation sexuelle

PHILIPPE BRENOT

Directeur d'enseignement en Sexologie
à l'Université de Bordeaux II

DU MÊME AUTEUR

AUX PRESSES UNIVERSITAIRES DE FRANCE

La sexologie « Que sais-je ? », n° 2864, 1994.

AUX ÉDITIONS L'ESPRIT DU TEMPS
Diffusion PUF

Les mots du sommeil, 1990.
Les mots de la douleur, 1991.
Les mots du corps, 1992.
Les mots du sexe, 1993.

AUX ÉDITIONS L'HARMATTAN
(sous la dir. de)

Les origines, 1988.
Langage, 1989.
Sociétés, 1990.
La mémoire (2 vol.), 1989.

AUX ÉDITIONS DICTYS
(cassettes audio)

Naissance du langage et dimension humaine, 1993.

ISBN 2 13 047483 7

Dépôt légal – 1re édition : 1996, février

108, boulevard Saint-Germain, 75006 Paris

à Éléonore,
à Bastien,
à Maxence.

INTRODUCTION

Que sais-je ? me semble tout naturellement la juste question introductive à ce livre, une question qui se pose à chaque adolescent en quête de connaissances sur son identité, sur son intimité, sur sa sexualité. Mais une question que se pose aussi chaque parent, chaque éducateur, chaque enseignant... : *Que sais-je* sur la sexualité ? *Que sais-je* de moi ? *Que sais-je* de l'autre ? Qui suis-je ?

Car une dimension éducative à la sexualité ne se limite certainement pas à un corps de connaissance sur l'anatomie, la physiologie de la fécondité ou même le physique de l'amour, mais envisage la nature et la valeur de nos relations avec les autres, le sens de l'intimité de nos comportements et l'acceptation de la sexualité dans toutes ses implications biologiques, psychologiques, sociologiques, ou encore morales.

On peut également rappeler qu'il a toujours existé une éducation à la sexualité, adaptée à son lieu et à son temps, que l'on soit en milieu traditionnel ou plus récemment en milieu urbain. Cette éducation a toujours pris en compte les valeurs culturelles et sociales du groupe dans lequel elle s'exprimait, jusqu'au XIXe siècle en Occident où la répression des pulsions sexuelles a été suivie d'une absence de discours sur la sexualité, silence coupable qui perdure encore à la fin du XXe siècle. Devant cette carence parentale, et du fait de l'évolution rapide des valeurs morales, une éducation sexuelle informelle puis institutionnelle s'est mise en place. Elle est aujourd'hui une nécessité qui requiert l'engagement de tous, parents, éducateurs, enseignants, pour l'épanouissement des enfants et des adolescents.

En tant que médecin, en tant qu'enseignant, en tant que formateur, en tant que parent, et comme vous tous qui lirez ce livre, j'ai été confronté depuis bien des années au jeu des questions et des réponses de l'enfant, de l'adolescent, mais aussi de l'adulte que nous sommes. Il n'y a pas d'âge pour les questions, il n'y en a pas non plus pour les réponses. Elles sont seulement différentes selon le degré de maturation ou d'organisation psychosociale.

Ce livre est ainsi écrit pour trois niveaux de lecture : il s'adresse tout d'abord aux adolescents qui trouveront réponse à certaines de leurs questions dans le chapitre III (p. 81) et pourront secondairement comprendre les difficultés ou la réserve de leurs parents en lisant le chapitre II (p. 61). Il s'adresse ensuite aux parents qui liront dans l'ordre les chapitres II et III. Il s'adresse enfin aux éducateurs (enseignants, animateurs...) que concerne l'ensemble des trois chapitres.

Chapitre I

LES ÉDUCATEURS

Au sens plein du terme, les éducateurs sont tous ceux qui contribuent à l'éducation – c'est-à-dire à instruire et « élever » – des enfants et adolescents dont ils sont amenés à s'occuper. Cela implique déjà les notions de formation et de pédagogie. C'est-à-dire que les éducateurs doivent avoir eux-mêmes été formés à ce qu'ils vont transmettre ou, tout au moins, avoir une réflexion sur leur démarche pédagogique. Faut-il rappeler que le terme *pédagogue*, qui est composé du grec *pais* (l'enfant) et du suffixe *agogos* (conduire), signifie littéralement *celui qui conduit un enfant*.

Un éducateur est ainsi « une personne qui, ayant reçu une formation spécifique, est chargée de l'éducation de certains groupes de jeunes » (Rey, 1992). En matière d'éducation sexuelle l'éducateur pourra être un enseignant, un médecin, un animateur, un parent ou tout autre personne spécialement formée à tout ou partie de ce grand domaine du vécu et de la connaissance que constitue la sexualité humaine.

I. – Information ou éducation

La question de l'alternative d'une information ou d'une éducation sexuelle se pose si souvent et de façon si passionnelle qu'il est important d'en donner une réponse claire. Cette question est soulevée tant par les parents, les enseignants, les chefs d'établissements, que par les enfants et les adolescents eux-mêmes devant les insuffisances de la seule *information sexuelle* et la difficulté de dispenser une réelle *éducation à la sexualité* qui prenne en compte les attentes et les interrogations des jeunes, mais qui puisse également leur répondre sur toutes les dimensions de la sexualité humaine.

1. **Définitions.** – Ce débat est en réalité celui des limites de l'éducation sexuelle et de son articulation avec l'éducation parentale. Certains parents ou enseignants considèrent que ce domaine est de l'ordre du privé, de la famille et non de l'école et du public. L'expérience montre cependant, dans le cas général, la très grande insuffisance de l'éducation familiale en matière de sexualité que ce soit par un manque d'information pour répondre aux questions de leurs enfants ou encore par une profonde inhibition vis-à-vis de la sexualité. D'autres encore – et c'est le droit de chacun en ce qui concerne la vie familiale – considèrent qu'il ne doit pas y avoir d'éducation à la sexualité et refusent toute information. Ces attitudes seront détaillées et discutées dans le chapitre II concernant *les parents*.

Notre réponse en ce qui concerne cette question de l'alternative d'une *information* ou d'une *éducation* sexuelle doit être très claire : il est nécessaire que l'apport d'un éducateur aux enfants ou aux adolescents soit réellement une *éducation* à la sexualité, adaptée au niveau de développement de ces jeunes et complémentaire de l'accompagnement parental, mais qui ne se contente pas seulement d'un message d'*information*. Cette *éducation* doit permettre aux jeunes auxquels elle s'adresse d'accéder à un épanouissement psychologique, affectif et social, tout en respectant les valeurs morales qui sont les siennes.

On pourrait ainsi définir le premier niveau, nécessaire mais non suffisant, de *l'information sexuelle*, comme les bases biomédicales de la fonction de reproduction. Dans les années qui ont suivi la circulaire Fontanet en 1973, instaurant quatre heures par an d'information sexuelle en classe de troisième, Maurice Delattre définissait ainsi ce terme : « C'est l'ensemble des faits scientifiques, anatomiques et physiologiques, relatifs à la reproduction concernant les végétaux et les animaux, y compris l'homme, qui, objectifs, ne dépendent pas pour leur relation des opinions et des comportements personnels du maître » (Delattre et Mourral, 1977). Delattre précisait cependant : « En tout cas, l'information sexuelle ne saurait se limiter à une suite de recettes aboutissant uniquement à une méthodologie, même appliquée, de la contraception et des dangers des rapports sexuels ; intégrée au programme des sciences biologiques, progressivement abordée au fil des sujets d'étude et des années, elle n'est pas autre chose que l'un des éléments de la formation scientifique et intellectuelle des enfants et des adolescents » *(op. cit.)*.

Cette *information sexuelle* ne doit donc pas être une matière indépendante, elle est confiée au professeur de biologie qui en a la part initiale, mais il est intéressant, comme c'est souvent le cas, que d'autres enseignants – français, littérature, histoire, dessin – participent à cette information, afin de bien montrer que la sexualité fait partie de la vie et qu'elle n'est pas reléguée, comme une parenthèse, à quelques heures superflues dans un programme trop chargé.

Car même ces seules « quatre heures » d'information sexuelle ne sont en définitive jamais neutres : « Toute sélection des connaissances sur la sexualité imprimera une direction déterminée à l'information sexuelle. C'est pourquoi il ne peut pas y avoir de neutralité dans cette information. Par exemple, l'inclusion ou l'exclusion des notions de "désir" et de "plaisir" dans une information sur les rapports sexuels peuvent conduire, dans le premier cas, à l'intégration de ces notions dans la sexualité et, dans le second, à leur renvoi au domaine des interdits » (Garcia-Werebe, 1976).

Il n'est pas surprenant de constater que le désir de limiter l'éducation sexuelle à une information biologique à minima émane toujours de positions moralistes fondées sur un interdit de la sexualité. Notre meilleure connaissance de toutes les dimensions de la sexualité humaine nous incite cependant à penser qu'il ne peut y avoir d'*information* sans *éducation* sexuelle dans la mesure où, conjointement aux parents, de nombreux acteurs – camarades, proches, enseignants – participent à l'éducation des enfants et des adolescents, qu'elle soit éducation objective, affective, qu'elle soit éducation à la responsabilité...

Il est ainsi plus facile de définir l'éducation sexuelle comme l'accompagnement de l'enfant, de l'adolescent ou de l'adulte jeune, vers l'épanouissement personnel, tant physique, affectif que psychologique. Cette éducation n'a alors pas de domaine réservé et tous y participent – parents, éducateurs, enseignants – selon leur degré d'investissement et d'implication.

2. **Historique.** – L'histoire récente de l'éducation sexuelle en Occident a suivi très directement celle de l'évolution des mœurs et de la libération sexuelle. Les normes sexuelles (chap. III.III.1) évoluent ainsi au fil du temps en fonction des valeurs de la société et de ses réactions aux générations précédentes.

Dès l'origine, l'Occident chrétien a édicté des règles de morale sexuelle autour des prescriptions et des interdits bibliques (masturbation, souillure, adultère, homosexualité). Les pères de l'Église renforceront ces interdits, comme saint Augustin qui condamnera très fermement tout désir sexuel. Puis le Moyen Age connaîtra une grande variété d'attitudes envers la sexualité, tantôt fortement réprimée puis ouvertement acceptée aux XIe et XIIe siècles, avec l'amour courtois qui magnifiait la femme, et tolérait l'homosexualité. On peut même alors parler d'une certaine éducation sexuelle à travers de nombreux écrits libres, poétiques mais aussi libertins. La laxité morale du Siècle des Lumières conjuguée avec le développement de la promiscuité urbaine et de la prostitution dans les grandes villes, suscitera de violentes réactions dès la fin du XVIIIe siècle, au cours de la période révolutionnaire en France, et tout au long du XIXe siècle qui devint ainsi un siècle puritain.

L'Angleterre Victorienne cultivera la pruderie, l'Europe du Nord ses principes rigoristes, l'Amérique se mobilisera contre le démon de la luxure et la France connaîtra une véritable répression sexuelle qui perdura jusqu'au milieu du XXe siècle.

L'un des grands arguments de cette bataille des mœurs fut la répression de la masturbation, engagée en 1769 par la publication à Genève de l'ouvrage tristement célèbre du Dr Tissot, *L'onanisme, dissertation sur les maladies produites par la masturbation*, qui sera mis en pratique pendant tout le XIXe siècle et même réédité au XXe siècle. Il offrira ses pseudo-arguments hygiénistes pour combattre les pulsions sexuelles et assujettir des générations d'adolescents aux brimades, au refoulement et à la persécution.

Au début du XXe siècle deux médecins vont jeter les bases d'une psychologie sexuelle nouvelle et d'une déculpabilisation de la sexualité : un médecin anglais, Henri Havelock Ellis qui, au sein d'une œuvre considérable, élabora le premier une éducation à la sexualité ; et un médecin viennois, Sigmund Freud, qui fondera la psychanalyse autour de la théorie psychosexuelle des névroses. Ses *Trois essais sur la théorie de la sexualité* (1905) proposent un schéma du développement infantile des pulsions sexuelles qui fait toujours autorité.

Freud ne s'occupera pas directement d'éducation sexuelle, mais en sentira cependant l'importance manifeste lorsqu'il affirme :

> « Il est indispensable que, dès le début, on traite ce qui concerne la sexualité comme les autres matières dignes d'être connues. C'est à l'école d'abord qu'il appartient de ne pas éluder la mention qui a trait au domaine sexuel » *(La vie sexuelle).*

Havelock Ellis ne consacrera pas moins d'un ouvrage de près de deux cents pages à l'éducation sexuelle parmi les dix tomes de ses *Études de psychologie sexuelle* qui furent rédigés entre 1898 et 1925 et publiés en France entre 1930 et 1935. Son *Éducation sexuelle* qui aborde très complètement les multiples éclairages de la sexualité – normalité, sexualité infantile, mythes sexuels, instruction aux jeunes enfants, déculpabilisation du sexuel, rôle de la mère, instruction à l'école, pudeur, culpabilité... – se termine par cinq longs témoignages qui font comprendre le rôle primordial d'une éducation sexuelle, ou de son absence, dans l'épanouissement ultérieur. Ellis conçoit ainsi le relai nécessaire de l'éducation sexuelle par la mère, puis par l'école :

> « L'éducation sexuelle, qui est le devoir et le privilège de la mère, ne doit pas être trop technique ; il ne s'agit pas de communiquer des données exactes, mais de réussir une éducation privée et intime. Certes, il faut que la mère elle-même, soit instruite. Mais l'instruction dont elle a surtout besoin est celle de l'amour et de la compréhension. Les faits bruts qui lui sont nécessaires sont très simples. Sa tâche principale consiste à faire comprendre à l'enfant comment il est relié à elle d'une façon intime et à lui montrer que tous les êtres sont liés de la même façon à leur mère... L'enfant ne s'intéresse pas seulement à son origine, mais aussi à ses organes sexuels, ou plutôt aux organes qu'il ne regarde que comme des organes d'excrétion, et à ceux de ses

frères, sœurs ou de ses parents. Ici la mère, s'il s'agit de petits enfants, n'a qu'à satisfaire leur curiosité simple et naturelle en nommant les choses par leur nom précis, soit avec les termes communs et populaires, soit avec les termes de son choix... La mère qui crée une relation de confiance entre elle et son enfant dans les premières années sera en mesure, pourvu qu'elle possède de la sagesse et du tact, de la conserver même après l'époque de la puberté... mais en tant qu'institutrice au sens étroit du terme, ses fonctions cesseront, dans la plupart des cas, lors de la puberté et même avant. C'est alors que devient nécessaire une connaissance plus précise des faits essentiels du sexe, connaissance qui est fournie à l'enfant par l'école » *(op. cit.)*.

Havelock Ellis énonce ici un discours juste et moderne, mais il est très optimiste, ou plutôt confiant dans l'avenir, en proposant un vrai programme d'éducation sexuelle à l'école, programme qui, encore aujourd'hui, est réclamé par de nombreux éducateurs et n'a toujours pas trouvé sa réalisation en raison des très fortes résistances qu'il suscite (cf. *infra*).

Les débuts de l'éducation sexuelle ont été le fait de quelques pionniers. Basedow, grand éducateur et disciple de Rousseau, innova en proposant, en 1770, une *instruction sexuelle* dès l'âge de 10 ans. Quelques années plus tard, en 1802, un médecin anglais, Thomas Beddoes, fut vraisemblablement le premier à faire des cours d'*information sexuelle* qu'il agrémenta de démonstrations publiques des différences sexuelles. C'est ensuite une enseignante, Marie Lischnewska, qui se prévaudra de plus de trente ans d'expérience pédagogique et de connaissance des enfants pour réclamer une *instruction sexuelle progressive* en milieu scolaire :

« Pendant la cinquième ou la sixième année d'école, on instruirait les enfants à l'aide de schémas dessinés, sur les organes et les fonctions sexuelles des mammifères supérieurs, en prenant de préférence pour exemple le taureau et la vache ; on y inclurait naturellement la gestation. On passerait ensuite aisément, l'année suivante, à l'espèce humaine en commençant ainsi : l'enfant humain se développe dans le corps de sa mère exactement comme le veau dans le ventre de la vache » (Ellis, *op. cit.*).

Nous sommes au XIXe siècle, les arguments sont audacieux pour l'époque, mais son projet formidablement novateur, ne suscitera que de fortes résistances.

A l'articulation des XIXe et XXe siècles apparaissent de très nombreuses prises de position en faveur d'une déculpabilisation de la sexualité et d'une libération des mœurs. Le climat social et littéraire aidant, on relève en 1889 l'étonnante proclamation d'une femme, Joannès Sagnol, sur *L'égalité des sexes*, précédant de peu le programme du Parti socialiste féminin publié à Paris en 1893 : *Socialisme et sexualisme*. La reconnaissance de la nécessité d'une éducation sexuelle se fera dans le même temps que la reconnaissance de l'égalité sexuelle, l'évolution du rôle de la femme et le contrôle de la fécondité.

Les prises de position sont encore violemment polémiques et souvent contradictoires. Les nombreuses publications en la matière illustrent très bien l'évolution de ce courant de pensée. Jusqu'en 1894, on note essentiellement la parution d'ouvrages d'éducation morale sans mention d'éducation sexuelle si ce n'est avec Henri Goujon et *L'éducation virile* en 1892.

Le XXe siècle s'ouvre symboliquement, en 1900, avec la publication par Freud de *La science des rêves (Die Tramdeutung)* suivie quelques années plus tard des *Trois essais sur la théorie de la sexualité* (1905) qui vont assurément libérer de nombreuses consciences et permettre l'expression d'opinions novatrices dans le domaine de la sexualité. Dès 1901, le Dr Pierre Régnier fait une conférence à l'École des hautes études sociales intitulée *De l'Éducation sexuelle* où il pose de vrais problèmes mais encore trop mêlés de préjugés ou d'ostracisme. Il dénonce l'état d'ignorance et de démoralisation profonde dans lequel sont confinés les écoliers et la manière regrettable dont ils sont tenus à l'écart de toute connaissance objective :

« Ces préoccupations sont-elles justifiées ? La moralité de l'enfant a-t-elle eu à souffrir du système du "tout cacher", le seul employé jusqu'à aujourd'hui ? Rarement problème fut plus facile à résoudre. »

Il y répond par l'affirmative, mais fait une très nette différence entre les garçons et les filles quant à la nécessité de leur accès à une connaissance sexuelle et mêle encore un finalisme moralisateur à une prise de conscience déjà moderne :

« La curiosité devient bientôt générale et l'ignorance étant presque absolue, il en résulte l'éclosion d'idées fausses, absurdes et surtout vicieuses... Il semble à beaucoup qu'un être humain qui par les lois naturelles de la croissance, va entrer en possession de certaines facultés et être exposé à la tentation d'en abuser d'une manière regrettable, devrait être averti à temps de l'emploi convenable de ces facultés et de leur but. Cette observation générale s'appliquant à tous, garçons et filles, mais avec plus de force aux premiers. »

De nombreuses autres voix se font entendre : celle de Guilio Obici avec *Les erreurs de l'éducation sexuelle* en 1902, celle du Dr Henri Fischer avec son *Éducation sexuelle et hygiène de l'enfance* en 1903, celle du Dr André Wylm qui rappelle le fondement naturel de la sexualité humaine – « il y a de l'animal encore dans l'homme » – dans sa *Morale sexuelle* en 1907, celle du Dr Sicard de Planzoles avec *La fonction sexuelle au point de vue de l'éthique et de l'hygiène sociale* en 1908, ou encore celle du Dr Lucien Mathé avec *L'enseignement de l'hygiène sexuelle à l'école* en 1912. Ce sont essentiellement des médecins qui désirent alors mieux faire connaître la physiologie et l'hygiène sexuelles, ce qui se nommerait simplement aujourd'hui *information sexuelle*.

Des enseignants, professeurs et instituteurs commencent cependant à se manifester, comme Louis Fiaux qui publie en 1908 son *Avis aux instituteurs*, sous-titré : *enseignement populaire de la moralité sexuelle.* Mais ce sont encore de nombreux ecclésiastiques qui dénoncent la libéralisation du discours sur la sexualité, comme l'abbé Mocquillon qui nous propose des « conseils pratiques d'éducation moderne » dans son livre intitulé *L'art de faire un homme*, en 1906, ou encore l'abbé Viollet qui s'affrontera à Paris, le 11 mai 1922, avec André Lorulot dans un fameux débat public et contradictoire sur le thème : *Morale sexuelle chrétienne ou morale sexuelle libertine ?* Le conflit idéologique qui venait alors de s'ouvrir n'est toujours pas terminé, quelle que soit l'époque à laquelle vous lirez ce livre.

Sur le plan des réalisations pratiques on peut rappeler la célèbre leçon d'éducation sexuelle qui fut faite le 16 mai 1904 conjointement aux élèves de philosophie et de mathématiques du lycée de Vendôme par le professeur de sciences naturelles et le proviseur, leçon qui reçut les félicitations du recteur de l'Académie de Paris, mais resta néanmoins sans lendemain. En 1905, c'est le Congrès de la Fédération pour la protection maternelle *(Bund für Mutterschutz),* tenu à Berlin, qui vota à l'unanimité une résolution déclarant que l'explication aux enfants des faits de la vie sexuelle est absolument nécessaire.

C'est l'époque de l'émancipation féminine – Madeleine Pelletier publiera *L'émancipation sexuelle de la femme*, ouvrage novateur et courageux, en 1911 – et de la naissance de la sexologie avec la création par Magnus Hirschfeld à Berlin en 1919 du premier Institut d'études sexuelles. C'est au sein de cet institut de Berlin qu'Albert Moll prendra d'importantes positions concernant l'éducation sexuelle, positions déjà exposées dans *La vie sexuelle des enfants* paru en 1909, et qu'il développera dans son *Manuel des sciences sexuelles* en 1912.

« Quelque nécessaire que soit l'instruction sexuelle, nous dit Albert Moll, nous ne pourrons nous empêcher de rester sceptiques quant à ses résultats aussi longtemps que ceux qui sont chargés d'enseigner ont encore eux-mêmes besoin d'instruction » (Ellis, *op. cit.*).

L'entre-deux-guerres connaîtra ainsi de nombreuses avancées dans les idées, mais aucune action réellement concrète en matière d'éducation sexuelle. *L'irruption de la morale sexuelle* de Wilhelm Reich, en 1932, côtoie les nombreuses publications en matière d'éducation sanitaire, de psychologie du mariage, et déjà du contrôle des naissances comme *Le manuel du mariage* d'Hannah et Abraham Stone en 1935, ou encore *Ce qu'il faut oser dire* d'A. Rémond en 1937. En 1923, par exemple, un comité ministériel institué par Léon Bérard, ministre de l'Instruction publique, fut chargé d'envisager les modalités d'introduction de l'éducation sexuelle à l'école. Ses travaux déclenchèrent de telles réactions et une si nette opposition qu'ils ne purent aboutir.

Une date est ici à évoquer, car elle marque un moment important de la connaissance de la sexualité humaine, 1938, c'est le début du travail d'Alfred Kinsey qui aboutira à la publication de son fondamental *Rapport sur la sexualité masculine* en 1948 et *sur la sexualité féminine* en 1953, et qui au départ procédait d'une véritable démarche d'éducation sexuelle. Il n'est pas inutile de rappeler qu'Alfred Kinsey était zoologue, professeur de biologie à l'université d'Indiana et qu'il avait été fortement surpris par le nombre relativement important de questions sur les problèmes sexuels que lui posaient ses étudiants. Devant ses difficultés à leur répondre, il consulta la documentation spécialisée, biologique, psychologique, ou encore psychiatrique en ce domaine, et fut frappé de la faiblesse des arguments et de « l'insuffisance de l'échantillonnage sur lequel étaient fondés ces travaux ». Il conçut alors le projet d'établir une classification des différents types de comportement sexuel humain sur un large échantillon représentatif qu'il fixa symboliquement à 100 000 individus. Le Rapport Kinsey sur la sexualité masculine qui fait état du comportement de 12 000 individus, eut un impact révolutionnaire tant aux Etats-Unis qu'en Europe, en mettant en évidence les réalités de la sexualité humaine et en faisant ainsi tomber bien des tabous vis-à-vis de l'homosexualité, de la masturbation et, en définitive, de la normalité.

En France on peut signaler l'une des premières tentatives structurée d'éducation sexuelle par Pierre Chambre, un professeur de français du lycée de Chambéry, qui instaura dès 1942 et au sein de l'enseignement obligatoire, des *causeries aux adolescents* destinées aux élèves du second cycle :

> « Faire accepter l'éducation sexuelle à l'école, c'est une tâche plus difficile que l'introduction des mathématiques nouvelles » (Chambre, 1971).

C'est autour de Pierre Chambre que fut créée en 1945 *L'École des Parents*, en Savoie, qui sera par la suite, avec Henri Tavoillot, l'un des ferments de l'éducation sexuelle en France.

En 1947, le ministère de l'Instruction publique mit en place un nouveau comité ministériel composé d'enseignants, de parents et de médecins afin d'envisager « dans quelle mesure et sous quelle forme une éducation sexuelle pourrait être introduite dans les établissements d'instruction publique » (*Cahiers pédagogiques*, 1966).

Après de longs travaux, ce comité présidé par l'inspecteur général François, conclut à l'importance des problèmes sexuels dans la vie des enfants et des adolescents, mais à l'extrême difficulté d'une éducation sexuelle collective en l'absence d'une meilleure formation des maîtres et des professeurs : « L'éducation sexuelle dans les établissements d'instruction publique n'est pas pour aujourd'hui, peut-être pas pour demain, mais on peut parfaitement l'envisager pour après-demain... » (cité par M. et J. Molia, 1993).

Dès 1949, à Saint-Etienne, c'est Henri Tavoillot, professeur de lettres et animateur de l'École des Parents comme Pierre Chambre, qui crée et anime des cycles de dix réunions annuelles sur l'éducation sexuelle pour ses élèves de seconde. De nombreuses autres initiatives collectives ou individuelles commencent à se développer au sein de l'École des Parents et des Éducateurs (1945), du Mouvement français pour le Planning familial (1960), du Centre de liaison des équipes de recherche (1962), de la Fédération nationale couple et famille (1966), ou du Groupe national information et éducation sexuelles (1969) (Molia, *op. cit.*) et à travers les expériences de nombreux médecins et enseignants dans les années 1960, parmi lesquels : Suzanne Képès et son expérience d'éducation sexuelle en médecine du travail (1960), puis Renée Boutet de Monvel et Christiane Verdoux (1965), Denise et Pierre Stagnara (1966), Jacqueline Kahn-Nathan (1968), Jean Ormezzano (1970), Pierre Haury (1974), Jacques Lesage de la Haye (1975)...

Plusieurs événements fondamentaux venaient de ponctuer l'histoire de la connaissance et de la libération sexuelle : en 1956 aux États-Unis, Gregory Pincus réalise la première pilule contraceptive qui sera autorisée en 1960 et répandue en Europe au cours de la décennie suivante. En France, les décrets d'application de la loi Neuwirth relative à l'autorisation de la contraception orale ne seront publiés qu'en 1974 !

Enfin l'avortement qui était toujours considéré comme un délit passible des tribunaux correctionnels selon la loi du 27 mars 1923 ne sera dépénalisé qu'en 1975 avec la loi Weil. C'est réellement à partir de cette date que s'éveille librement la sexualité, depuis ce jour où l'angoisse d'une fécondation non désirée n'a plus été en permanence à l'esprit des femmes et des couples. En cela l'instauration d'une éducation sexuelle en milieu scolaire ne se pose réellement que depuis que le contrôle des naissances et la dépénalisation de l'avortement sont une réalité effective.

Après les événements de 1968, la loi Edgard Faure qui prévoyait un enseignement sexuel à tous les niveaux de l'éducation, ne fut suivie que d'une circulaire concernant l'enseignement de l'hygiène de l'enfance et d'éléments d'information sexuelle, mais ne concernant que les classes préparatoires aux baccalauréats de techniciens (circulaire du 2 août 1968).

Puis, fin 1969, s'est constitué un groupe de travail intitulé par la suite Groupe national information et éducation sexuelles (GNIES) qui comprend la Fédération de l'éducation nationale, deux syndicats d'infirmières et assistantes sociales, la Mutuelle générale de l'éducation nationale, la Fédération des Conseils de parents d'élèves, la Ligue de l'enseignement, le Mouvement national pour le Planning familial et l'Association des professeurs de biologie et de géologie. Le GNIES définira ainsi une vision globale de l'éducation sexuelle et formulera des propositions qui contribueront à la circulaire de 1973.

En préambule de cette circulaire et pour illustrer le climat de l'époque, un événement aujourd'hui d'apparence banale, ajouta des arguments à ce fort mouvement d'opinion. En janvier 1971, un garçon et une fille furent surpris en train de s'embrasser dans la cour d'un lycée mixte, à Corbeil dans l'Essonne. Le proviseur les réprimande très sévèrement et avertit leurs parents d'une possible prise de sanction. Nous sommes dans l'après-1968 et la réaction des lycéens est exemplaire. Avec le soutien du Dr Jean Carpentier, médecin fortement engagé dans la libéralisation des mœurs, ils constituent le Comité d'action pour la Libération de la Sexualité et rédigent un tract de protestation qui est largement distribué dans la ville, les lycées et les collèges. Cette guerre scolaire autour de l'information sexuelle et de la liberté relationnelle déchaîna alors des passions. Le Conseil des parents d'élèves de Corbeil déposa plainte contre X pour incitation à la débauche, le Conseil de l'ordre des médecins condamna le Dr Carpentier à une interdiction d'un an d'exercice de la Médecine, mais en contrepartie, l'opinion publique très fortement mobilisée prenait conscience du décalage qui existait encore entre la législation pénale et l'évolution des mœurs.

Deux ans plus tard, sera promulguée par M. Joseph Fontanet, ministre de l'Éducation nationale, la circulaire du 23 juillet 1973 portant sur l'information et l'éducation sexuelles. Elle précise l'accès progressif à une connaissance objective dans le domaine de la sexualité, transmission de la vie dès le primaire, fonction de reproduction, caractères sexuels et procréation en sixième et cinquième, étude du corps humain en classes de quatrième et troisième, cycles hormonaux en classe de première et enseignement de la physiologie sexuelle en terminale. Cette circulaire a en outre essentiellement le mérite de permettre que soit délivrée légalement une éducation sexuelle en milieu scolaire.

« L'éducation appliquée aux problèmes concernant la sexualité aura donc pour objet de permettre aux adolescents de réfléchir sur le sujet ; de parvenir à des choix raisonnés dans leur conception de la vie personnelle, de la relation à autrui, et d'institutions comme celles du mariage et de la famille ; de prendre conscience des conséquences de leurs actes vis-à-vis d'eux-mêmes, vis-à-vis d'autrui, vis-à-vis de la société ; d'arriver par là à une meilleure intelligence des problèmes humains et sociaux qu'ils ne manqueront pas de rencontrer, et d'avoir à leur égard une attitude plus compréhensive et plus responsable. Il y aura lieu également de faire reconnaître que les choix concernant les comportements ont une correspondance dans l'ordre de la pensée et impliquent des conceptions morales différentes.

« Mais pour considérer ces conceptions, l'école ne peut se placer sur un autre plan que celui de la connaissance et du respect des diverses formes de pensée. En aucun cas, elle n'a le droit de peser sur les consciences. C'est pourquoi, en matière d'éducation sexuelle, un rôle essentiel doit revenir aux familles.

« Or, l'expérience démontre que, si certains parents préparent remarquablement leurs enfants à se comporter en personnes responsables, d'autres au contraire, les plus nombreux sans doute, rencontrent de graves difficultés de communication ou d'expression pour bien traiter avec leurs enfants des sujets relatifs à la sexualité. Une forte proportion d'adolescents se trouvent ainsi en relations très libres avec des camarades de l'autre sexe sans être suffisamment avertis et informés.

« C'est exclusivement dans le but d'aider les parents dans leur tâche éducatrice que les établissements pourront intervenir dans ce domaine. Le chef d'établissement fera savoir aux familles que, sur leur demande ou sur celle des élèves du deuxième cycle, des réunions ayant pour objet l'éducation sexuelle pourront être organisées, sous son autorité, en dehors de l'emploi du temps obligatoire. »

Cette circulaire sera complétée par l'arrêté du 18 février 1976 instaurant quatre heures par an d'information sexuelle en classe de troisième, deux heures prises sur l'horaire global de l'enseignement des sciences naturelles et deux heures complémentaires, pour traiter des organes et de la fonction de reproduction, de l'anatomie et du fonctionnement des appareils génitaux mâle et femelle, de la maternité, des principes de la conception, ainsi que des principales maladies vénériennes. Il est précisé dans cette circulaire qu' « il est bien évident que les professeurs de sciences naturelles ne pourront, en quatre heures, traiter ces questions qu'à grands traits ». Peu est de dire que le temps est toujours compté pour l'éducation à la sexualité !

Une évaluation de la circulaire Fontanet réalisée en 1974, a montré que 54 % des maîtres avaient abordé l'information sexuelle au cours de cette première année contre seulement 20 % auparavant ; 72 % des parents se sont dits « très satisfaits » de cette circulaire. Les évaluations ultérieures mettront cependant en évidence le faible investissement des enseignants de biologie en la matière.

La circulaire du 18 mai 1989 ajoute à ce cadre législatif la recommandation de l'expression libre sur tous les aspects de la sexualité, biologiques, psychologiques, sociaux, philosophiques... et surtout la possibilité d'organisation de stages pluridisciplinaires de formation continue pour les équipes éducatives.

Enfin une nouvelle circulaire, du 16 novembre 1994, rappelle que « deux heures annuelles d'éducation sexuelle, au minimum, doivent être inscrites à l'horaire global des élèves de 4e et 3e de tous les collèges », et que dans le cadre de la prévention du Sida, un module de vingt heures a été mis en place en classes de 4e et 3e, dans certaines académies, ainsi que des stages interacadémiques de formation de formateurs d'éducation à la sexualité.

Dans d'autres pays que la France, l'évolution des idées a été sensiblement la même avec cependant quelques particularités. En Allemagne, l'enseignement étant de la compétence des Länder, des directives pour la pédagogie sexuelle ont par exemple été prises très tôt, dès 1949, dans le Land de Hambourg. La loi fédérale du 23 juillet 1953 concernant les maladies vénériennes, recommandait déjà aux entreprises, aux écoles et aux associations, de prendre en charge l'éducation sexuelle. Le cadre législatif et son application sont sensiblement comparables à ceux de la France.

En Grande-Bretagne l'éducation sexuelle est intégrée à l'enseignement général et associe différentes disciplines concernant notamment les relations humaines et la formation de la personnalité ainsi que toutes ses implications philosophiques, psychologiques ou morales. Mais, l'éducation étant très décentralisée, chaque collège peut appliquer sa propre conception de l'éducation sexuelle et certaines oppositions se sont ainsi fait entendre.

Aux États-Unis, et bien qu'un sondage Gallup en 1985 ait montré qu'une grande majorité des américains était favorable à l'instauration de cours d'éducation sexuelle à l'école, la plupart des États n'ont formulé aucune recommandation ni obligation à ce sujet (Allgeier, 1992). Il faut cependant mentionner le rôle important qu'a joué le SIECUS présidé par Marie Calderone pour promouvoir l'éducation sexuelle dès 1960.

En Suède et dans les pays de l'Europe du Nord, l'information et l'éducation sexuelles ont été très tôt répandues, par des initiatives locales dès le début du XXe siècle puis par des recommandations gouvernementales dès 1942 où l'éducation sexuelle figure dans les programmes de l'école primaire. Un programme très complet et obligatoire couvre l'ensemble du primaire et du secondaire (Delattre, 1977).

On peut enfin évoquer l'exemple du Québec qui a été novateur en matière d'éducation à la sexualité autour de l'équipe universitaire de Montréal et avec des objectifs pédagogiques d'ordre psychosocial, c'est-à-dire dépassant le seul niveau de l'information. Deux *Guides d'éducation à la sexualité,* concernant le Primaire et le Secondaire, sont édités par le ministère de l'Éducation du gouvernement du Québec et mis à disposition des enseignants et des intervenants extérieurs à l'école.

Une fois posé ce cadre légal, de très nombreuses initiatives collectives ou personnelles se sont maintenant développées dont nous rendrons compte, notamment en ce qui concerne les méthodes (chap. I.IV) et les outils pédagogiques (chap. I.III).

II. – Morale et responsabilité

Nous venons de dégager un objectif global de l'éducation sexuelle : permettre l'épanouissement personnel sans moralisation, objectif qui soulève deux questions de grande importance, celle de la légitimité du rôle de l'éducateur et celle de son éthique personnelle.

1. **Légitimité.** – La légitimité du rôle de l'éducateur sexuel se pose toujours, ou plutôt est toujours posée par des parents qui contestent à l'école et à la société le droit d'intervenir dans un domaine qu'ils estiment personnel et privé (chap. II.III). C'est pourquoi la réponse doit en être très claire : le rôle de l'éducateur est légitime, car s'exerçant dans le cadre fixé par la loi (chap. I.I), et dans la mesure où il est le complément naturel du rôle parental et où il met à la disposition des enfants et des adolescents qu'il rencontre, une compétence et une formation personnelle qui lui permettent de répondre aux objectifs de cette éducation. Devant l'affirmation largement répandue selon laquelle l'information relève de l'enseignement et l'éducation du domaine parental, une attitude de réserve a souvent été observée par certains enseignants qui limitent alors leur intervention à un contenu purement scolaire, en général seulement anatomo-physiologique. Ils pratiquent ainsi une dichotomie entre l'élève qu'ils rencontrent à l'école et l'enfant dont ils présupposent une éducation à la vie et à l'épanouissement personnel par ses parents. La réalité est toute autre, car toutes les enquêtes sur l'éducation spontanée à la sexualité montrent sa faible réalité, la profonde inhibition de certains parents, la méconnaissance de certains autres, enfin, mais de façon minoritaire, le rôle très attentif des derniers. Et il est certain que des enfants qui ont eu une réelle éducation à la sexualité seront certainement mieux à même de la transmettre plus tard à leurs propres enfants. Il n'y a cependant encore que très peu de parents préparés et compétents.

C'est alors tout naturellement à l'école qu'incombe

cette responsabilité, en accord avec les parents qui peuvent le plus souvent être partie prenante des choix et des orientations de l'éducation sexuelle au sein du Conseil des parents d'élèves. « C'est à l'école d'abord qu'il appartient de ne pas éluder la mention qui a trait au domaine sexuel » (Freud, *op. cit.*).

Les enquêtes d'opinion légitiment très largement l'éducation sexuelle à l'école avec une profonde évolution dans le temps : une analyse parue dans le n° 3 de *Population* en 1956 montrait que seulement 33 % des Français étaient favorables à l'éducation sexuelle à l'école ; un sondage de l'IFOP, un an après la circulaire Fontanet, en 1974, montrait que ce chiffre était alors de 74 %. En 1988, il était de 86 %.

Ceci n'est cependant pas antinomique de l'éducation familiale, car les mêmes enquêtes ont montré que 50 à 80 % des adolescents préféreraient que ces informations leur viennent de leurs parents, mais comme ils n'en trouvent pas auprès d'eux, ils sont obligés de se tourner vers l'école.

Cette légitimité ne fait cependant pas taire les violentes critiques qu'il faut accepter et prendre en considération pour ne pas heurter les consciences mais permettre de maintenir un dialogue avec tous. L'héritage du passé est toujours présent quand il s'agit de dénoncer le sexuel. Dès les premières expériences d'éducation sexuelle, les réactions des parents ont montré combien cette question était chargée d'inquiétude et nécessitait beaucoup d'attention pour y répondre. A titre d'exemple, voici une motion publiée en 1970 dans un grand hebdomadaire par l'Association autonome des parents d'élèves d'un lycée dans lequel venaient de s'instaurer des cours d'éducation sexuelle : « l'Association s'inquiète de la licence qui s'instaure dans le lycée ; exige que les enfants ne puissent assister à des réunions d'éducation sexuelle qu'avec une autorisation des parents, ceux-ci ne faisant que déléguer au lycée leurs fonctions d'éducateurs ; insiste pour que l'éducation sexuelle des enfants, souvent souhaitable, soit confiée à des personnes ayant reçu une formation spéciale médico-pédagogique et capables de faire la différence entre une vie sexuelle équilibrée et le vice ; s'oppose absolument à des réunions d'élèves seuls discutant en commission sur les questions sexuelles » (Lesage de la Haye, 1975). Les enseignants eux-mêmes ne sont pas étrangers à ces réactions de méfiance, voire d'hostilité. En 1981, un médecin intervenant à leur demande dans un lycée public, commente ainsi la réaction des enseignants au questionnaire préalable d'évaluation des connaissances rempli par chaque élève : « La méthode était choquante : il n'y avait qu'à faire un petit cours classique... Le questionnaire était une incitation au vice : "La masturbation ? mais vous encouragez la perversion, Docteur" ; "Le déroulement d'un rapport sexuel ? pourquoi ne pas leur faire faire des travaux pratiques ?", "La contraception ? mais c'est le passage à l'acte !". Un seul thème était fédérateur : les maladies vénériennes ! » (Verpilleux, 1995).

L'une des grandes difficultés de l'éducation sexuelle est ici mise en évidence avec ce large consensus qui est toujours trouvé autour du thème de l'interdit et des mises en garde (contraception, MST, Sida), alors que la dimension positive de la sexualité (amour, désir, plaisir) est contestée ou passée sous silence.

On peut encore relever des divergences des éducateurs entre eux, différences qui procèdent de la morale personnelle ou parfois de l'évolution des mœurs et des opinions de générations différentes, ce qui nous montre à quel point il est important d'être tolérant et à l'écoute des autres discours. Un auteur dénonce-t-il ainsi les éducateurs qui recueilleraient en réponse à un questionnaire d'élèves, une liste du type : « Jouir, baiser, sodomiser, enculer, enfoncer, doigter, piper, frigide, chatte, bitte, fellation, masturbation, levrette, branlette, etc. »... alors qu'un autre recueillerait sans doute « des questions moins "hard", par exemple sur les difficultés du dialogue parent-enfant ou la fidélité en amour, induites par sa seule présence ». La position de l'éducateur est ici à discuter, toujours subjective, mais parfois aussi moralisatrice. Il n'est évidemment pas possible pour lui d'être totalement neutre, mais ses convictions personnelles ne doivent pas orienter ses attitudes, diriger ses réponses, ni transparaître ouvertement dans sa relation aux élèves. Dans l'exemple cidessus, l'auteur oppose deux attitudes qui généreraient des réponses différentes, ce qui semble exact, mais qui peut aussi être interprété différemment : une telle liste de réponses type « jouir, baiser... » correspond au vocabulaire utilisé par les jeunes de 13 à 16 ans vivant en banlieue ou en milieu semi-rural qui étaient consultés (chap. I.IV). Il n'y a en cela rien de choquant, dans la mesure aussi où ce n'est qu'un aspect de leurs réponses. La deuxième position qui consisterait à ne susciter où à n'entendre par exemple que le seul thème de la fidélité en amour, pêcherait, elle-même, par une orientation morale ou idéologique.

Cet exemple parmi d'autres, montre la difficulté de la position d'éducateur en éducation sexuelle, et la nécessité pour lui d'une grande tolérance, notamment à l'égard des autres modes de pensée. La responsabilité de l'éducateur est d'informer sans omission ni compromission, de permettre à chacun de s'exprimer et de faire aboutir sa réflexion, avec assurance, sans occulter ni choquer les consciences. Car, au-delà des convictions intimes, l'obligation morale de l'éducateur est de fournir un certain nombre de certitudes, obligation qui nécessite neutralité et formation spécialisée, afin de lever les doutes et générer la confiance.

A titre d'exemple inverse, je citerai cette jeune femme médecin gynécologue, connaissant à coup sûr sa discipline pour son exercice médical, mais nullement formée à la relation ou à l'éducation sexuelle, et qui fit un cours sur la contraception à des élèves de troisième en faisant part de ses doutes quant à la fiabilité de la pilule contraceptive, sûre à seulement 97,7 %. Elle suscita ainsi, à son insu, beaucoup d'inquiétude et de défiance de la part des élèves auxquels il faut apporter des certitudes par un raisonnement simple : la contraception orale est d'une totale fiabilité dans la mesure de sa bonne connaissance et d'une utilisation régulière, permettant ainsi à la femme d'être libre du choix d'un enfant, le jour où elle y est prête.

2. **Attitudes.** – Lorsqu'il aborde le domaine du sexuel, et quelle que soit sa démarche personnelle, l'éducateur – enseignant, animateur, médecin – est confronté à sa propre conception de la sexualité, à son expérience personnelle à laquelle il fait implicitement référence, et même à ses choix identitaires qui fondent son mode de penser.

Car parler de la sexualité engage plus que le seul fait de parler, dans la mesure où le contenu du discours implique la personnalité tout entière, les choix personnels et les pulsions affectives, et qu'il s'agit du domaine de l'intime qui nécessite une certaine réserve. L'éducateur est alors confronté à la difficulté d'aborder la connaissance avec réserve tout en ayant une certaine distance avec ses propres choix sexuels, ses opinions personnelles et parfois même ses difficultés en matière de sexualité. Il est vrai en effet qu'à côté de remarquables pédagogues ou d'animateurs très profondément préparés, l'éducation sexuelle a souvent été le fait d'enseignants non préparés, ou peu concernés, et d'intervenants extérieurs « missionnaires » ou parfois trop motivés, dont les attitudes personnelles étaient fortement préjudiciables à ce domaine de la sexualité qui doit être abordé avec beaucoup de connaissance, de réserve, de tact et de formation à la relation pédagogique et interpersonnelle. La spontanéité peut être une qualité dans la mesure où elle s'accompagne d'une critique personnelle et d'une réelle connaissance de soi.

Parmi les dérives des éducateurs à la sexualité, on peut décrire six attitudes fréquemment rencontrées et qui inciteront nos commentaires :

A) *Refus et abstention :* cette première attitude vis-à-vis de la sexualité et de son « enseignement » n'est pas si rare. Elle est le fait d'individus isolés, comme des enseignants refusant d'aborder ce sujet, de parents opposés à ce qu'il en soit fait mention, d'associations de parents d'élèves ou encore de chefs d'établissements constituant une opinion dominante et s'opposant à l'institution d'une éducation sexuelle en milieu scolaire. Il est par exemple surprenant de relever que l'enquête de l'Agence nationale de recherche sur le Sida (ANRS) concernant les comportements sexuels des jeunes de 15 à 18 ans, qui s'est déroulée de janvier à mars 1994 dans 18 départements français choisis pour leur taux de prévalence du Sida, s'est heurtée à un important refus des chefs d'établissement : 27,4 %. Le refus des élèves à participer à l'enquête n'a été que de 13,8 %, et celui des parents de 4,5 %. Sous des motivations diverses (opinions personnelles, crainte de heurter les sensibilités...), l'accès à l'information et à l'éducation sexuelles pourra ainsi être oblitéré.

B) *Silence et non-dit :* cette éducation sexuelle se fait parfois « du bout des lèvres », c'est-à-dire dans une attitude défensive qui place à la fois l'éducateur et le groupe dont il s'occupe dans une situation de malaise. On a ainsi pu parler de la cécité des adultes, mais aussi de leur peur de réveiller d'anciens fantasmes, qui les pousse à éluder les questions ou à donner des réponses « tronquées ou truquées » : « On ne pose pas de telles questions à ton âge » ou encore « Ça, c'est quelque chose que tu sauras plus tard ». Il n'est pas rare que s'expriment ainsi des personnalités pathologiques, inhibées ou refoulées. Mais l'argument le plus répandu en la matière relève du mythe de la sexualité naturelle : il n'y a pas eu d'éducation sexuelle jusqu'à présent et les humains ont toujours su faire des enfants ! Alors, comme personne n'en parle, tout le monde pense que c'est naturel et donc qu'il n'y a pas de raison d'en parler. Le silence entretient l'inhibition et l'inhibition se nourrit du silence.

C) *L'opinion personnelle :* elle est en général le fait de personnes non préparées qui n'ont que peu conscience de la complexité multifactorielle de la sexualité. Leur discours véhicule alors une généralisation de l'opinion personnelle ou encore une tentative de normalisation des idées autour d'une position subjective.

En l'absence d'une réelle connaissance de la sexualité, l'adulte va réagir en fonction de sa propre position qui devient « la norme », et de son caractère éminemment subjectif. Cette conception très personnelle de la « normalité » va rejeter l'inconnu dans l'anormal et imposer une régulation sexuelle selon un modèle personnel de la maîtrise de ses propres pulsions. A terme, cet adulte-éducateur peut évoluer soit vers l'imposition d'un système rigide et indiscutable, soit vers un malaise collectif si, à bout d'arguments, il ne sait plus ni quoi dire, ni quoi faire.

D) *L'expert :* l'une des solutions à la nécessité, vécue par certains comme obligation, d'instaurer une éducation sexuelle, a souvent été d'engager un « expert », le plus souvent médecin et gynécologue, qui traitera de la contraception ou des maladies sexuellement transmissibles. Cette réponse « technique » à un questionnement éminemment plus complexe oblitère souvent la possibilité d'une véritable éducation sexuelle, c'est-à-dire qui n'élude aucune dimension de la sexualité tant biologique, médicale, affective, relationnelle que psychologique et morale, qui n'élude ni le public ni le privé, ni l'amour, ni le plaisir. Mais les médecins et les gynécologues sont de remarquables pédagogues en la matière lorsqu'ils connaissent la sexualité, c'est-à-dire lorsqu'ils ont reçu une formation complémentaire.

E) *L'interventionnisme :* à l'opposé des attitudes de réserve ou de refus de la sexualité, s'expriment les « militants » du sexe, tenants d'une autre normalisation, celle d'une sexualité libérée des contraintes morales, d'une libido exacerbée et d'une finalité orgasmique. Il s'agit souvent de personnalités conflictuelles, en réaction à des positions parentales d'autorité, qui tentent en quelque sorte une réparation personnelle en imposant une attitude idéologique. On peut dénoncer cette position extrémiste comme celle de son contraire, l'abstention, dans la mesure où les attitudes morales sont nombreuses, et où nous nous devons de les respecter toutes.

F) *La répression :* attitude aujourd'hui minoritaire, la répression sexuelle est généralement fondée sur une doctrine moralisatrice qui se réclame d'une tradition. Tous les monothéismes, dans leur expression fondamentaliste, ont codifié les comportements sexuels, ont souvent limité le désir et culpabilisé le plaisir. En complément des valeurs propres à chaque groupe familial, une éducation sexuelle ne doit pas être porteuse d'une idéologie normalisatrice – elle ne peut être fondée sur une distinction entre le bien et le mal – afin de permettre l'épanouissement des valeurs personnelles.

Par exclusion de ces différentes attitudes, on peut tenter de décrire trois qualités qui nous semblent nécessaires à l'intervenant en éducation sexuelle : ouverture d'esprit, tolérance et chaleur relationnelle.

L'ouverture d'esprit est souvent le témoin d'un dépassement de soi qui permet d'entendre les différences : il n'est pas une seule vérité, mais différentes réalités personnelles qui tendent toutes vers une vérité qui soit la leur. L'ouverture d'esprit traduit ainsi une qualité d'écoute des autres sans dogmatisme qui est indispensable à notre projet.

La tolérance est cette nécessaire attitude d'acceptation morale des différences qui permet l'évolution de chacun, quelles que soient ses valeurs personnelles. On a également parlé de *permissivité* (Tremblay, 1992) pour insister sur l'encouragement nécessaire des initiatives personnelles, ce qui ne signifie pas qu'il n'y ait aucun interdit.

Enfin *la chaleur relationnelle* illustre une qualité du contact interpersonnel qui traduit l'accompagnement moral de l'interlocuteur et un certain accord des idées. Il n'est pas inutile de rappeler que pendant longtemps, l'adjectif *chaleureux* n'a été qualificatif que d'un seul mot, *parole*, dans le sens de « paroles chaleureuses », c'est-à-dire de sympathie (*sun-patein*, ressentir avec), d'accompagnement psychologique de l'autre.

Divers auteurs ont décrit et parfois codifié les attitudes des éducateurs (Becker, 1964 ; Stagnara, 1992 ; Picod, 1994). Ils s'accordent pour insister sur la nécessité du dialogue, de la capacité à établir une relation de confiance et d'autonomie et à dépasser les réactions premières qu'impose notre personnalité. Reprenant le modèle de Becker, qui identifie quatre pôles de comportement selon deux axes (hostilité/chaleur ; restrictivité/permissivité), Réjean Tremblay décrit un large éventail d'attitudes que peuvent prendre les éducateurs en fonction de leur position sur ces deux axes :

	CHALEUR	
	sur-indulgent protecteur sur-protecteur possessif	adhérant coopérant démocratique libéral
RESTRICTIVITÉ		PERMISSIVITÉ
	autoritaire dictatorial exigeant antagoniste	détaché indifférent négligeant rejetant
	HOSTILITÉ	

(D'après Tremblay, 1992.)

Une telle codification a le grand intérêt de permettre à chacun de se situer et d'évaluer sa propre évolution par rapport aux opinions extérieures. Mais – tous les auteurs s'accordent pour le dire – ce sont les deux pôles de *chaleur* et de *permissivité* qui permettent manifestement l'accompagnement éducatif le plus épanouissant. « L'objectif de l'éducation sexuelle au niveau du contrôle social relationnel serait de préparer les éducateurs à adopter des attitudes chaleureuses et permissives, seules capables de rendre compte de notre rôle de catalyseur de développement d'une sexualité autonome » (Tremblay, 1992).

3. **Formation.** – L'éducateur qui désire ainsi accompagner l'enfant, l'adolescent ou l'adulte jeune dans son développement affectif et sexuel doit très largement se former à la connaissance que nécessite la sexualité humaine, mais également s'inscrire dans un projet édu-

catif avec des objectifs précis qui sont ceux de l'éducation à la sexualité. S'il n'existe pas de formation spécifique à l'éducation sexuelle, car elle ne saurait, encore une fois, se résumer à un corps de connaissances, différentes voies contribuent très largement à permettre d'en approcher les qualités requises. Ce sont tout d'abord les enseignements de Sexologie délivrés dans de nombreuses universités, notamment en France à Bordeaux, Lyon, Marseille, Paris et Toulouse, mais également pour les pays francophones à l'université de Genève, Louvain ou Montréal.

La sexologie, qui s'est développée dans le même temps que l'éducation sexuelle, a souvent été le fait des mêmes chercheurs, éducateurs, médecins ou psychologues, et leurs démarches ont toujours été conjointes. La conférence de 1972 de l'Organisation Mondiale de la Santé (OMS) concernait tout particulièrement l'éducation sexuelle lorsqu'elle parlait pour la première fois du concept de « santé sexuelle » s'appuyant sur deux notions fondamentales :

1 / La capacité de jouir et de contrôler le comportement sexuel et reproductif en accord avec l'éthique personnelle et sociale.
2 / La délivrance de la peur, la honte, la culpabilité, les fausses croyances et les autres facteurs psychologiques pouvant inhiber la réponse sexuelle et interférer sur les relations sexuelles (*in* Abraham et Pasini, *Introduction à la sexologie médicale*, 1974, p. 100).

Deux ans plus tard, une nouvelle conférence de l'OMS précisait cette définition : la santé sexuelle est l'intégration des aspects somatiques, affectifs, intellectuels et sociaux de l'être sexué, de façon à parvenir à un enrichissement et un épanouissement de la personnalité humaine, de la communication et de l'amour.

La sexologie s'est ainsi organisée en un corps de connaissances et de compétences selon les trois niveaux de l'*information*, du *conseil* et des *thérapeuti-*

ques en sexologie. Si les deux derniers concernent des professionnels de la relation et de la santé – médecins, psychologues, conseillers conjugaux, sages-femmes... – le premier niveau, celui de l'information et de l'éducation sexuelle, correspond également à la première année de l'enseignement en sexologie, accessible à tous ceux – enseignants, éducateurs, animateurs... – qui désirent être sensibilisés à la connaissance de la sexualité humaine. Cette première année du diplôme universitaire de sexologie donne ainsi accès à une Attestation d'études qui me semble aujourd'hui un élément indispensable pour répondre aux demandes en éducation sexuelle (Brenot, 1994).

Quelques associations ont développé une pédagogie en éducation sexuelle ou institué des stages de formation, comme l'École des parents, l'Association française des centres de consultations conjugales, l'Institut des sciences de la famille, le CIFRES à Toulouse ou encore l'Association Sésame à Lyon. Et, depuis 1994 en France, le ministère de l'Éducation nationale a mis en place des sessions régionales de formation de formateurs destinées aux enseignants volontaires et motivés en ce domaine.

En résumé, qu'il soit enseignant, ou même qu'il soit médecin – les médecins ne sont pas spécialement compétents en matière de sexualité –, cet informateur, cet éducateur, devrait avoir reçu une formation complémentaire en sexologie, car sa qualification et sa compétence sont primordiales pour une véritable éducation à la sexualité.

4. **Objectifs.** – Cette action doit enfin s'inscrire dans un projet éducatif avec des objectifs précis qui auront fait l'objet d'une réflexion préalable entre les différents intervenants. Parmi les objectifs les plus fréquemment proposés par différents auteurs nous pouvons men-

tionner, à côté de la nécessaire connaissance objective, « la nécessité d'atténuer les comportements négatifs et empreints de préjugés face à la sexualité » (Bergström, 1970) ; le projet d'informer, de faire réfléchir et d'aider à se construire (Stagnara, 1992) ; de maîtriser une habileté cognitive, comprendre le sens de cet enseignement, synthétiser ses différents éléments pour les intégrer aux acquis préalables (Picod, 1994) ; « développer l'autonomie de la personne, améliorer les relations interpersonnelles » (Tremblay, 1992) ; permettre l'autonomie, l'épanouissement physique et psychologique des adolescents et prévenir les si fréquentes difficultés sexuelles ou relationnelles de l'adulte (Brenot, 1994).

Enfin Réjean Tremblay insiste sur la nécessité d'un contrôle social intériorisé : « Si la sexualité est un langage, un mode de communication, quel serait l'objectif de l'éducation sexuelle ? Il s'agirait d'apprendre à mieux communiquer : il faudrait être capable de mieux interpréter les messages des autres et de mieux se faire comprendre » (Tremblay, 1992). Cette dimension éducative à la relation interpersonnelle fait partie intégrante d'une éducation sexuelle qui pourrait être évoquée dès les classes primaires, dès l'âge de 7 ou 8 ans, avec la compréhension des différences interpersonnelles, des différences de genres (masculin, féminin) et l'acceptation de l'opinion des autres.

Ce courant de pensée qui analyse le développement du jugement moral (Kohlberg, 1971) a été largement décrit par Jean-Marc Samson au département de Sexologie de l'Université de Montréal, qui en dégage une hiérarchie des valeurs en matière de sexualité (1988), par Stettini (1993), mais aussi par Réjean Tremblay (1992) qui développe longuement l'attitude d'autonomie des éducateurs par rapport à leur propre jugement moral et l'implication que cela peut revêtir dans leur action d'éducation sexuelle : « L'objectif de l'éducation sexuelle au niveau du contrôle social intériorisé serait donc d'accompagner le développement du jugement moral sans moraliser l'éducation » (Tremblay, *op. cit.*).

En résumé, je proposerai cinq objectifs principaux de toute éducation sexuelle :

1 / permettre une bonne connaissance et compréhension de la sexualité humaine ;
2 / permettre l'accès à une autonomie des conduites personnelles ;
3 / permettre l'accès à un jugement et à une éthique personnelle ;
4 / permettre l'épanouissement des relations interpersonnelles ;
5 / permettre l'épanouissement personnel et affectif.

Ces objectifs qui interpellent tout éducateur, ainsi que l'ensemble de l'institution, du collège ou du lycée dans lequel s'inscrit ce projet, doivent ouvertement être discutés en préalable à toute intervention pour que soient levés les résistances ou les malentendus, qu'un consensus soit trouvé autour des objectifs de l'éducation sexuelle et afin que la sexualité ne soit pas vécue comme menaçant l'équilibre de l'institution.

III. – **Les outils pédagogiques**

De nombreuses méthodes, de nombreux outils sont utilisés en matière d'éducation sexuelle, ils doivent l'être selon le thème abordé, selon la dynamique du groupe ou suivant la personnalité de l'intervenant. Il n'y a en cela aucune codification ou dogmatisme à imposer. Nous avons ainsi recensé la plupart des techniques et des outils habituellement utilisés.

1. **Questionnaires.** – Les questionnaires sont très largement l'outil pédagogique le plus répandu en raison de l'importance accordée aux interrogations des

enfants et des adolescents, interrogations qui peuvent être très différentes selon le contexte social, événementiel ou historique, et qui permettent ainsi d'être conscient de l'actualité de leur questionnement. Ces questionnaires pourront être informels ou semi-directifs, préalables à la première rencontre ou encore proposés à la suite des séances éducatives et à visée d'évaluation. Ils peuvent enfin être destinés aux enfants mais également à leurs parents. Une règle s'impose de façon intangible : ces questionnaires doivent impérativement être *anonymes*, *facultatifs* et présentés comme tels afin que les répondants se sentent libres de pouvoir s'exprimer sans crainte ni contrainte. Certains proposent une longue évaluation préalable aux séances, dont le résultat pourra être commenté et comparé à une seconde évaluation en fin de cycle. Des questionnaires différents devront alors être réalisés selon les classes et selon le niveau spécifique de compréhension du groupe concerné.

Il est important que ce questionnaire soit précédé d'un avertissement très explicite du type : « Ce questionnaire totalement anonyme est facultatif. Il est destiné à bien comprendre vos interrogations et votre degré d'information en matière de sexualité. Aucune réponse individuelle ne sera commentée. Seuls les résultats de l'ensemble de la classe pourront être discutés. Vous pouvez ainsi librement vous exprimer, mais vous êtes également libre de ne pas répondre si ce questionnaire heurte votre sensibilité. » Voici à titre d'exemple quelques points d'un questionnaire sur la sexualité des adolescents :

1. Classe
2. Sexe : garçon/fille
3. Année de naissance
10. Age de votre père... de votre mère
11. Pouvez-vous parler librement avec vos parents ?

12. Pouvez-vous aborder librement avec eux les questions sexuelles ?
19. (Filles) A quel âge avez-vous eu vos premières règles ?
20. Qu'est-ce que les règles ?
21. Qu'est-ce que la masturbation ?
22. Vous êtes-vous déjà masturbé(e) ?
23. Que vous apporte la masturbation ?
24. Qu'est-ce que l'homosexualité ?
25. Vous estimez-vous homosexuel(le) ?
26. Que pensez-vous de l'homosexualité ?
27. Qu'est-ce qu'un rapport sexuel ?
28. A quel âge, selon vous, peut-on avoir des rapports sexuels ?
29. Avez-vous déjà eu des rapports sexuels ?
30. Si oui, depuis quel âge ?
31. Si oui, avec combien de partenaires ?
32. L'amour est-il indispensable pour avoir des relations sexuelles ?
33. Que pensez-vous des relations sexuelles sans amour ?
35. Qu'est-ce que la contraception ?
36. Quels moyens de contraception connaissez-vous ?
37. Qui doit prendre la contraception ?
39. Êtes-vous satisfait(e) de l'éducation sexuelle que vous avez reçue ?
40. Qui s'est occupé de votre éducation sexuelle ?
42. Quelles questions souhaiteriez-vous poser ?

    Si vous avez déjà eu des relations sexuelles :
43. Avez-vous eu avec un partenaire du sexe opposé :
    — un échange de baisers ?
    — un échange de caresses ?
    — un échange de caresses sexuelles ?
    — avez-vous été nus ensemble ?
    — avez-vous participé à une masturbation réciproque ?
44. Éprouviez-vous un sentiment d'amour pour ce partenaire ?
45. Qui a pris l'initiative du premier rapport ?
46. Étiez-vous consentant(e) ?
47. Votre partenaire était-il consentant(e) ?
49. Depuis combien de temps connaissiez-vous votre partenaire ?
52. Quel motif vous a amené à avoir cette relation ?
    — amour ;
    — désir sexuel ;
    — curiosité.
53. Vos parents ont-ils été au courant ?

54. Si oui, quelle a été leur réaction ?
62. Qu'est-ce qu'un orgasme ?
63. Atteignez-vous l'orgasme durant vos rapports ?
64. Éprouvez-vous un sentiment d'amour pour votre partenaire ?
65. Estimez-vous que votre partenaire deviendra un jour votre mari (ou votre femme) ?
68. Utilisez-vous un moyen de contraception ?
69. Lequel ?

Merci d'avoir répondu à ce questionnaire. J'espère qu'il me sera possible, à mon tour, de répondre à toutes les questions que vous me poserez (Verpilleux, 1980).

Quelles que puissent en être les critiques, un tel questionnaire a le mérite d'être ouvert et chaleureux. L'intervenant s'implique personnellement en justifiant ainsi la réciprocité.

Ce questionnaire pourrait cependant être augmenté de quelques précisions dans le domaine relationnel, et nous avons l'habitude, dès le premier contact, d'orienter la réflexion sur les rôles sexuels et les différences comportementales :

Pouvez-vous préciser, selon vous :

— Qu'cst-ce qu'un homme ?
— Qu'est-ce qu'une femme ?
— Ont-ils des rôles sociaux identiques ou différents ?
— Ont-ils un rôle identique ou différent dans la séduction ?
— Ont-ils un rôle identique ou différent dans la sexualité ?
— Vous est-il facile de comprendre les filles ?
— Vous est-il facile de comprendre les garçons ?

Des questionnaires à réponses « vrai ou faux » permettent aussi de parler des tabous et de lever des idées fausses sur un mode ludique :

1 / La puberté n'a pas lieu au même âge chez les garçons et chez les filles. *Vrai ou faux ?*
2 / Les garçons savent quand les filles ont leurs règles.
3 / Les premières règles surviennent en moyenne vers 15 ans.
4 / Les filles peuvent se baigner pendant leurs règles.

(Réponses : 1 : V ; 2 : F ; 3 : F ; 4 : V) (doc. Tampax).

1 / Se retirer avant l'éjaculation est un moyen de contraception efficace. *Vrai ou faux ?*
2 / La première fois on ne risque rien.
3 / La pilule fait grossir.
4 / Les préservatifs protègent de tout.

(Réponses : 1 : F ; 2 : F ; 3 : F ; 4 : V) (Picod, 1994).

Ces questions d'orientation pourraient être multipliées à l'infini, elles ont le mérite de permettre une entrée en matière qui s'adresse au groupe ou à la classe de façon collective et surtout de permettre une réflexion préalable que les adolescents ne font jamais dans ces termes.

D'autres démarches auront parfois un but spécifique d'évaluation objective des connaissances après un cycle d'information, par exemple sur le Sida et les Maladies sexuellement transmissibles (Landais, 1995). Enfin d'autres intervenants, les plus nombreux, font une collecte de questions librement exprimées qui serviront d'architecture aux séances éducatives (Stagnara, 1971, 1974, 1992). Chaque intervenant collationne ainsi des centaines, voire des milliers de questions – tant les interrogations sont nombreuses – qui montrent la nécessité et l'intérêt d'une véritable éducation sexuelle et affective (chap. I.IV.2).

Des questionnaires pourront être également remplis par les parents en préalable à une réunion avec l'éducateur et pour préciser, toujours de façon anonyme, les conditions de la communication avec leur enfant :

« Parlez-vous des questions de sexualité et d'amour avec votre enfant ? Vos propres parents vous en ont-ils parlé quand vous étiez enfant ? Votre enfant vous pose-t-il des questions ? Pensez-vous que votre enfant se pose d'autres questions ? Quels sont à votre avis ses sources d'information ? Que pensez-vous d'un complément d'éducation sur sexualité et amour à l'école ? Qui a répondu au questionnaire ? Père, mère ? Parents ensemble ? » (Stagnara, 1992).

Le grand intérêt du questionnaire anonyme est ainsi de permettre l'expression libre de ceux qui ne le feraient pas en groupe.

2. **Livres et planches.** – De nombreux supports de la connaissance et de la communication sur les questions sexuelles font appel à des références écrites ou figurées. Des livres pourront être recommandés aux enfants, aux élèves, aux adultes jeunes, selon leur niveau de compréhension ou d'épanouissement affectif et sexuel. Un certain nombre d'entre eux figurent en bibliographie, mais il me semble important, pour chaque intervenant, de ne conseiller que des ouvrages qu'il connaît personnellement. Une étude très détaillée sur le contenu et l'utilisation du livre scolaire en matière d'éducation sexuelle a en effet mis en évidence le caractère incomplet, voire parfois confus, de cette information, notamment en ce qui concerne la fonction érotique et même la contraception (R. Gemme, 1986). Il est surprenant de constater que ce caractère incomplet, voire « crypté », des livres scolaires d'éducation à la sexualité n'est pas une nouveauté et que, malgré le temps et l'évolution des mentalités, perdure une certaine volonté de « ne pas tout dire » car les résistances à une éducation complète à la sexualité sont toujours les mêmes. On peut rappeler pour mémoire cette opinion, en 1973, d'une pionnière de l'éducation sexuelle en France :

> « Nous avons constaté, ce qui n'est un mystère pour personne, que la procréation humaine était jusqu'à ce jour totalement exclue. Par contre, les images de fleurs et d'arbres, de lys, de marronniers ne manquent pas... La structure de l'œuf de poule, les étapes de son développement sont joliment représentées... Toutes les notions actuellement contenues dans les livres de biologie sont donc marquées par l'absence fondamentale de ce qui se rapporte au développement de la vie, à son commencement, à l'origine physique et psychologique de l'être humain » (Képès, 1974).

De nombreux documents graphiques – dessins, photos, diapositives – sont aujourd'hui utilisés pour illustrer l'anatomie ou la physiologie sexuelle. Ces documents qui sont souvent de grande taille afin d'être facilement « lisibles » de l'ensemble de la classe, devront être adaptés à cet auditoire particulier. Par exemple à partir de la classe de troisième :

— l'anatomie des appareils génitaux masculin et féminin ;
— la morphologie des organes génitaux masculin et féminin, sans éluder le sexe masculin en érection ;
— la représentation schématique du coït, sans éluder la pénétration ;
— le cycle ovarien de la femme ;
— le fœtus *in utero* ;
— un accouchement en cours d'expulsion ;

et tout autre document qui peut sembler utile aux propos de l'intervenant. Certains d'entre eux pourront être présentés sous forme de diapositives ou de transparents. Une part de ces documents sont disponibles auprès d'éditeurs spécialisés, les autres seront réalisés par l'intervenant lui-même ou encore dessinés au tableau pour être présents pendant toute la séance.

Il est important de rappeler que tous ces documents font appel à la fonction spéculaire de l'image visuelle qui permet ainsi de former une re-présentation qui a valeur de réalité. En cela il est primordial que ces documents soient adaptés à l'auditoire considéré, car ils viennent prendre place dans leurs propres représentations mentales comme une vérité incontestable, puisqu'elle leur est fournie par un intervenant très particulier « qui connaît les choses cachées ». Il n'y a ainsi aucune justification à montrer une illustration de l'érection masculine à des enfants du primaire, mais au contraire de très solides arguments contre cela. Il est en revanche logique – et naturel – de ne pas passer ce document sous silence à la fin du secondaire. Tout ceci restant cependant à l'appréciation de l'intervenant qui, mieux que quiconque, connaît la sensibilité de la classe dans laquelle il intervient.

3. **Audiovisuel.** – Avec le récent développement de l'image, les supports audiovisuels en éducation sexuelle se sont multipliés. Comme pour les planches illustratives, il est important de rappeler la valeur de « vérité imposée » que revêtent les documents visuels et donc l'attention toute particulière dont devra faire preuve l'éducateur en ce qui concerne le choix des séquences et le moment de leur passage. Il est enfin indispensable qu'un document audiovisuel fasse l'objet d'une présentation particulière puis d'une discussion libre et ouverte.

De très nombreux films sont à la disposition des animateurs, parmi lesquels nous pouvons citer en ce qui concerne la sexualité et le développement psychosexuel : *Ni choux ni cigognes* (Multi-média, Montréal, 1990), *Guide sur la sexualité pour les jeunes* (Multi-média, 1990), *L'éveil de la sexualité* (C. P. Isère, 1993), *Le bonheur de la vie* (FR3 ADES ; Association départementale d'éducation à la santé), *Sexe, amour, paroles* (ADES/CFES : Comité français d'éducation pour la santé), *Paroles libérées* (MGEN, 1993), *La naissance de la vie* (ADES, 1993) ; en ce qui concerne la contraception : *La contraception* (MFPF), *La contraception* (MGEN), *Une vie nouvelle* (MGEN) ; en ce qui concerne les MST : *Pépins d'amour* (ADES, 1988), *Les maux d'amour* (ADES, 1990) ; en ce qui concerne le Sida : *Attention Sida* (ADES, 1987), *Un condom pour la vie* (Multi-média, Montréal, 1990), *Objet d'amour* (AIDES, ADES, 1992), *Vivre le Sida* (ADES, 1992), *Paroles de jeunes* (ADES, 1992), ou encore *Temps d'amour* (ministère de l'Éducation nationale, 1995) ; en ce qui concerne les abus sexuels : *Mon corps, c'est mon corps* (ADES, 1989), *J'ai un problème* (Multi-média, Montréal, 1991), *Question de conscience* (ADES, 1993) (filmographie tirée du livre de Chantal Picod, *Sexualité : leur en parler, c'est prévenir*, éd. Erès, 1994).

On peut encore utiliser des extraits d'émissions de télévision développant des thèmes de société sur la sexualité, comme *Bas les masques*, *Santé à la une* ou encore la série *L'Amour en France*. Enfin le récent développement du CD-ROM permet de mettre à la disposition des élèves des encyclopédies interactives sur le thème de *la sexualité* dans la mesure où elles sont suivies d'une discussion. La parole est le maître mot de l'éducation sexuelle, parole des jeunes qui doit être entendue, parole de l'éducateur qui accompagne leur maturation.

4. **Autres outils.** – Tout autre élément utile à la pédagogie de l'animateur en éducation sexuelle pourra être utilisé. On a proposé des jeux comme *Le mot mystère* (Picod, 1994), qui consiste en une grille de mots croisés dans laquelle les mots d'une liste de termes concernant par exemple les MST et la prévention sont identifiés, rayés, et laissent alors apparaître *le mot mystère*, par exemple *responsabilité*.

Il est enfin naturel de présenter aux adolescents des objets de la vie courante qui participent à la sexualité, tels que les moyens de protection et de contraception. Encore une fois, il est important de choisir le moment de cette présentation et de veiller à ne pas brusquer ni choquer tel élève par une prise de contact trop directe avec la réalité chez un jeune (garçon ou fille) très inhibé, alors que cela peut sembler naturel à l'animateur.

La libre manipulation d'une plaquette de pilules contraceptives peut tout à la fois déculpabiliser son utilisation par les filles, et permettre une prise de conscience de leur responsabilité par les garçons. La manipulation d'un préservatif peut également en banaliser l'usage et permettre d'en déculpabiliser l'utilisation.

5. **Le contenu.** – Le contenu de l'éducation sexuelle devra, autant que possible, associer et distinguer la fonction de reproduction et la fonction érotique au

sein de l'épanouissement psychologique et affectif. Cette difficile intégration de plusieurs niveaux – souvent antinomiques – du développement de l'être humain, doit être en permanence présent à l'esprit de l'éducateur afin d'accompagner les élèves sans esquive ni oblitération de l'une des quatre dimensions fondamentales de la sexualité : *reproductrice, érotique, psychologique, affective.*

Le contenu de l'éducation sexuelle devra autant que possible présenter un caractère pluridisciplinaire reflétant la dimension multidéterminée de la sexualité humaine et évitant de la confiner, comme dans un ghetto, dans le seul domaine de la biologie. La sexualité est psychologique, est historique, est sociologique – ses implications sociales sont multiples –, la sexualité participe à la vie politique ou au monde culturel, elle est partie prenante de la vie : c'est peut-être le message le plus important à transmettre à ces jeunes qui s'apprêtent à la rencontrer ou qui la côtoient depuis peu.

Quelques initiatives d'éducation sexuelle coordonnée entre les différents enseignants d'une classe ont montré le grand intérêt d'une telle formule qui met en évidence pour les élèves le fait fondamental que la sexualité participe de la vie et que chaque enseignant est lui-même concerné. Un corps de connaissance spécifique est délivré dans le cours de biologie, tandis que le professeur d'histoire peut aborder les perspectives historiques de la morale sexuelle, et le professeur de français la valeur littéraire des écrits érotiques chez les grands écrivains. Nous pouvons mentionner la très intéressante réalisation par les élèves d'une classe de 4e du collège de l'Alouette à Pessac (Gironde) d'une brochure de prévention du Sida, à laquelle a participé l'ensemble des enseignants – biologie, sport, français, dessin – pour en permettre l'accomplissement. La réaction très positive de ces élèves d'une classe difficile a ainsi permis d'augmenter la cohésion et l'intérêt de leur groupe.

Dans *L'éducation sexuelle en institution* (1992) Réjean Tremblay préconise une information qui aborde les cinq aspects suivants de la sexualité :

— aspects biologiques (anatomie et physiologie, reproduction, développement) ;
— aspects psychologiques (développement psychologique) ;
— aspects sociaux (et culturels) ;
— aspects affectifs (émotion, plaisir, amour) ;
— aspects moraux (morale, religion).

Un tel cadre pédagogique permet d'illustrer la réalité multidéterminée de la sexualité humaine et de relativiser toutes ses composantes.

Le contenu explicite de l'éducation sexuelle peut ainsi être décrit dans ses grandes lignes en ce qui concerne les connaissances objectives, mais avec une très nette évolution de ce contenu depuis les premières expériences, car les enfants entendent aujourd'hui parler du sexuel à travers les médias, télévision, cinéma, journaux, périodiques. En 1973, un intervenant en éducation sexuelle abordait les thèmes suivants : l'appareil génital féminin, masculin ; les règles, la fécondation, la gestation, l'accouchement ; les maladies vénériennes, le plaisir sexuel, l'avortement ; la virginité, les pollutions, la masturbation ; l'homosexualité, la prostitution, le proxénétisme ; les rapports sexuels avant le mariage, la stérilité (Mourral, 1977).

En 1980, un éducateur médecin abordait les thèmes suivants : les organes sexuels masculins et féminins (anatomie, physiologie, développement) ; la fécondation, la grossesse, l'accouchement ; les rapports sexuels ; la masturbation ; la contraception ; les maladies vénériennes (blennorragie, syphilis...) (Verpilleux, 1995).

Le même intervenant, en 1994, traite toujours les quatre premiers points, mais la contraception est maintenant renforcée par l'importance de l'usage du préservatif (avec démonstration de sa pose), les MST se sont modifiées et le Sida nécessite une large information. Enfin cinq nouveaux aspects de la sexualité traduisent l'évolution de la société, la réceptivité des adolescents et la nécessité de répondre à leurs interrogations dans ces domaines : désir et plaisir, hétérosexualité, homosexualité, bisexualité ; relations préconjugales ; mariage, fidélité ; éjaculation précoce, impuissance (Verpilleux, *op. cit.*).

Nous proposons le contenu suivant en cinq points, qui trouvera quelques éléments de réponses dans le chapitre III, mais nécessite évidemment un plus long développement :

A) *Bases biologiques :* anatomie, physiologie et développement des appareils génital et sexuel masculin et féminin ; hormones et comportement sexuel.

B) *L'identité :* développement psychosexuel de l'enfant, la conscience corporelle, évolution du corps chez l'adolescent, identité et orientation sexuelle, rôles masculin et féminin, homosexualité et hétérosexualité.

C) *La fécondité :* désir d'enfant, grossesse, accouchement, contraception, ménopause.

D) *La sexualité :* histoire des normes sexuelles, phylogenèse et différences transculturelles, la masturbation, le rapport sexuel, le désir, amour et sexualité, morale et interdit, sexualité et religion.

E) *Questions d'actualité :* les MST, le Sida, les abus sexuels, la panne sexuelle, la panne affective...

Ce contenu explicite n'est que la part objective de l'éducation sexuelle qui a de grandes difficultés à trouver une réelle dimension éducative à l'école (Vaudenay, 1986). Les attitudes des enseignants déterminent ainsi le choix de leur rôle en classe qui devrait permettre de créer un climat de compréhension, favoriser le dialogue et l'échange, faire vivre les valeurs, permettre l'accès libre à l'information, respecter les rythmes et les besoins de chacun, alors qu'ils ont souvent tendance à se limiter aux acquis intellectuels (Desaulniers-Courroy, 1989).

Il est enfin nécessaire d'insister sur la pierre d'achoppement de ce contenu sexuel : le plaisir. Comme nous le rappelions plus haut, on ne déclenche aucune opposition si l'on veut parler du Sida, de la prévention, de la condamnation des abus sexuels, c'est-à-dire si on se limite à énoncer des interdits et à dénoncer les dangers de la sexualité. Il est par contre souvent très contesté de parler des aspects positifs de la sexualité, de ce qui est « beau » dans l'amour, l'affectivité, c'est-à-dire de la fonction érotique et de l'hédonisme. Or s'il est un message important à transmettre aux jeunes qui vont vivre leur sexualité, c'est un message d'encouragement et d'amour, un message positif : « La sexualité, c'est beau, c'est bien. La sexualité procure du plaisir et permet l'épanouissement avec le partenaire de votre choix. »

Les premières réticences viennent souvent des adultes, et d'abord des parents : « Pourquoi attirer leur attention sur la sexualité, ils ont bien le temps de la découvrir ? », mais aussi des enseignants : « Ce n'est pas dans nos programmes, nous n'avons pas à parler de cela. » Or nous savons qu'en l'absence de réponses aux questions qu'ils se posent, en l'absence d'une information très complète, en l'absence d'une libre éducation à la sexualité, les adolescents recueillent des réponses partielles, construisent des fantasmes irréels, nourrissent des angoisses dont ils ne parleront jamais et élaborent des inhibitions qui seront pour eux un frein, voire un blocage durable à l'épanouissement personnel. L'éducation sexuelle est ainsi une mesure de santé publique, concernant non seulement la santé sexuelle, mais plus largement l'équilibre personnel. *En cela elle est nécessaire et même indispensable.*

Enfin la difficile question du *plaisir* est l'élément qui est le plus souvent passé sous silence dans l'information sexuelle. Mais on peut se demander par qui elle est ainsi passée sous silence ? C'est habituellement le fait des éducateurs, mais aussi des adolescents qui n'en ont souvent aucune représentation en raison du discours ou du non-discours parental : « Mes parents, je me demande pourquoi ils font l'amour, puisqu'ils m'ont dit qu'ils ne voulaient plus d'enfant. » « De toute façon les rapports c'est sale et ça fait mal, c'est ma mère qui me l'a dit. »

Sur ce point l'éducation sexuelle doit être une médecine préventive en permettant que la réalisation de la sexualité puisse être épanouissante. Il est ainsi important, pour tout parent ou éducateur, de ne pas confondre les deux termes de *plaisir* et d'*orgasme* qui pourront être abordés successivement et selon l'âge ou le degré de maturité, et ainsi de ne pas s'interdire de nommer l'un des termes les plus polysémiques de la sexualité, *le plaisir* : plaisir de la rencontre, plaisir émotionnel, plaisir des sentiments, plaisir d'un bon repas, plaisir d'être à deux, plaisir corporel, plaisir des caresses, plaisir sensoriel, plaisir sexuel. Cette gradation du vécu positif est primordiale et doit être entendue par l'adolescent qui construit ses représentations mentales : « Si je sais que la sexualité et l'affectivité peuvent être agréables, alors je ne crains pas d'en faire l'expérience et je peux y trouver un épanouissement. A l'encontre, si je sais que la sexualité est sale, dangereuse et douloureuse, que l'engagement affectif n'amène que des échecs, j'aurai beaucoup de difficultés à vivre une réalité différente et à connaître un épanouissement dans la sexualité. »

Cette dimension positive fondamentale de la sexualité humaine doit être présente dans toute éducation sexuelle. Elle est nécessaire et n'a rien à voir avec une dépravation ni une incitation à la débauche comme voudraient le faire croire certains éducateurs moralistes et rigoristes.

IV. – **Les méthodes**

Il n'y a pas de méthode particulière à l'éducation sexuelle. Elles sont toutes utiles et complémentaires et chaque éducateur peut organiser ses interventions selon sa personnalité, sa sensibilité et surtout selon sa perception de l'auditoire particulier auquel il s'adresse. Il est tout d'abord primordial que l'animateur soit à l'aise avec les conditions de son intervention et la forme selon laquelle se déroule cette séance. Il est également important que l'animateur ait une bonne relation avec les adolescents auxquels il s'adresse, et qu'il sache refuser d'intervenir si les conditions ne lui correspondent pas. Certains éducateurs préféreront en effet la sensibilisation des enfants en cycle primaire et d'autres les classes secondaires ou les terminales.

1. **Stratégies.** – Jean-Marc Samson, qui a largement contribué au développement de l'éducation sexuelle au Québec, rappelle qu'il n'y a que deux façons d'intervenir en matière d'éducation sexuelle : la première dans l'urgence et sans plan d'action, la seconde avec un plan précis d'intervention (Samson, 1974). Le premier cas de figure, dans l'urgence, oblige tout naturellement à réorganiser à moyen terme l'action éducative. Il est donc très naturel de structurer à l'avance, même de façon succincte les interventions en éducation sexuelle afin que l'animateur et ses élèves puissent s'y retrouver.

Avant d'aborder les différentes stratégies d'intervention, il est important de poser le cadre légal et administratif dans lequel elles pourront s'exprimer. Car, en dehors des heures légales de l'information sexuelle dépendant de l'enseignement de biologie, les interventions supplémentaires ou les intervenants extérieurs doivent répondre à plusieurs exigences : obtenir l'accord du Conseil d'administration, du Conseil des parents d'élèves et l'autorisation écrite des parents.

En 1991, dans son travail sur *La sexualité : questions d'adolescents, réponses d'adultes*, Odile Mélot a proposé un questiónnaire sur leur pratique à 19 intervenants en éducation sexuelle qui n'étaient pas des enseignants. Ces intervenants se répartissaient ainsi : 3 hommes pour 16 femmes, âgés de 30 à 74 ans ; 6 étaient médecins, 4 infirmières, 3 assistantes sociales, 3 conseillères conjugales, 1 psychologue, 1 psychothérapeute, 1 docteur en sciences de l'éducation. Ils ont ainsi pu témoigner des conditions de leurs interventions : Y a-t-il eu une réunion de l'encadrement et des enseignants ? 12 sur 19 ont répondu oui. Y a-t-il eu une réunion de parents d'élèves ? 3 oui, 9 non, 7 sans réponse. Y a-t-il eu une réunion avec les délégués des élèves ? 1 oui, 11 non, 7 sans réponse. Y a-t-il eu une analyse des besoins ? 9 oui, 7 non, 3 sans réponse (Mélot, *op. cit.*).

Dans la majorité des cas le cadre semble pour le moins improvisé ou, comme pourrait l'évoquer Samson *(op. cit.)*, organisé dans l'urgence et sans plan d'action. La demande d'intervention venait pourtant dans la plupart des cas du chef d'établissement (23 %) ou du professeur de biologie (23 %) mais aussi de l'infirmière scolaire (20 %) (Mélot, *op. cit.*). Il est ainsi indispensable que toute intervention soit clairement légitimé, demandée et acceptée, en accord avec l'administration, les parents ct les élèves. On peut aussi noter la très forte proportion de femmes (16 femmes pour 3 hommes) parmi les intervenants, ce qui est assez habituel et traduit l'importance de l'accompagnement maternel, dont elles sont le substitut, dans l'information et l'initiation à la sexualité.

En matière de stratégie éducative, la meilleure approche me semble surtout de savoir ce que veulent, et ce que ne veulent pas, les adolescents. Il semble que les garçons préféreraient recevoir cet enseignement en petit groupe mixte (45 %) ou seul avec un intervenant (28 %), tandis que les filles désireraient que ce soit un petit groupe unisexe (42 %) ou mixte (30 %). Selon eux, leur meilleur conseiller d'éducation sexuelle serait un spécialiste (62 %) devant leurs deux parents (33 %), pour répondre à leurs questions sur (dans l'ordre de préférence) le Sida et les MST, les relations avec l'autre sexe, la contraception, la grossesse et la naissance (Stettini, 1993). Par contre, les adolescents ne veulent pas « d'un enseignement ennuyeux... qui les endort ou les incite à chahuter ; ils ne veulent pas d'informations exclusivement théoriques qui leur rappellent trop les cours traditionnels ; ils ne veulent pas un questionnement trop personnel qui laisserait transparaître devant les autres élèves leur vécu ou encore leurs ignorances » (Verpilleux, *op. cit.*).

Je proposerai ainsi à tout éducateur d'être particulièrement attentif aux quatre points suivants :

A) *Créer un climat chaleureux*, générateur de dialogue et d'échanges, notamment en privilégiant l'écoute, en étant attentif aux réactions émotives des adolescents et respectueux de leurs opinions. Il est alors indispensable de pouvoir prendre du temps et de soutenir l'attention des jeunes par des questions d'actualité et des thèmes accrocheurs, voire à la mode !

B) *Respecter strictement l'anonymat* dans les questions écrites ou encore dans les confidences aparté. Nous avons tous reçu des billets pliés en quatre, scotchés et barrés d'un très impératif « confidentiel », qui en disent long sur l'importance de cette confidence qui touche souvent à l'identité.

C) *Savoir leur parler de la sexualité*, sans les choquer, mais en employant les mots justes. Il existe des termes techniques qu'il faut souvent traduire dans la langue courante, voire « vulgaire », car ils leur sont inconnus. La langue populaire est ainsi très riche et appropriée pour parler de sexualité, à travers ce que j'ai nommé *Les mots du sexe* (Brenot, 1992).

D) *Leur offrir des repères solides* qui ne soient jamais des « réponses toutes faites », mais leur donnent des certitudes génératrices d'assurance et de confiance en soi.

La diversité des méthodes permet à chacun de s'exprimer à sa façon. Toujours sur l'échantillon de 19 intervenants mentionné ci-dessus, 4 interviennent seuls, 15 interviennent à deux ; 8 font préparer des questions à l'avance ; 15 recueillent des questions orales, 13 par écrit ; 15 utilisent un support audiovisuel, 9 un support écrit, 1 n'utilise aucun matériel ; enfin 6 font un exposé préalable, tandis que 13 le font après la projection des documents (Mélot, *op. cit.*). Cet exemple illustre bien la variété des stratégies qui doit être respectée. On peut également remarquer la fréquence des interventions à deux, mais bien souligner combien chaque intervenant doit faire l'objet d'une acceptation par les adolescents et veiller à ne pas imposer, ou se faire imposer, un élément moralisateur ou vécu comme tel. C'est souvent le cas d'un enseignant qui désirera être présent lors de l'intervention d'un animateur extérieur et dont la présence ne sera peut-être pas souhaitée par la classe.

Parmi les méthodes les plus habituelles, nous pouvons mentionner :

1 / *les cours traditionnels* et les conférences, exposés informatifs sur un sujet précis ;
2 / *les discussions et débats* en petits groupes privilégiant les échanges interactifs ;
3 / *les exposés* préparés par un ou plusieurs jeunes, devant leur classe ;
4 / *les travaux de groupe* sur un thème choisi et selon un mode d'expression (dessin, poster, livre) ;
5 / *les jeux de rôles* pour débattre et mettre en situation les systèmes de valeur (Picod, *op. cit.*, Stettini, 1993).

Selon une étude de Tremblay (1992), les adolescents trouvent intéressant de visionner des films ou des diapositives (pour 70,9 % d'entre eux) de participer à une discussion en petit groupe sur un sujet choisi (69,4 %) et d'avoir une information sexuelle faite en groupe par des éducateurs (64,4 %). Chaque intervenant peut ainsi préciser sa stratégie et ses méthodes personnelles dans le cadre dont il aura convenu avec l'établissement, les élèves et les parents, et selon un cycle qu'il précisera à l'avance : cinq, huit, dix séances... à raison de une heure, deux heures... toutes les semaines, mois, trimestre... Il est également important de définir les caractéristiques du groupe d'adolescents que l'on va être amené à suivre : groupe mixte de 10 à 20 éléments, d'un âge relativement identique et, si possible, de même niveau culturel, social et de connaissance. Ce dernier point facilite la communication, sinon l'intervenant doit savoir s'adapter aux différents niveaux de compréhension.

On peut enfin signaler la codification de certaines stratégies personnelles en méthodes pratiquées par plusieurs intervenants au sein d'associations, comme la méthode Sésame (Stagnara, 1992).

2. **Résultats.** – Le premier résultat de cette stratégie éducative à l'écoute des adolescents est constitué par leurs innombrables questions, révélatrices d'un grand désir de savoir, mais aussi de leurs inquiétudes profondes et parfois du désarroi devant l'inconnu, devant l'inouï, devant l'incompris. A titre d'exemple voici quelques questions d'enfants et d'adolescents qui illustrent l'évolution de cette interrogation selon l'âge :

CE2 – Fille : Pourquoi les zizi sont pas pareils ?
Garçon : Comment la maman sait qu'elle a un bébé ?
G : Le papa peut-il faire des bébés ?

CM1 – F : Qu'est-ce que c'est que la pilule ?
G : Pourquoi mon zizi se réveille la nuit ?

CM2 – G : Est-ce normal de s'embrasser ?
F : Pourquoi ça a mauvais goût ?

Troisième F : Est-ce normal de faire une pipe ?
G : Pourquoi les filles refusent ?

Terminale G : Faut-il toujours parler pendant l'amour ?
F : Comment concilier amour et fidélité ?

Les thèmes d'interrogation sont nombreux, parfois naïfs ou déroutants. En voici quelques exemples extraits de différents auteurs ou de notre propre expérience et regroupés selon trois idées directrices : la normalité, la peur, l'amour.

A) *La normalité :*

— Suis-je normale si je n'ai pas encore embrassé un garçon à quinze ans ?
— La pilule peut-elle nuire à la santé ?
— Est-ce normal de regarder des films porno ?
— Est-ce normal que les jambes flageolent après un rapport ?
— Est-ce normal de bander toute la journée ?
— Mon copain veut que je le suce. Est-ce que c'est bien ?
— C'est normal de ne pas avoir ses règles depuis quatre mois ?
— Quelle taille doit avoir une queue qui bande pour être normale ?
— On m'a dit qu'il ne fallait pas se masturber.

B) *La peur :*

— Est-ce que le sperme est bon pour la santé ?
— En combien de temps on meurt du Sida ?
— Est-ce qu'on l'attrape en s'embrassant ?
— Si on est enceinte et que les parents le savent pas... ?
— L'amour ça fait mal et l'accouchement ?
— Est-ce vrai qu'à chaque masturbation on perd 5 minutes de notre vie ?
— Vais-je empoisonner ma copine si elle avale mon sperme quand elle me suce ?
— Est-ce dangereux d'avoir plusieurs partenaires ?
— Est-ce dangereux de faire l'amour tous les jours ?
— A quel moment puis-je baiser sans risque ?

C) *L'amour :*

— Quelles attitudes prouvent l'amour ?
— D'où vient notre envie de faire l'amour ?

— Ca sert à quoi, l'amour ?
— Comment jouissent les filles ?
— Quelle est la meilleure position ?
— Au bout de combien de rapports la fille doit ressentir du plaisir ?
— J'aime un garçon et il m'aime pas. Est-ce que je dois faire l'amour ?
— Aimer et faire l'amour, c'est pas pareil ?
— Pourquoi les femmes crient pendant l'amour ?
— Comment concilier l'amour et les sentiments ?
— Comment faire comprendre à un garçon qu'on l'aime ?

L'éducateur doit enfin être prêt à répondre à la question la plus déroutante sans en méconnaître l'intérêt pour celui ou celle qui l'a posée :

— Faut-il des accessoires pour l'amour ?
— Comment devient-on homo ?
— Comment serai-je certain de ne pas rater le trou ?
— Est-ce que l'amour, ça se voit sur la figure ?
— Pourquoi la femme a des odeurs ?
— Le sperme a bon goût ou pas bon goût ?
— Comment faire grossir les seins ?
— Est-ce que je dois recommencer si elle me le demande ?
— Peut-on faire l'amour avec un tampon ?
— La sodomie est-elle un acte d'amour ?
— Est-il normal d'entretenir des relations avec un animal ?
— Pourquoi le viol fait mal ?
— L'amour est-il cancérigène, on me l'a dit ?

L'analyse de ces nombreux questionnaires fait apparaître tout d'abord une intéressante notion évolutive dans le temps, par exemple chez Denise et Pierre Stagnara qui ont comparé la fréquence d'apparition de 14 mots significatifs dans le vocabulaire issu de 16 653 questions d'élèves posées avant 1975 et dans un deuxième échantillon de 25 313 questions posées entre 1975 et 1990. Pour ces deux auteurs, c'est le mot « bébé » qui emporte tous les suffrages avec 37 % avant 1975 et 28 % en 1990. Le second mot utilisé est « amour » avec 10,9 % en 1990. Comme nous l'avons déjà évoqué, le mot « plaisir » n'est pas fréquemment exprimé avec cependant une nette évolution dans leur échantillon : 0,6 % en 1975, 3,7 % en 1990 (Stagnara, 1992). L'intérêt d'une telle analyse est essentiellement de s'appuyer sur des effectifs importants. On peut tout de même soulever un biais méthodologique possible, celui du recrutement, qui correspond parfois à la sensibilité et à la personnalité de l'intervenant ainsi qu'au milieu social concerné et à l'âge des enfants ou des adolescents interrogés, et qui ne permet pas alors d'en généraliser les résultats. Le mot « bébé », par exemple, qui est effectivement très présent dans les questions des enfants de moins de 10 ans, l'est beaucoup moins chez les adolescents.

L'intéressant travail statistique en milieu scolaire de Marie-José Deloire sur un échantillon de 1 000 questions d'adolescents âgés de 13 à 17 ans, met bien en évidence leurs principaux domaines d'interrogation : 1 / les relations physiques (42 % des questions) ; 2 / la physiologie génitale (24,3 %) ; 3 / la santé (21,3 %) ; 4 / la contraception (17,7 %) ; 5 / le plaisir et le déplaisir (11,1 %) ; 6 / l'anatomie génitale (10 %) ; 7 / les questions d'âge (9,7 %) ; 8 / la puberté (2,6 %). La fréquence des mots utilisés est également riche d'enseignements : 1 / sexuel (11 % des mots) ; 2 / Sida-MST (10 %) ; 3 / amis (8,7 %) ; 4 / pilule (8,2 %) ; 5 / peur (7,9 %) ; 6 / amour (7,8 %) (Deloire, 1995). Les relations physiques sont leur principal objet d'interrogation, mêlé de la crainte des MST et d'un désir de protection et de contraception. Ces préoccupations sont relativement stables d'un échantillon ou d'une région à l'autre (Mélot, 1991 ; Plais, 1994 ; Verpilleux, 1995).

Au-delà des thèmes classiques de l'éducation sexuelle, d'autres auteurs ont relevé un questionnement sous-jacent non explicite, par exemple selon les trois interrogations suivantes : Est-ce que je serai à la hauteur ? Qu'est-ce que je vais faire ? Comment pouvoir le faire ou le dire ? (Mélot, 1991). Il me semble important pour l'éducateur de faire ce travail de synthèse et d'analyse des questions qui lui sont posées afin de dégager des thèmes sous-jacents d'interrogations plutôt que de seulement répondre aux formulations explicites.

Le deuxième temps de l'action pédagogique est celui de l'évaluation, évaluation de la classe, évaluation des connaissances mais aussi évaluation des intervenants afin d'en inférer leur action future. En 1981, sur 434 élèves de 14 à 19 ans ayant répondu à un questionnaire préalable aux séances d'éducation sexuelle (cité chap. I.III), on pouvait relever le profil suivant : 64 % des garçons et 59 % des filles abordent les questions sexuelles avec leurs parents ; 87 % des garçons et 36 % des filles ont au moins une fois pratiqué la masturbation ; 37 % des garçons et 21 % des filles ont déjà eu un rapport sexuel complet. L'âge moyen du premier rapport était de 14,3 ans pour les garçons et 14,8 ans pour les filles. Ces proportions sont dans les moyennes habituelles pour des adolescents de cet âge, mais ce questionnaire avait en outre permis de prendre conscience que : 46 % des garçons et 59 % des filles qui ont des rapports sexuels, n'utilisent aucun moyen contraceptif (Verpilleux, 1981). Cette seule donnée met en évidence l'intérêt d'une enquête préalable pouvant ensuite orienter le contenu de l'information sexuelle.

Une nette évolution des comportements et l'incidence d'une plus large information médiatique sur la contraception transparaît à l'évidence dans une étude comparable, dix ans plus tard : 36 % déclarent utiliser une méthode contraceptive de façon systématique, 54,5 % de façon sporadique et seulement 11,9 % pas du tout (Picod, Levy, Samson, 1991).

L'incidence positive d'une éducation sexuelle sur les consciences et les comportements a, quant à elle, bien été montrée, notamment en ce qui concerne l'utilisation des méthodes contraceptives, la prévention des

MST et la diminution des grossesses non désirées (Picod, 1990, 1994 ; Molia, 1993). Un contrôle « scolaire » des connaissances peut également rendre compte d'un acquis concernant les notions principales à la suite d'un enseignement théorique, par exemple pour évaluer les attitudes vis-à-vis des MST. Dans l'enquête Rhône-Alpes *Sida et comportements préventifs*, et après une campagne d'information, le pourcentage de réponses justes concernant la maladie était alors de 78,6 % (Picod, Levy, Samson, *op. cit.*). Dans une classe difficile (4e CPA) du collège de l'Alouette (Landais, *op. cit.*), et après une année de travail sur ce thème, le pourcentage de réponses justes qui n'excédait pas 50 % au début de l'année, était alors de 82 %.

Le bilan des connaissances, notamment dans le domaine de la prévention, est tout autant utile aux éducateurs qu'aux adolescents qui prennent ainsi conscience de leur meilleure compréhension des MST.

On a enfin réalisé quelques évaluations des intervenants en éducation sexuelle qui mettent en évidence la grande disparité de leurs connaissances et de leurs attitudes : 22 questions d'adolescents ont été posées par écrit à 30 intervenants en éducation sexuelle (Mélot, *op. cit.*), 19 d'entre eux seulement ont accepté de répondre, et il est surprenant de constater que de nombreuses questions n'ont pas trouvé de réponses chez certains intervenants, tandis que d'autres questions ont suscité des réponses très hétérogènes, parfois fausses, parfois imprécises, mais surtout parfois lourdes de conséquences. On relève enfin une fréquente attitude défensive de ces éducateurs pris au dépourvu : « Je ne réponds pas aux questions d'anatomie », ou « Je ne le savais pas, vous me l'apprenez », ou « Chaque fille peut répondre pour elle, je ne répondrais pas personnellement. Ça me gêne », ou encore « On ne m'a jamais posé cette question ».

Cela renforce l'idée, s'il en était besoin, de la nécessité d'une formation complémentaire (chap. I.II.3) dont ces intervenants sont conscients puisque 9 d'entre eux souhaitent une formation sur les adolescents et 8 en sexologie.

Au terme de cette approche des pratiques et des méthodes, nous pouvons mentionner les recommandations qui ont été formulées par des éducateurs de grande expérience, ce qui montre encore une fois la complémentarité des démarches :

Les dix commandements de l'intervenant :

1 / le naturel et l'aisance ;
2 / la capacité d'écouter et d'aimer les enfants ;
3 / de solides notions de base ;
4 / le don d'animer des débats ;
5 / un véritable projet de vie ;
6 / des travaux de réflexions personnelles ;
7 / une étroite collaboration avec les établissements scolaires ;
8 / des rencontres bien préparées avec parents et responsables ;
9 / un respect absolu du « secret professionnel » ;
10 / une certaine dose d'humour (Stagnara, 1992).

La charte de l'éducateur en éducation sexuelle :

1 / être à l'aise vis-à-vis du sujet ;
2 / être assuré de son savoir et de son savoir-faire ;
3 / ne manifester aucun préjugé par rapport aux valeurs et aux pratiques des autres ;
4 / manifester un intérêt égal aux garçons et aux filles et à leur âge ;
5 / manifester de l'intérêt pour l'ensemble de la vie sexuelle ;
6 / refuser les transferts affectifs à implication sexuelle ;
7 / refuser tout contre-transfert, c'est-à-dire la trop grande sympathie ou l'antipathie vis-à-vis d'un auditeur ;
8 / mixité des enseignants : l'équipe homme-femme semble préférable ;
9 / respecter la liberté d'expression pour tous et donc le silence éventuel ;
10 / les échanges ne doivent jamais se poursuivre en dépit du malaise d'un auditeur ;
11 / se méfier des catégorisations et de l'étiquetage de nos interlocuteurs (Beslots-Sekkate *et al.*, 1994) (Tremblay, 1995).

Chapitre II

LES PARENTS

Dès leur naissance les enfants vivent le bain culturel familial et les parents sont tout naturellement les premiers informateurs et les éducateurs naturels. Les acquis seront d'abord implicites par observation et mimétisme, compréhension des rôles sexuels, des identifications, et des relations interpersonnelles. Avec l'avènement du langage, les enfants vont formuler leurs premières questions auxquelles les parents devront répondre.

I. – Éducation ou information

C'est dans les mêmes termes pour les éducateurs et les parents que se pose la question de l'éducation sexuelle. Il n'y a pas d'éducation sans information et les parents qui pensent que leur seule présence suffit, manquent à leur rôle d'éducateur. D'autres refusent que quiconque participe à l'éducation de leurs enfants, mais l'expérience prouve que peu de parents peuvent assumer l'ensemble de l'éducation sexuelle. Le modèle le plus valide est celui de la complémentarité éducative entre les parents, l'école et les intervenants en éducation sexuelle. Cette question dont nous avons déjà parlé (chap. I.II.1) doit obtenir une réponse claire dans l'esprit de chacun, car les opinions ont considérablement évolué.

Les premières données chiffrées en ce domaine émanent du grand travail d'Alfred Kinsey, en 1948 puis en 1953, sur *Le comportement sexuel de l'homme et de la femme*. Kinsey montre que la source essentielle d'information en matière de sexualité est représentée par les camarades du même sexe, jamais le père, et pour partie la mère qui cependant n'avait parlé du coït au garçon que dans 3 % des cas, à la fille dans 17 % ; de la fécondation au garçon dans 4 % des cas, à la fille dans 14 % ; enfin de la grossesse au garçon dans 14 % des cas et à la fille dans 35 % (Kinsey, 1948 et 1953). Un sondage IFOP, en 1968, montrait que 65 % des filles et seulement 41 % des garçons avaient parlé de questions sexuelles avec leur mère, et seulement 30 % des filles et 20 % des garçons avec leur père.

Les adolescents faisaient alors bien la différence entre le seul fait de parler de la sexualité et celui de recevoir une éducation sexuelle. Une enquête auprès d'élèves de l'enseignement technique en 1969 montre cela sans ambiguïté. A la question : Vos parents vous ont-ils donné une éducation sexuelle ? 19 % de oui, 67 % de non et 13 % d'hésitation, oui et non (Lesage de La haye, 1975). Une autre enquête, réalisée en France en 1970, auprès d'élèves (garçons et filles de 11 à 18 ans) et de leurs parents, indiquait très clairement que seulement 40 % des filles et 14 % des garçons avaient eu un dialogue au sujet de la sexualité, mais uniquement avec leur mère. Aucun père ne leur en avait parlé. Seuls 18 % des filles et 36 % des garçons estimaient alors parler librement de sexualité à la maison, et la réponse des parents était en très grande majorité de les renvoyer à une information par les livres (Jarsaillou, 1971).

En 1972, c'est le rapport Simon qui émet une opinion à ce sujet : « Dire que les parents se doivent de donner une éducation sexuelle à leurs enfants, c'est non seulement affirmer une évidence – comment les parents pourraient-ils être déchargés d'un aspect, quel qu'il soit, de l'éducation de leurs enfants – c'est aussi proclamer un principe que les parents sont, dans la plupart des cas, bien incapables d'appliquer puisque l'éducation qu'ils ont reçue ne les a pas préparés, bien au contraire, à répondre aux questions de leurs enfants » (Simon *et al.,* 1972). La circulaire de juillet 1973 sera également très claire à ce sujet : « En matière d'éducation sexuelle, un rôle essentiel doit revenir aux familles. » Avec le temps les mentalités évoluent, mais le rôle des parents n'est assurément pas suffisant en ce domaine. « La première (raison) est *la gêne des parents* à parler de "ces choses-là". Encore actuellement, nous savons par les questionnaires aux parents que 20 % des mères et 50 % des pères n'ont jamais parlé de sexualité à leur enfant » (Stagnara, 1992).

Cette opinion est encore assez optimiste, car cela dépend également de ce que recouvre le terme « parler de sexualité à leurs enfants », et dans la pratique nous remarquons que très peu de parents parlent réellement de sexualité avec leurs enfants. Car *quoi leur dire* et *comment le leur dire ?*

Quoi leur dire ? dépend de l'âge, de la sensibilité de chacun, des questions abordées spontanément par les enfants, du sexe de l'enfant ou de l'adolescent et du parent qui lui répond. La première objection de certains parents est celle-ci : « Nous n'en avons jamais parlé, car il (ou elle) n'a jamais rien demandé. » On peut très facilement répondre qu'un enfant demande toujours et à propos de tout, il demande par les gestes, par le regard, par les mots et surtout, il ne demande pas lorsqu'il sait, ou qu'il sent, qu'il ne faut pas parler de « ça ». Et il est évident que de nombreux parents, gênés dans leur rapport à la sexualité, ont bien involontairement et très inconsciemment, fermé la porte à toute question sans s'en rendre compte. Leur enfant cherchera alors une réponse ailleurs, parfois auprès de ses camarades, mais parfois aussi en lui-même, dans des fantasmes et des constructions mentales éloignées de la réalité, s'il est très inhibé.

Quoi leur dire ? devient plus simple si le père, la mère ou les deux parents répondent librement, sans éluder aucune question, et dès la toute petite enfance – ce sera alors par des gestes et des regards – aux premières interrogations de l'enfant. Car le raisonnement de leur enfant sera alors très simple : « Puisqu'ils m'ont répondu, et que je vois que ça les intéresse, je vais pouvoir leur poser une autre question », mais aussi : « Puisqu'ils ne répondent pas à ma question, c'est qu'ils ne veulent pas en parler ou qu'on ne doit pas en parler. Je n'en parlerai donc plus » ; ou encore : « Au ton de leur réponse, je sens bien que je les contrarie. Ça doit être mal de parler de ça. » Et c'est ainsi que certains enfants ne posent plus aucune question. On ne peut que proposer aux parents d'être chaleureux et encourageants face à leur enfant qui découvre le monde.

« Peu de parents sont vraiment conscients de l'importance de commencer l'information sur les choses de la vie et de l'amour le plus tôt possible. Dès l'âge de 4 ans » (Joyeux, 1993). Car il n'y a pas d'âge pour répondre aux enfants, il n'y a que des réponses à leur portée qu'il faut formuler le plus justement possible en n'oubliant pas qu'un enfant de 4 ans est capable de comprendre beaucoup de chose avec des mots d'adultes, mais que l'on ne doit lui parler que de ce qui le concerne, à 4 ans. Il n'y a rien à lui cacher de la conception, de la grossesse, de la vie, de l'appellation des organes sexuels, ni de la rencontre amoureuse avec ses mots à lui, mais il n'y a aucune raison de lui parler du rapport sexuel, de la pénétration, ou encore de la masturbation qui sont des réalités normales d'un autre âge. Le plus simple en la matière est de répondre à ses questions sans se « lancer » dans de grandes explications qu'il n'a pas demandées, mais d'être prêt à le faire le jour où cela viendra. L'information et l'éducation du tout petit enfant sera d'abord corporelle pour lui permettre d'aimer son corps, de bien vivre avec lui, et de démystifier les peurs des adultes, ses parents, car on peut vivre sans crainte.

Avec l'encouragement chaleureux de ses parents, ce petit enfant pourra ainsi répondre aux grandes questions qu'il se pose en lui-même à la manière de Paul Gauguin : « D'où est-ce que je viens ? (de mes parents) Qui suis-je ? (garçon ou fille) Où vais-je ? (vers l'âge adulte). »

Quoi leur dire ? doit également relever, pour les parents, de certitudes quant à leur éthique personnelle, leurs convictions profondes et leur accord sur ce sujet. Il n'y a rien de pire pour un enfant que de sentir ses parents en désaccord, c'est-à-dire partagés quant à la conduite à tenir et la façon de penser. Car, à moins de l'obliger à choisir pour l'un ou pour l'autre, c'est un peu comme s'il était écartelé, partagé en deux moitiés qui pensent différemment, ce qui est sa véritable structure : moitié papa, moitié maman. Pour respecter l'opinion parentale en la matière, je ne pourrai que préconiser un principe fondamental, celui d'offrir à ses enfants une éducation adaptée à leur vie à venir et non figée dans le temps par les préjugés des parents. « Je te parle de ce que je connais, c'est-à-dire de ce que mon père et ma mère m'ont appris il y a vingt ans et qui correspond à plus longtemps encore, alors que toi, tu vivras ta sexualité dans vingt ans. » Pour dépasser ce décalage des générations, cela demande d'être à l'écoute du monde et de son évolution, d'être critique de soi et libre de ses opinions, pour permettre à son enfant de vivre avec son temps.

On peut rappeler ici les grandes sources de peur et d'ignorance qui nécessitent toute l'attention des parents. Dans la petite enfance, c'est la question de l'origine qui doit trouver des réponses rassurantes : « Comment se font les bébés ? », c'est-à-dire « Comment, et de qui, suis-je né ? ». Puis dès avant la puberté, la question des transformations et des comportements nouveaux : Que sont les règles ? et Pourquoi j'ai envie de me masturber ?

En 1896, dans son étude sur 125 élèves d'écoles supérieures américaines, le Dr Hélène Kennedy, pionnière de l'éducation sexuelle, parlait alors de la pudeur qui rendait impossible aux mères et aux filles de parler entre elles de la fonction menstruelle : « 36 filles de cette école atteignirent l'âge de femme sans aucune connaissance du phénomène ; 39 savaient à peu près de quoi il s'agissait ; moins de la moitié de ces jeunes filles avaient osé parler franchement de cette question si importante avec leur mère » (Ellis, 1964). Les temps ont changé, mais il n'est encore pas rare de rencontrer des adolescents n'ayant aucune information sur les événements qu'il vont vivre.

Comment le leur dire ?, sinon le plus simplement et le plus naturellement possible. Mais encore faut-il qu'affectivité et sexualité soient librement vécues par les parents de cet enfant demandeur de vie. C'est souvent plus la façon de parler que le contenu du discours qui sera importante pour l'enfant ou l'adolescent, discours encourageant ou réprobateur, tolérant ou moralisateur, froid ou chaleureux.

Comme nous l'avons montré plus haut (chap. I . IV . 2), la source principale d'informations sur l'intimité et la sexualité, dans la famille, est toujours la mère, vraisemblablement parce qu'elle est le lien permanent avec les enfants et souvent le seul interlocuteur. Il est par ailleurs fondamental que les parents ne parlent pas et ne décrivent pas leur propre sexualité à leurs enfants, confidence qui a très directement un caractère incestueux. La sexualité peut alors être envisagée de façon générique ou à travers l'expérience personnelle de chaque parent. C'est ainsi que les confidences intimes seront plus faciles de la mère à sa fille et du père à son fils concernant la séduction et le sentiment amoureux, mais les enfants n'ont pas à connaître le détail de la vie amoureuse de leurs parents, qui ne les concerne pas.

II. – Liberté et interdit

Parce qu'elle est le reflet de l'expression intime de nos pulsions et par là de nos conflits intérieurs, la sexualité est génératrice de liberté et d'interdits, en tous lieux et en tous temps. Il faut en effet des règles sociales pour canaliser – c'est-à-dire encourager et interdire – l'énergie du désir sexuel qui existe en chacun de nous, qui fait partie des pulsions de vie et trouve son expression personnelle selon le contexte parental, familial et social.

Avec l'évolution récente des sociétés occidentales, nous sommes aujourd'hui, dans un monde de liberté où il faut bien connaître ses limites pour vivre pleinement cette liberté. *Liberté et contrainte sont les deux facettes d'une même nécessité qui est d'être soi-même.*

Le rôle parental est ici très important, il est d'encourager la découverte pulsionnelle sans tout permettre, mais il est aussi très difficile car il faut à la fois être intangible sur les principes que l'on s'est fixé ou que l'on respecte – cette morale personnelle ou collective est indiscutable – tout en ne cessant d'être permissif.

Il n'est pas inutile de rappeler ce que l'on entend par liberté, par interdit, mais aussi par morale sexuelle. La liberté première est certainement celle de la libre disposition de soi puis, en matière de sexualité, la liberté de choix du partenaire, la liberté d'adhérer ou non aux rituels sociaux et aux institutions comme le mariage, la liberté enfin de vivre librement ses pulsions sexuelles sans contrainte. Faut-il rappeler que l'avènement de toutes ces libertés est extrêmement récent et que la dernière citée est malheureusement très loin d'être une réalité (chap. III.III.10).

On peut considérer que la dérive libertaire vers l'abolition de toute forme de contrainte, qui évolue souvent vers la licence et les perversions, n'est qu'une apparence de liberté et constitue souvent un comportement réactionnel à une éducation stricte qui suscite la transgression.

L'interdit est une force intériorisée correspondant aux règles morales de l'entourage familial et social, et qui s'oppose à la libre expression des pulsions. En cela les interdits sont en nombre restreint. On peut seulement rappeler la prohibition de l'inceste qui est l'interdit fondamental de tous les groupes humains, tacitement respecté, mais si souvent transgressé (chap. III.III.10). Cet interdit est très vite compris par la petite fille qui n'aura aucune intimité avec son père, comme par le petit garçon qui n'en aura aucune avec sa mère. Le manque de repères solides de certains adultes sera la cause malheureusement fréquente de cette transgression.

En dehors des interdits fondamentaux, la morale sexuelle du groupe dont nous faisons partie, édicte des interdictions transitoires qui demandent à être respectées, car elles structurent l'individu au sein de la société. L'épanouissement moral et sexuel ne pourra alors se réaliser que si cet homme ou cette femme est libre d'exprimer ses désirs, car l'enfant apprend à situer ses pulsions avec l'encouragement de ses parents.

Il leur sera ainsi important d'éviter les menaces, les interdictions sporadiques, irréfléchies, et tout ce qui relève d'une morale négative. A la multiplication des mises en garde répond souvent la transgression, qui est alors suivie d'un « Je te l'avais bien dit ! », réaffirmant la suprématie physique et morale de l'adulte et confinant l'enfant dans l'inhibition et le refoulement. Faut-il encore rappeler combien ce sont nos attitudes entre interdit et liberté, qui façonnent jour après jour la personnalité de nos enfants. Ils pourront alors être en conformité, en déviance ou en opposition avec nos attitudes ou nos opinions, suivant notre permissivité à leur égard.

La typologie de Becker (1964) développée par Tremblay (1992) et déjà citée (chap. I.II.2) nous fournit un bon modèle pour la compréhension des conséquences de nos attitudes sur le comportement de nos enfants :

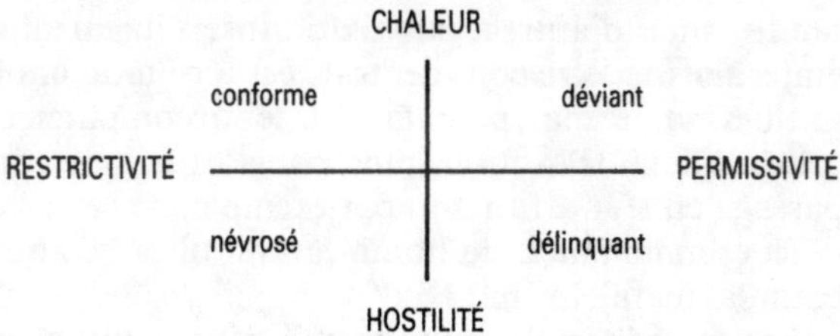

(D'après R. Tremblay, *L'éducation sexuelle en institution,* 1992.)

L'enfant élevé avec chaleur et permissivité sera volontiers déviant, c'est-à-dire que ses parents accepteront qu'il ait d'autres comportements que les leurs. En cela il sera autonome et libre de ses choix, c'est-à-dire pouvant « dévier » du modèle. L'enfant élevé avec chaleur et restrictivité sera plutôt conforme, c'est-à-dire qu'il aura beaucoup de difficulté à acquérir une réelle autonomie et à exprimer ses désirs en dehors de la conformité au modèle. Enfin « L'enfant laissé à lui-même aura tendance à devenir délinquant, tandis que celui qui est constamment puni risque d'être névrosé » (Tremblay, *op. cit.*).

A titre d'exemple, nous allons évoquer quelques attitudes parentales entre interdit et liberté et face aux transformations corporelles des adolescents, face à la masturbation, face à la contraception, face aux premières rencontres, face à la sexualité naissante. L'adolescence est une période de transition où l'enfant abandonne ses premiers repères pour acquérir son autonomie et devenir adulte. Dans les sociétés traditionnelles, cette période de mutation ne s'accomplit jamais sans que l'on effectue un rite de passage qui avalise cette transition. Nos sociétés modernes ont perdu le souvenir et la fonction du rituel et certains adolescents se retrouvent encore enfant à l'âge adulte, tandis que d'autres passeront insensiblement cette étape sans en être conscients. C'est à ce moment qu'ils ont besoin de leurs parents pour les accompagner dans cette difficile transition, puis pour les féliciter de leur passage en leur affirmant, par exemple, de cette façon : « Tu es maintenant un homme, mon fils », « Tu es une femme, ma fille. »

Les interdits sont connus et seront d'autant mieux respectés que l'attitude parentale sera permissive. Ce passage est à la fois psychologique et corporel. Le corps se transforme et les idées s'autonomisent. Les adolescents attendent de leurs parents qu'ils les encouragent librement à prendre leur envol, à l'intérieur des règles qu'ils ont fixées, car ils ont besoin de limites précises à respecter.

Les parents sont très tôt confrontés à la masturbation de leur enfant, souvent dès la première année de la vie, et pendant l'enfance, puis de manière plus délibérée à l'adolescence. La masturbation consiste en la manipulation rythmique de ses organes génitaux par un individu ou encore par son partenaire qui, par exemple à l'adolescence, pourra être de même sexe ou de l'autre sexe. Kinsey (*op. cit.*, 1948) précise que cette stimulation sexuelle est volontairement effectuée dans le but d'atteindre une excitation érotique. La masturbation commence naturellement très jeune et n'est alors la marque d'aucune perversion ni dépravation. Elle est tout d'abord un nécessaire jeu exploratoire de l'enfant qui découvre son corps et en apprend les réactions. En 1948, dans son célèbre *Rapport sur le comportement sexuel de l'homme*, Alfred Kinsey observa 28 nouveau-nés garçons de moins d'un an, et décrivit le plus précoce comportement exploratoire sexuel à seulement deux mois et l'orgasme dès l'âge de cinq mois, le plus précoce qu'il ait été amené à observer : « Chez un bébé ou tout autre jeune mâle, l'orgasme est la réplique exacte de l'orgasme chez l'adulte, abstraction faite de l'absence d'éjaculation. » Une fois qu'il ou elle a découvert les sensations agréables que procure la manipulation des organes génitaux, le petit garçon ou la petite fille peut en continuer la pratique toute sa vie, avec une fréquence variable selon son âge et ses modes de relations sexuelles. En cela la masturbation n'est ni sale, ni honteuse, ni réservée à l'adolescence, ni au célibat. Elle est une étape nécessaire et indispensable de la maturation sexuelle et participe à l'équilibre sexuel tout au cours de la vie.

Dans l'enfance, les parents peuvent être gênés lorsque leur enfant pratique cette masturbation en public et sans la moindre retenue. Il est alors important de ne pas le réprimander, ce qui n'aurait pour conséquence que de le culpabiliser, l'inhiber et le confiner dans une pratique solitaire plus fréquente. Il est préférable de lui parler calmement des convenances sociales, tout en restant permissif d'un comportement qui lui appartient et qu'il peut réaliser en privé. Cette masturbation de l'enfance permet d'apaiser les tensions intérieures et souvent d'induire une profonde réassurance chez un enfant anxieux. On ne s'en inquiétera que si elle occupe une place trop importante dans la vie de l'enfant et remplace, par exemple, une part de ses jeux.

A l'adolescence, l'enfant refait ses choix d'identité et découvre de nouvelles satisfactions corporelles. La masturbation est à ce moment une étape importante de la maturation sexuelle, encore très différemment pratiquée par les hommes et par les femmes. 91 % des garçons de 15 ans mais seulement 35,5 % des filles disent la pratiquer (ANRS, 1995). La masturbation des garçons est plus précoce que celle des filles, puisqu'à l'âge de 20 ans elles sont alors 42 % à la pratiquer *(op. cit.)*. Mais surtout, la masturbation féminine est moins connue et parfois encore mal acceptée. Elle est pourtant tout aussi naturelle et indispensable que celle de l'homme. En consultation de sexologie, nous remarquons très clairement que les femmes qui ont des difficultés à vivre leur sexualité à l'âge adulte sont plutôt des femmes qui n'ont pas connu la masturbation, et que celles qui sont sexuellement épanouies en ont plutôt l'expérience. Une étude sur l'accès féminin au plaisir a ainsi montré que les femmes pratiquant la masturbation accédaient plus facilement à l'orgasme dans une proportion de 94 % contre 13 % pour celles qui ne la connaissent pas.

En ce qui concerne la masturbation, l'accompagnement parental ne doit être que permissif, il ne doit pas exagérément encourager ni réprimer. Le parent de même sexe peut par exemple évoquer son expérience personnelle, montrant en cela qu'il n'y a rien de mal.

Et puis viennent les premières rencontres, les confidences amoureuses, souvent à la mère, et les inquiétudes des parents. Il est alors très important de maintenir le dialogue, de parler de contraception et de protection sexuelle, au garçon comme à la fille, bien avant qu'ils n'aient le désir d'un premier rapport sexuel. Là encore, la chaleur et la permissivité du contact parental doit permettre à l'adolescent de se sentir encouragé, en confiance et en sécurité dans tout ce qu'il entreprendra.

Entre liberté et interdit, le maître mot de nos attitudes est toujours *permissivité*, c'est-à-dire encouragement chaleureux, avec deux corollaires qui lui sont aujourd'hui indispensables et que préconise Gilbert Tordjman, en parlant des 3 P : Permissivité, Prévention, Pilule (Tordjman, 1987).

III. – **Le public et le privé**

L'une des questions qui est au centre de ce débat est celle de la place du sexuel pour chacun d'entre nous. Est-ce de l'ordre du public, est-ce de l'ordre du privé ? Les opinions personnelles et les positions confessionnelles doivent toutes être respectées ? Certaines positions traditionnelles ou religieuses n'accepteront pas qu'il soit débattu de sexualité à l'école ni dans les médias, parfois même en famille. D'autres ont une conception plus libre en la matière. *Les morales sexuelles sont personnelles et indiscutables.*

Mais, que nous le voulions ou non, la sexualité est aujourd'hui dans le domaine public, elle est à la une des journaux ou des émissions de télévision, car c'est l'un des sujets qui fait le plus d'audience ou de recette, au risque de la banalisation. Pour des raisons commerciales, et notamment à travers la publicité, la sexualité apparaît ainsi facile, sans limite mais surtout sans conséquences, à travers l'image d'une existence d'insouciance et de non-responsabilité. Ce décalage avec la réalité nécessite d'être accompagné d'un discours parental explicatif mais non moralisateur.

C'est aux parents de fixer les limites de l'intime, du privé et donc du public. L'intime ne concerne que soi, pas même les proches. Le privé est de l'ordre du couple, de la famille, et des conceptions morales personnelles. Le public est tout ce qui n'est ni intime, ni privé. Un cas de figure se pose avec la programmation de films classés X sur des chaînes de télévision généralistes : cela relève manifestement de l'autorité parentale qui peut estimer que ce film n'est pas du domaine public, qu'il relève de choix privés adultes, et qu'il n'a pas à être regardé par les enfants ou les adolescents.

Il peut également arriver que des scènes d'intimité ou de violence sexuelle se présentent alors qu'elles n'étaient pas prévues. Si l'on estime que l'enfant, que l'adolescent peut les regarder, il est souvent préférable de les accompagner de commentaires d'opinion qui l'aideront à former son jugement. Si l'on estime que cette scène, essentiellement pour la violence, n'est pas de son âge, il est évidemment du droit du parent de changer de programme en expliquant son choix.

La télévision est un moyen d'information, d'éducation, de divertissement, et il est nécessaire que des règles soient énoncées à l'avance pour permettre aux enfants et aux adolescents de la regarder librement. Avec l'avènement de la famille nucléaire, c'est-à-dire réduite aux parents et aux enfants, l'espace privé, conjugal et familial, est aujourd'hui en régression par une inflation du domaine public. Il est cependant fondamental que se forme une conscience du groupe familial et une cohésion autour des valeurs parentales, afin que chaque enfant puisse trouver une identité et développer un sentiment d'appartenance à ce groupe.

Vient alors le domaine de *l'intime* – qui signifie littéralement : ce qui est le plus intérieur – qui doit être respecté par tous, les parents pour l'intime des enfants, les enfants pour l'intime des parents. Il n'est pas rare que les enfants puissent soupçonner, ou involontairement rencontrer, l'intimité des parents. Une réaction chaleureuse et humoristique peut à la fois leur faire comprendre que ça ne les concerne pas, mais aussi que ce n'est pas honteux, bien au contraire, puisque les parents semblent pouvoir en sourire. Il n'est jamais inutile de préciser encore une fois que la sexualité des parents n'a pas à être connue des enfants, notamment par des confidences qui se voudraient initiatrices. Certains même, par excès de libéralisme, ou plutôt d'ignorance, ont imaginé à titre pédagogique de faire l'amour devant leurs enfants. Cet acte incestueux ne peut qu'entraîner de graves conséquences sur l'enfant ou l'adolescent qui se sera identifié à l'un des deux parents et portera par la suite en lui une profonde inhibition de cet acte symbolique.

L'attitude très restrictive de parents gênés dans leur sexualité, qui ne montreront aucun signe extérieur de leur attachement l'un pour l'autre, pourra jouer, à l'inverse, dans le sens d'une inhibition des pulsions en laissant imaginer à leur enfant qu'ils n'ont pas de sexualité. Une position intermédiaire est souvent revendiquée, celle de ne jamais parler de sexualité, mais uniquement de fécondité et, par exemple, de la venue du prochain bébé dans la famille. Deux risques à cela, que l'imagination fertile de l'enfant construise un système pervers pour expliquer cette conception miraculeuse ; ou qu'il conçoive une dimension incestueuse à cette naissance décidée en famille. De la même manière que la sexualité des parents ne concerne pas l'enfant, le désir d'enfant n'appartient qu'aux parents et ne doit pas être débattu en famille. Ce n'est pas le petit garçon qui décidera d'avoir une petite sœur, sinon comment pourrait-il ne pas imaginer que c'est lui qui va le faire, et avec sa maman !

Le domaine intime des adolescents doit enfin être respecté de façon intangible, car il est pour lui, ou pour elle, source d'équilibre et d'identité. S'ils reçoivent du courrier, et quel que soit leur âge, il doit leur être remis comme à toute autre personne, sans en lire ni l'expéditeur, ni le contenu. Nous pouvons nous rappeler la scène dramatique du film d'Henri Verneuil, *Des gens sans importance*, en 1955, dans laquelle Jean Gabin écoutait abasourdi sa fille adolescente lire à haute voix devant la famille, une lettre de sa maîtresse puis lui répondre avec une logique de son âge : « C'est bien toi qui avais commencé, en ouvrant mes lettres et en les lisant. » Le jardin secret de chacun ne menace en rien la communauté, il est au contraire un gage d'équilibre.

IV. – **Maintenir le dialogue**

Le rôle fondamental des parents, tout au cours de l'enfance et de l'adolescence, est un rôle d'accompagnement qui nécessite le maintien constant d'un dialogue, garant du lien éducatif. Nous pouvons schématiser les étapes de ce dialogue selon quatre temps :

1. **La toute petite enfance (moins de 4 ans).** – C'est la saison des gestes et des mimiques. Rappelons-nous qu'*enfant (in-fans)* signifie littéralement : celui qui ne parle pas encore. La communication se fait selon les mêmes principes (chap. II.II) de chaleur et de permissivité à travers la gestuelle qui leur est si naturelle. Le dialogue est alors celui du toucher, celui du

regard. La mère touche le corps de l'enfant pour le faire exister. L'enfant touche son sexe pour le faire exister. C'est le temps de la découverte des sensations corporelles, de la construction du moi et du façonnage de la personnalité (chap. III.I).

2. **L'enfance (de 4 à 8 ans).** – L'enfant parle et se socialise, il prend conscience des différences, il nomme et interroge le monde. Le dialogue se poursuit en donnant réponse à chaque question. C'est le temps de l'identité et des questions sur l'origine. Les adultes, ses parents, doivent pouvoir lui donner des certitudes afin qu'il s'affirme en lui-même : « Oui, je suis l'enfant de mes parents. » C'est aussi le temps des premiers amours qu'il faut respecter, mais aussi encourager ou rassurer s'il le demande. Il faut savoir que la plupart des enfants de moins de 10 ans ont vécu une histoire d'amour ou un attachement affectif, souvent un premier baiser, parfois même quelques jeux sexuels dont les parents n'ont pas connaissance car ils ne l'imaginent pas possible.

3. **La pré-adolescence (9 à 13 ans).** – C'est une période délicate dans laquelle s'amorcent tous les changements qui feront de lui, et d'elle, un adulte. Transformations physique et psychologiques (chap. III.II) qui s'accompagnent parfois d'une grande instabilité, car tous les repères solidement assurés pendant l'enfance sont en train de changer. Le rôle des parents est ici primordial pour éviter une rupture du dialogue qui serait très difficile à reprendre. Il est important que ce pré-adolescent puisse trouver dans le milieu parental les réponses à ses interrogations ou à ses angoisses, afin qu'il ne soit pas contraint à les chercher ailleurs. Chaque enfant a besoin de ses deux parents mais, à ce moment-là tout

particulièrement, pour une question d'identité, la fille a besoin de sa mère et de ses confidences, et le garçon de son père et de ses confidences. Il n'est pas rare de rencontrer des adolescents en difficulté à qui l'on demande s'ils ont seulement passé dans leur vie une journée seul à seul avec leur père, avec leur mère, et qui répondent avec tristesse : « Non, jamais. » Bien qu'ils ne sachent souvent pas le formuler, c'est l'une de leurs attentes les plus profondes. C'est le moment de leur parler à l'avance de tout ce qu'ils vont vivre, sans dévoiler ce qu'ils ont à découvrir, mais en n'éludant aucune de leurs interrogations.

4. **L'adolescence (14 à 18 ans).** – C'est le printemps de la vie. Elle commence avec l'avènement de nouveaux besoins qui entrent souvent en conflit avec la répression parentale ou avec ses interdictions, et se traduisent alors par une révolte contre l'autorité. La critique des principes qui régissent le groupe familial s'exprime souvent par des comportements en excès, des paroles exagérées qui sont en train de trouver leur mesure. L'écoute parentale doit accompagner ce mouvement identitaire avec chaleur et permissivité.

Dans ce même temps, la maturation affective est accompagnée par la montée des pulsions sexuelles. Il n'est pas inutile de rappeler que Kinsey (1948) a très clairement montré que la puissance sexuelle de l'homme était maximale entre 16 et 20 ans, avec des orgasmes répétés et des érections prolongées, à un âge où il ne peut totalement exprimer, socialement ou moralement, sa sexualité. L'adolescent est ainsi souvent contraint à déplacer ses pulsions dans l'agressivité et c'est en premier lieu à ses parents de l'aider à assumer cette difficile transition par un dialogue sans cesse renouvelé et qui ne le renvoie pas à des réponses toutes faites. Le maintien du dialogue de l'enfance à l'âge adulte ne souffre aucun moment de défaillance. C'est à nous, parents, d'être à l'écoute, c'est à nous, parents, d'amener les réponses nécessaires à leur développement, c'est à nous, parents, d'assurer la continuité d'une maturation psycho-sexuelle qui mènera l'enfant et l'adolescent à son identité de sujet adulte.

Chapitre III

LA SEXUALITÉ

L'étude scientifique de la sexualité est extrêmement récente. Elle ne date que de la deuxième moitié du XXe siècle. Auparavant, elle était limitée à la fonction de reproduction indépendamment d'une fonction érotique et de la naturelle dimension hédonique de la sexualité humaine.

Ce troisième chapitre peut être considéré comme la trame d'un apport théorique nécessaire à l'éducation sexuelle. Il peut répondre à de nombreuses questions d'adolescents, ou encore à celles de leurs parents, mais ne sera qu'une orientation de réflexion pour les éducateurs. Ce chapitre est découpé en trois parties : I / Une tentative de description, plus que de définition, de la sexualité humaine (« Qu'est-ce que la sexualité ? ») ; II / « La maturation sexuelle » et l'évolution des comportements ; III / Quelques réponses aux nombreuses questions que pose la sexualité (« La sexualité en questions »).

I. – Qu'est-ce que la sexualité ?

Sur un plan étymologique, la sexualité est ce qui sépare l'espèce en deux catégories d'individus, les mâles et les femelles. Sur un plan relationnel et affectif, la sexualité est ce qui rapproche les individus et qui les unit. Premier paradoxe, mais dans le même temps premier témoin de sa complexité, la sexualité est à la fois ce qui nous sépare et ce qui nous unit. Cette seule définition nous indique très clairement les deux directions qu'il nous faut suivre : *comprendre les différences et comprendre les pulsions*. Toutes deux procèdent à la fois de la nature et de la culture et répondent ainsi à un déterminisme complexe d'interactions constantes entre les nombreux éléments qui constituent ces forces d'attraction et de répulsion : le jeu des émotions, la conscience de notre identité, l'histoire de notre vie, le hasard d'une rencontre, la force d'un interdit, notre programmation génétique, l'humeur du moment, le choc amoureux, l'imprégnation hormonale, le modèle parental, l'époque, la mode...

1. **Nature et culture.** – On oppose souvent ce qui serait de l'ordre de l'inné et de l'acquis, comme si ces deux notions étaient aussi facilement distinctes. Elles sont, chez l'humain, très profondément intriquées et complémentaires car nous sommes tout autant le produit d'un déterminisme biologique que d'un bain culturel. Ainsi la programmation génétique de la sexualité – comme le réflexe d'étreinte dans l'accouplement, les réflexes d'érection et d'éjaculation chez l'homme – nécessitent-ils un apprentissage à l'amour pour s'exprimer librement. Dans des cas de grande inhibition et de mésapprentissage, on connaît – bien que rarement – des hommes ou des femmes qui n'ont aucune réponse sexuelle aux avances de leur partenaire, ce qui nous fait dire qu'au-delà de la seule dimension psychologique *nous vivons biologiquement notre culture*.

Ce premier point est fondamental pour comprendre la sexualité humaine : elle n'est ni biologique, ni psychologique : elle est à la fois bio-physio-psycho-socio-éthoécologique, mais ceci n'est pas qu'un jeu et tous ces éléments doivent en même temps être pris en compte. Il est seulement difficile de faire la part de ce qui peut être attribué à l'inné et de ce qui constitue la culture humaine. Le baiser par exemple, qui nous paraît si naturel « est jugé avec répulsion chez d'autres peuples qui pratiquent couramment la morsure amoureuse que nous considérons comme sadique » (Bastin, 1970). Le baiser et la morsure amoureuse, qui font ainsi partie du patrimoine de l'humanité, ne sont que l'appropriation culturelle du réflexe biologique de fouissement puis de tétée (Cyrulnik, 1989). Ce qui, de la sexualité humaine nous semble pouvoir relever d'une programmation innée, se limite à l'expression des émotions, des réflexes d'excitation (lubrification vaginale et pénienne), du réflexe d'érection, et de certains comportements pulsionnels rythmiques du coït chez des partenaires très libérés des contraintes sociales.

Une courte *histoire naturelle de la sexualité* s'impose maintenant, et devrait être l'introduction à toute éducation sexuelle afin de relativiser les déterminants de notre sexualité : la sexualité n'est ni une obligation ni une nécessité du monde vivant et l'homme n'est pas le centre de l'univers.

Depuis le début de la vie sur terre toutes les espèces animales et végétales sont soumises à un impératif unique : survivre, et donc procréer. Elles y sont parvenues par deux moyens très différents :

A) *Par la reproduction d'individus identiques* à chaque génération : c'est la reproduction asexuée, celle des êtres unicellulaires par exemple, qui se reproduisent en se dédoublant.

B) *Par la création de nouveaux individus* à chaque génération : c'est la reproduction sexuée qui enrichit le patrimoine génétique et permet l'évolution : « Un plus un donne un autre » (Langaney, 1979). Ce mode compliqué de reproduction s'appelle *sexué* (de *secare*, couper, partager), car il partage l'espèce en deux catégories d'individus, les mâles et les femelles, et nécessite leur rapprochement pour que les gamètes se fécondent et donnent un œuf.

Tout comme pour l'homme, des choix d'identités et des choix sexuels à type d'empreintes sont réalisés dans la toute petite enfance animale, choix qui déterminent par la suite l'individu à s'intéresser aux femelles pour un mâle et aux mâles pour les femelles. Puis l'apprentissage sexuel et social modèle les attitudes du jeune néophyte qui prend place dans la hiérarchie de son groupe et observe les comportements adultes de séduction, de parade, de rapprochement et d'accouplement avant de les reproduire. En cela il est évident qu'il existe toujours *une éducation sexuelle animale*, et l'on a pu montrer, chez les primates, le rôle primordial de la mère et des jeunes compagnons de jeux dans cet apprentissage.

Bien qu'il existe aussi des déterminismes génétiques de ces comportements, l'apprentissage social – chez tous les mammifères – permet leur réalisation appropriée. Les expériences d'isolement des jeunes à la naissance montrent très clairement la difficulté d'exécuter un comportement comme celui du coït, que beaucoup voudraient considérer comme le plus naturel de tous. On a ainsi comparé le comportement des macaques Rhésus nés en captivité et élevés en l'absence de leur mère et des compagnons de leur âge, avec celui de leurs congénères élevés dans le groupe social. Ces jeunes singes isolés des congénères présentaient tous les comportements caractéristiques de leur espèce – c'est la génétique – mais ne savaient pas les mettre en jeu de façon adaptée. Autant pour les mâles que pour les femelles, les accouplements étaient brefs, malhabiles, incertains et dans des positions anormales, enfin nettement moins longs et fréquents que leurs congénères socialisés (Chance, 1974).

Cette nécessité d'un apprentissage familial et social pour pouvoir réaliser les comportements sexuels caractéristiques de l'espèce est une évidence de l'observation animale, mais également de l'espèce humaine. En l'absence de modèle de la sexualité, c'est-à-dire d'éducation sexuelle pour les humains, il n'est pas rare d'observer des « mariages non consommés », c'est-à-dire un jeune couple sans expérience qui tente chaque jour d'avoir des relations sexuelles sans y parvenir. La nature ne serait jamais rien sans la culture, que ce soit chez l'homme ou chez ses proches cousins animaux.

2. **Le corps.** – L'apprentissage culturel de la sexualité est avant tout un apprentissage sensoriel et corporel qui débute à la naissance et participe de tous les organes des sens, des habitudes familiales et de la sensibilité maternelle. Le tout nouveau-né vient au monde alors que son système sensoriel est en quelque sorte vierge. Ses neurones sont bien connectés à la périphérie mais aucunement programmés. Si par exemple le cerveau visuel ne reçoit aucun message de l'extérieur (par cataracte congénitale par exemple), l'enfant sera aveugle pour la vie. Il en est de même pour la sensibilité tactile et la formation du schéma corporel qui se réalisent au fil des jours à travers le toucher de ce corps nouveau-né par la mère : c'est *la naissance sensorielle du corps*.

Dès la naissance, les mains de la mère parcourent le corps du bébé et lui procurent ses premières sensations. Chaque cellule du cerveau sensoriel reçoit un message : le bras commence ici et s'arrête là, ici c'est le ventre, c'est la jambe... Le corps s'éveille à la vie. Peut-être n'y a-t-il pas meilleure définition de la vie que cet échange permanent de messages sensoriels entre l'intérieur et l'extérieur, visuel, auditif, tactile, gustatif, olfactif. C'est de l'ensemble de ces messages que la vie et la sexualité vont maintenant se nourrir.

L'épanouissement corporel est ainsi un préalable indispensable au vécu de la sexualité. Et, dès les premiers jours, les mères touchent différemment les garçons et les filles. Elles touchent beaucoup plus et latéralement la poitrine, le ventre, le dos et les fesses des bébés filles que des bébés garçons qu'elles regardent de face. Ainsi, dès les premières expériences, « les bébés percevront un monde maternel très différent selon leur sexe : les petits garçons percevront de face l'odeur de leur mère, ses couleurs, ses mouvements et ses vocalisations. Alors qu'une petite fille percevra sa mère, ses mouvements, sa chaleur, ses sonorités, venant latéralement et touchant beaucoup son corps en tous endroits, y compris la poitrine, le basventre, le dos et les fesses » (Cyrulnik, 1989).

Cette notion d'empreinte précoce et de toucher différent par la mère est fondamentale, car à l'aube de la vie s'organise déjà un corps sexué qui exprime des préférences et se construit autour des sensations particulières qui sont les siennes. L'érotisation du corps de ce nouveau-né par la mère est une réalité qui procède de sa propre conscience corporelle, de sa liberté sensorielle et sensuelle, de sa conception physique et affective des relations intimes. Notre toucher nous ressemble et le tout nouveau-né est à l'image de la sensibilité de sa mère.

A l'instar du sens tactile que nous venons de développer, les autres modalités sensorielles connaissent la même initiation et participent pleinement à la vie sexuelle : les amoureux se parent de leurs plus beaux atours, chacun est sensible à une silhouette esthétique selon ses goûts ; son parfum ou l'odeur de sa peau pourra alors éveiller le désir ; sa main posée sur sa main ; ou encore un mot doux lâché au creux de l'oreille... La littérature offre à ce titre de nombreux exemples de la sensorialité qui accompagne la séduction. A la lecture attentive de cinq romans contemporains, des auteurs français ont ainsi hiérarchisé par ordre de fréquence les différentes modalités sensorielles utilisées par les personnages, hommes ou femmes, lors de la naissance d'un émoi érotique : la vue (60 fois), le tact (20 fois), l'odorat (15 fois), le goût (5 fois), l'ouïe (3 fois) (Bareil-Guérin *et al.,* 1992). Si le regard est l'élément directeur de la communication humaine, et le tact celui de l'intimité, les autres modes sensoriels ont tout autant leur importance.

Des initiatives comme le Projet d'action éducative sur le corps qui s'est mis en place dans certains collèges au cours des classes de 5e, 4e et 3e, ont ainsi permis à travers la prise de conscience du corps (en Éducation physique et sportive, en Expression corporelle, théâtre, lettres, arts...), et par une réflexion sur l'interaction du psychique et du corporel, de lever de nombreux blocages et d'améliorer la relation des adolescents entre eux (Molia, *op. cit.*). Enfin, un travail en cours sur la perception par les parents, du vécu de leur petit enfant, devrait permettre de parler du corps à l'école dès la maternelle en suscitant la prise de conscience par les parents de ce vécu très précoce : « Pensez-vous que pour le développement de l'enfant, il est important, dès la naissance, de le toucher, de le caresser, de le masser..., de le regarder, de lui sourire, de lui parler ? Pensez-vous que le bébé puisse y prendre du plaisir ? Pensez-vous que les contacts physiques permettent au bébé de faire des découvertes sur son corps ? » (Hininger, 1995).

3. **Le sexe.** – Si la mère touche largement le corps de son bébé, elle n'en touche pas le sexe, ou du moins elle ne touche pas le sexe de la même façon.

Ce sera à distance, avec un coton pour en faire la toilette, toujours dans le seul but de l'hygiène, enfin parfois avec de la gêne, de l'indifférence, quelquefois de façon plus libre. Car même lorsqu'il s'agit d'un enfant, aucun adulte ne touche le sexe avec neutralité, ses gestes traduisent l'entière dimension de sa personne, les traits de son caractère et son vécu le plus intime. Et puis le sexe n'est pas fait pour être touché autrement que lors de la toilette et quand le bébé est encore petit. Cette région lui appartient et il faut très précocement lui apprendre, comme le reste du corps, à en prendre soin intimement.

La naissance sensorielle du sexe suit la même logique que celle du corps. Le toucher procure des sensations qui enrichissent le schéma corporel et font vivre cette région dès les premiers jours de la vie. Nous pouvons rappeler l'observation d'Alfred Kinsey (chap. II.II) des comportements sexuels exploratoires dès les premiers mois et l'orgasme le plus précoce à seulement 5 mois. Le bébé touche, explore, une région qu'il ne connaît pas, afin qu'elle existe. Des attitudes répressives plus anciennes interdisaient cette pulsion naturelle en disant par exemple : « Touche pas, c'est sale ! » L'enfant comprenait alors la valeur de cet interdit et ne renouvelait pas son acte, laissant à l'oubli et à l'abandon cette région corporelle chargée de peur et d'interdits mais fondamentale pour son équilibre émotionnel. Quelque quinze à vingt ans plus tard, il ou elle connaissait alors une profonde inhibition dans sa sexualité pouvant aller jusqu'au refus de tout contact intime. Car comment concevoir qu'un autre que soi touche ou pénètre ce lieu qui n'a jamais été touché, pas même par soi, et qui d'une certaine façon n'existe pas ?

Le sexe existe parce qu'il est touché et manipulé (c'est-à-dire : par la main) dès la petite enfance, parce qu'il procure des sensations différentes du reste du corps et que l'on nomme *plaisir*, parce qu'il procure du calme et de la détente. Et cette longue chaîne qui mène de la mère, aux expériences infantiles de l'auto-érotisme et au premier partenaire, constitue la maturation normale de cette région sexuelle porteuse de deux fonctions fondamentales : la fonction érotique et la fonction reproductrice.

Le travail mentionné ci-dessus (chap. III.I.2) sur la perception du vécu du petit enfant par ses parents pose ainsi des questions encore inhabituelles mais très justes : « Quand vous avez découvert que votre petit garçon, ou votre petite fille (aux environs de 3 ans) touchait et jouait avec son pénis, ou avec sa vulve, avez-vous laissé faire ? avez-vous détourné son attention sur autre chose ? avez-vous donné une tape sur la main ? avez-vous profité de cette expérience pour expliquer ce qu'était cette partie du corps ? ou peut-être encore n'avez-vous jamais observé cela chez votre enfant ? » (Hiniger, *op. cit.*). De telles interrogations provoquent encore bien des résistances, notamment en milieu scolaire, ce qui nous incite à penser que le sexe n'est pas encore « naturel » à l'espèce humaine.

4. **L'homme.** – Le sexe de l'homme est constitué du pénis et des deux testicules en ce qui concerne la partie visible de son anatomie. Plus profondément s'étend un ensemble complexe d'appareils très intriqués – appareil urinaire, génital, sexuel – car certaines de leurs parties sont communes à leurs trois fonctions : la fonction urinaire ; la fonction reproductrice ; la fonction érotique. Il est rare que soit discuté l'ensemble de ces trois fonctions car on se limite souvent, sous le nom de génital ou de sexuel, à décrire la fonction de reproduction, alors que par exemple la prostate et l'urètre, voies de passage urinaire, sont aussi celles du sperme et le lieu de la jouissance orgasmique de l'homme.

L'appareil urinaire qui s'étage des reins vers la vessie libère l'urine qui emprunte l'urètre, ce canal commun aux trois fonctions, pour s'écouler par le pénis au repos. Car, à l'exception d'une urine matinale quand la verge est en érection, les fonctions sont séparées dans le temps et le besoin d'uriner ne se produit jamais au cours de l'érection.

L'appareil génital et l'appareil sexuel sont pour partie communs avec cependant des organes spécifiques. Ils s'étendent des testicules, qui élaborent des hormones sexuelles et les spermatozoïdes – constituant une part du sperme (20 %) –, au canal déférent – qui conduit aux vésicules séminales, sécrétant une autre part du sperme (60 %) – puis à la prostate qui, elle aussi, sécrète du sperme (20 %) et expulse fortement son liquide par l'urètre à travers le pénis. L'ensemble de ce système est commun aux fonctions érotique et reproductrice, à l'exception des testicules qui sont essentiellement reproducteurs et du pénis qui est spécialement équipé pour remplir sa fonction sexuelle et érotique. Nous avons délibérément omis la représentation de l'appareil génital interne qui est figuré dans tous les dictionnaires et tous les ouvrages d'éducation sexuelle, pour privilégier la figuration dynamique du pénis en érection (fig. 1) qui est en général absente. Sous l'effet d'une excitation érotique qui peut avoir été suscitée par n'importe lequel des cinq sens – visuel, auditif, tactile, olfactif ou gustatif – ou encore par le fantasme et la fonction d'imagination, le pénis se gonfle, s'allonge et se durcit par un mécanisme qui s'appelle *l'érection*. C'est un mécanisme complexe et propre à l'homme, qui gorge de sang les corps caverneux et le corps spongieux, sortes de réservoirs internes du pénis qui assurent son volume et sa rigidité. Ce phénomène très particulier qui étonne puis amuse le jeune garçon, mais peut aussi gêner ou inquiéter les filles jeunes qui n'en sont pas familières, doit être bien compris pour ne pas susciter d'angoisse ni de craintes.

Le pénis au repos (fig. 1) est de petite taille, 7 à 10 cm de longueur chez les adolescents, suivant l'âge ou les individus, il est alors mou et rétracté sur lui-même. L'érection est progressive, elle augmente la taille, le diamètre et la rigidité du pénis qui mesure alors de 12 à 17 cm : il s'est allongé d'un peu plus de la moitié de sa taille et s'est redressé au-dessus de l'horizontale. Ces modifications de la forme et de la taille du pénis ne doivent pas inquiéter les filles jeunes qui anticipent la sexualité, car leur vagin est spécialement adapté à ce pénis en érection, capable de se mouler autour de lui et, comme le pénis, de s'allonger de plus de la moitié de sa taille. Cette érection masculine doit être bien comprise dans son mécanisme mais également dans sa signification. Elle signe en général le désir physique mais se produit également de façon réflexe et involontaire, notamment la nuit au cours du sommeil paradoxal. Elle n'a alors aucune valeur sexuelle directe et n'est en aucune

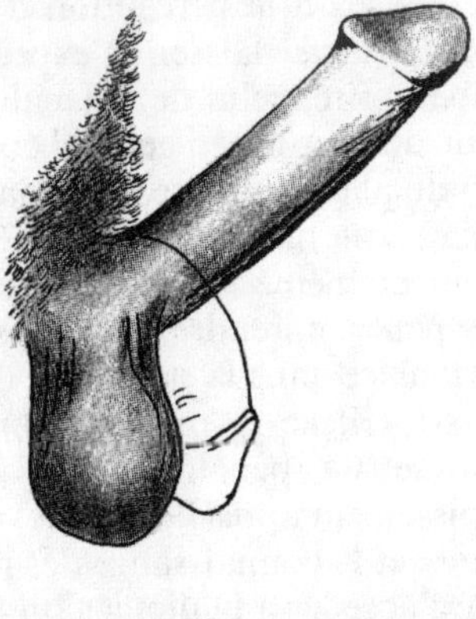

Fig. 1. – Pénis au repos et en érection (dessin P.B.).

façon un signal impératif de relation sexuelle. Qu'elle soit provoquée ou non par un objet de désir, l'érection est toujours un réflexe qui se met parfois en jeu de façon inattendue, car c'est une caractéristique du mâle de l'espèce humaine de vivre une permanence du désir, c'est-à-dire de ne connaître aucune pause saisonnière du désir ni selon l'âge. La relation affective, le jeu érotique et la bonne connaissance de ses pulsions doivent alors permettre à l'homme d'accorder ce désir permanent avec celui de sa partenaire. Si ce désir est commun, si le corps et le sexe de l'un et de l'autre sont prêts à cela par de longs préliminaires, et si tous deux désirent que cette intimité se poursuive par un rapport complet, le pénis en érection pénètre alors lentement dans le vagin, glisse facilement et agréablement le long de sa paroi grâce aux lubrifications vaginales, mais aussi grâce à la lubrification du pénis qui se fait naturellement au cours de l'excitation. Le calme, la tranquillité et la synchronisation du désir de l'un et de l'autre imprimeront alors un rythme particulier aux mouvements coïtaux générateurs de plaisir et de sensualité. Enfin, au paroxysme de l'excitation et, encore une fois selon la perception d'un désir commun, l'homme pourra laisser s'exprimer un deuxième réflexe, libératoire, celui de l'éjaculation, de l'expulsion rythmique du sperme, en général contemporain d'une sensation de plaisir intense que l'on nomme *orgasme*. Cet orgasme est naturellement suivi d'une phase de relâchement et même souvent d'assoupissement que l'homme peut apprendre à dépasser pour accompagner sa partenaire dans la poursuite d'un érotisme à deux. La part réflexe et prédéterminée de la sexualité (désir rapide de pénétration, éjaculation intempestive, assoupissement après l'orgasme) peut être dépassée par la détente et la connaissance des réactions de la partenaire afin d'accéder à la dimension humaine de la relation érotique.

5. **La femme.** – Contrairement à l'homme, le sexe de la femme ne montre pas grand-chose et il faut, même pour la fille jeune et pour son propre sexe, avoir une vocation d'explorateur pour en découvrir l'anatomie. Dé-couvrir est effectivement le bon terme, car il faut d'abord écarter les grandes lèvres, puis les petites, pour observer l'ensemble de la fente vulvaire (fig. 2) : en avant le clitoris, puis le méat urinaire, l'orifice vaginal et tout en arrière l'anus. Chez la femme, les différentes fonctions du sexe sont séparées : la fonction érotique avec le clitoris ; la fonction urinaire et son méat ; la fonction sexuelle (érotique et de reproduction) avec l'orifice vaginal.

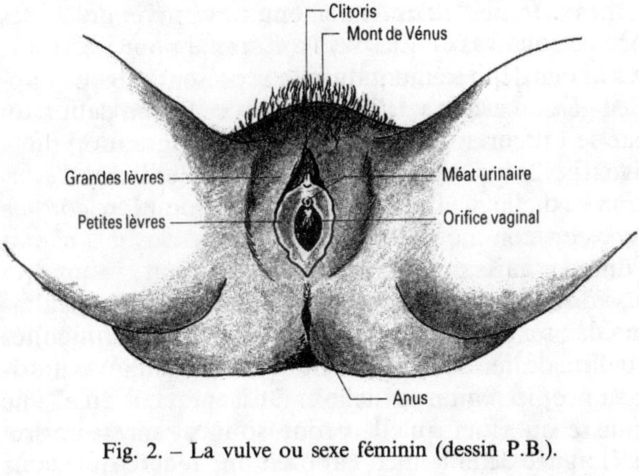

Fig. 2. – La vulve ou sexe féminin (dessin P.B.).

L'appareil uninaire n'emprunte ici aucune voie commune avec la sexualité, l'urine s'écoule de l'urètre par le méat urinaire.

L'appareil génital est constitué de l'arbre ovaro-utérin qui s'abouche au vagin, organe commun avec l'appareil sexuel. Les deux ovaires sont un réservoir de vie, ils contiennent depuis la naissance un stock de quatre cents ovules qui seront libérés à raison d'un chaque mois de la puberté jusqu'à la ménopause. Ils sécrètent en outre des hormones sexuelles, œstrogènes et progestérone, nécessaires à l'équilibre féminin. L'ovule libéré chaque mois suit le canal de la trompe de Fallope qui conduit à l'utérus. Lorsqu'il y a fécondation, c'est au tiers supérieur de cette trompe qu'elle a lieu. Les spermatozoïdes expulsés du pénis ont pénétré dans l'utérus et rejoint l'ovule au niveau de la trompe. L'œuf fécondé descendra ensuite dans la cavité utérine pour faire son nid et s'y développer jusqu'à l'accouchement, lorsque l'embryon sera, neuf mois plus tard, devenu un bébé.

L'appareil sexuel est constitué de l'ensemble des organes externes, mais également du vagin et des zones érogènes secondaires, les seins. Comme pour l'homme, nous avons délibérément omis la représentation de l'appareil génital interne de la femme que chacun peut aisément se procurer, afin de privilégier la figuration de la vulve (fig. 2) qui est en général absente des livres d'éducation sexuelle. Cette anatomie cachée doit être connue du garçon comme de la fille qui, trop souvent, n'en a qu'une connaissance et une représentation très imprécise, voire fausse. Nous avons l'habitude, en consultation de sexologie, c'est-à-dire pour des difficultés sexuelles, de demander à la femme en difficulté de dessiner sa propre région sexuelle et il est fréquent qu'elle ne le puisse ou alors qu'elle produise une représentation très éloignée de la réalité, car c'est une région qu'elle ne connaît pas, qu'elle n'a souvent jamais touchée et jamais regardée. Un travail sur le vécu corporel et des exercices de découverte de son propre sexe permettent souvent de lever très simplement sa difficulté sexuelle. C'est à cela que servent les jeux exploratoires très naturels de l'enfant, puis l'apprentissage de la masturbation et les jeux érotiques des préliminaires à l'amour.

En avant de cette région sexuelle s'élève, comme dans un paysage, le mont de Vénus, promontoire au nom prédestiné, car il est recouvert d'une abondante pilosité et contient dans ses téguments de nombreux récepteurs du toucher qui en font une zone érogène très sensible.

Placé en haut de la fente vulvaire, le clitoris est l'organe érogène par excellence, la partie la plus sensible, mais pas la seule, du corps de la femme. Comme le pénis, dont il est un homologue au point de vue embryologique, le clitoris contient deux corps caverneux, et il est surmonté d'un gland, recouvert d'un capuchon. Au cours de l'excitation sexuelle, il connaît une érection qui, lorsque l'excitation est à son paroxysme, peut aboutir à *l'orgasme*, contractions spasmodiques involontaires du vagin et des régions qui lui sont proches, contemporaines d'une sensation de plaisir intense qui peut se renouveler à plusieurs reprises si l'excitation et la stimulation se poursuivent. Car, si l'on a parlé de désir permanent chez l'homme (au chapitre précédent), on peut préciser ici que le désir de la femme est plus sélectif mais qu'elle possède une capacité à la répétition de l'orgasme dont elle n'est pas toujours consciente ni son partenaire. L'épanouissement sexuel nécessite ainsi une réelle connaissance de la sexualité mais aussi une grande capacité d'écoute de l'autre.

Plus en arrière, l'orifice vaginal est en partie fermé par la membrane de l'hymen chez la fille jeune qui n'a pas eu de rapport sexuel. La morphologie de cette membrane est très variable et il ne faut avoir aucune inquiétude, sinon d'ordre culturel (chap. III.II.5), si elle est déchirée alors que vous n'avez jamais eu de rapport. Le vagin est un organe musculaire creux, souple et élastique, long de 8 à 10 cm et qui, comme le pénis, s'allonge au cours du rapport en se moulant très intimement autour du pénis. Sa souplesse, son élasticité et sa constitution musculaire en font un organe solide qui ne risque aucune effraction lors des mouvements du coït. Sa surface est tapissée d'une muqueuse particulièrement sensible dans sa partie antérieure que l'on appelle *le point G* qui, comme le clitoris, déclenche l'orgasme lorsque l'excitation est à son paroxysme.

Il est enfin important de savoir, bien qu'il y ait des modes d'excitation différents chez chaque femme, que l'orgasme est physiologiquement le même, s'il est obtenu par masturbation ou par pénétration, et qu'il n'existe pas deux catégories de femmes, comme Freud avait pu le penser, les clitoridiennes et les vaginales, les normales et les anormales ou les infantiles et les mâtures, mais vraisemblablement plusieurs niveaux de la détente sexuelle et un épanouissement personnel qui se réalise de façon différente suivant les femmes, leur expérience et leur histoire personnelle.

6. **La différence des sexes.** – Si profonde peut être notre connaissance du physique de l'amour, elle ne recouvre que très peu la réalité de la psychologie des différences. Dès la naissance, la mère touche différemment le bébé garçon et le bébé fille. Dès la naissance s'organise dans notre esprit, biologiquement et culturellement, une façon autre de penser le monde. C'est cette profonde altérité, à jamais inappréciable, qui constitue le véritable enjeu de la rencontre d'un homme et d'une femme, à la fois objet d'intérêt et d'attraction, à la fois obstacle entre eux lorsqu'il y a de l'incompréhension.

Les gènes organisent la différence morphologique qui sépare le monde sexué en hommes et en femmes et fonde notre identité dès la toute petite enfance. La société prend le relais avec les fables et les histoires de grands-mères que tout le monde connaît et qui ont façonné notre mode de pensée. Dans le monde occidental le garçon est un guerrier fort et courageux à l'instar des héros de légende, des stars du cinéma ou des personnages de BD. Il contrôle ses émotions, n'avoue jamais ses sentiments, montre sa force physique, séduit la femme qu'il convoite et se l'approprie. Les filles ont pour elles des modèles de contes de fées, princesses désirables et convoitées, abîmées dans l'attente du prince charmant, Pénélope, « Anne, ma sœur Anne... » ou La Belle au bois dormant. On leur attribue des vertus maladives, la patience dans l'attente, la soumission ou la passivité. Des modèles plus récents émergent du postféminisme avec une femme séductrice et libérée, active et extravertie, c'est-à-dire des valeurs traditionnellement masculines, en quelque sorte.

Le difficile apprentissage de la différence des modes de penser nous incite à en faire l'un des fondements d'une éducation sexuelle et dès le plus jeune âge, apprentissage de l'écoute des valeurs qui ne sont pas les nôtres, apprentissage de la tolérance, des jugements et des comportements différents, apprentissage de la valorisation de l'autre et de l'autre sexe. L'écoute de la différence est le fondement de l'équilibre personnel et de la vie à deux. En découvrant l'autre, on se découvre soi-même.

II. – La maturation sexuelle

La sexualité n'est qu'une potentialité à la naissance. Elle se manifeste dès le plus jeune âge par des jeux exploratoires nourris d'une imprégnation hormonale, des premières expériences personnelles et de l'imaginaire érotique qui commence à s'organiser. L'adolescence (littéralement : période de croissance) et la puberté (l'âge des transformations) constituent bien la phase principale de la maturation sexuelle.

1. **Biophysiologie.** – L'adolescence est marquée par de grands bouleversements biologiques, morphologiques, mais également psychologiques. Les premiers signes visibles sont certainement des modifications du comportement, traduisant l'imprégnation hormonale, l'accélération de la croissance et l'évolution de la personnalité, mais ils passent souvent inaperçus. C'est alors la pilosité qui signe l'entrée dans la puberté (de *pubès* : les poils), vers 11 ans chez les filles et 12 ans chez les garçons. Cette pilosité est tout d'abord faite de quelques poils clairs, longs, clairsemés et peu frisés le long des grandes lèvres chez la fille, au-dessus de la base du pénis chez le garçon. Puis les mamelons s'élargissent chez le garçon comme chez la fille et les seins féminins commencent à se développer. La forme générale du corps adulte s'organise : élargissement des hanches chez la fille, transformation de la voix, modelage et pilosité du visage chez le garçon. Les organes génitaux encore infantiles se transforment pour prendre la morphologie qu'ils auront chez l'adulte : épaississement et allongement du vagin chez la fille, épaississement du scrotum et allongement du pénis chez le garçon. La puberté est enfin le temps de l'apparition des sécrétions, tant chez le garçon que chez la fille. Bien que l'orgasme existe auparavant, il est maintenant accompagné d'une éjaculation chez le garçon, et précédé d'une transudation de la muqueuse vaginale, sécrétion contemporaine du désir, chez la fille. Ces sécrétions, masculines et féminines, témoignent de l'importante imprégnation hormonale que vivent les adolescents au début de la puberté.

Lorsque la maturité est atteinte (en moyenne autour de 14 ans pour les filles, 15 pour les garçons), la morphologie de l'adolescent a changé et sa pilosité, qui s'étend maintenant aux aisselles, forme un triangle pubien chez la femme et un losange chez l'homme. Sur un plan fonctionnel le jeune garçon et la jeune fille sont confrontés à des phénomènes dynamiques auxquels ils doivent être préparés – l'érection et l'éjaculation pour les garçons, les règles et les pertes vaginales pour les filles – qui reflètent le nouveau climat hormonal avec lequel ils vont vivre. Chez l'homme, il existe une hormone sexuelle dominante, la testostérone, fabriquée par les testicules, qui assure l'ensemble des transformations corporelles de la puberté, mais aussi la fabrication permanente des spermatozoïdes au cours de la vie. C'est également l'hormone du désir, c'est-à-dire qu'il est nécessaire qu'elle soit présente pour qu'un homme éprouve du désir. Mais il est important de savoir que l'homme, comme la femme, sécrète un peu d'hormones de l'autre sexe.

Le jeune garçon est en général habitué aux érections qu'il connaît depuis l'enfance au décours du sommeil. Chaque nuit, et toute sa vie durant, l'homme présente une érection physiologique normale au moment du sommeil paradoxal. Il peut parfois se réveiller avec cette érection mécanique, qui n'est pas ici un signe de désir et ne constitue pas une nécessité d'accouplement. Ce phénomène dynamique s'accompagne maintenant spontanément au cours de la nuit – ce que l'on a nommé de façon peu élégante les « pollutions nocturnes » – ou par stimulation, d'une éjaculation contemporaine d'une intense sensation de plaisir. Tout ceci est profondément normal et sera évoqué en parlant de la masturbation (cf. *infra*).

La femme, quant à elle, présente une alternance mensuelle d'hormones féminisantes, les œstrogènes et la progestérone, cette dernière n'étant sécrétée que dans la deuxième moitié du cycle. Les œstrogènes servent au maintien de l'élasticité vaginale et de l'ensemble de la morphologie féminine tandis que la progestérone (littéralement : préparant à la gestation) stimule le développement de l'utérus pour préparer la fécondation. L'ensemble de ce cycle est destiné à la reproduction qui ne se produit cependant pas naturellement chaque mois et qui est aujourd'hui contrôlée par la contraception (chap. III.III.5) pour un meilleur épanouissement du couple à la fois dans son désir amoureux et dans son désir d'enfant. Le phénomène des règles qui survient dans les quatre à sept premiers jours du cycle correspond à l'expulsion du revêtement de la paroi interne de l'utérus afin de la préparer à une nouvelle ovulation. La première menstruation survient en moyenne à l'âge de 13 ans (certaines plus précoces dès 10 ans, d'autres plus tardives à 15 ans), mais il est important que la jeune fille soit préparée par sa mère à cet événement. La façon dont elle sera entourée à cette occasion conditionnera grandement son vécu génital. Cela peut être par exemple l'occasion d'une réjouissance familiale en quelque sorte initiatrice : « Tu es devenue une femme, ma fille. »

2. **Psychologie.** – Sous la pression de cette vie nouvelle qui coule dans leurs veines et sous l'accélération de la croissance et des transformations qui s'opèrent dans leur corps, l'adolescence, préoccupée par l'angoisse du temps qui passe, pourrait ainsi être qualifiée d'« urgence de vivre » (Bonierbale, 1994). Les choix essentiels sont en train de se faire dans un monde qui change de repères. Le corps en mutation est animé de pulsions inconnues qui en rencontrent d'autres et nécessitent un renforcement de l'identité et la réaffirmation des choix sexuels de la petite enfance : « Oui, je suis vraiment un garçon, une fille... et je choisis pour objet d'amour les filles, les garçons. » Apparaît alors la pudeur, le besoin d'être aimé, et surtout un profond désir d'identité qui pourra confiner à l'opposition, à la révolte voire à la « révolution ». C'est la version

humaine des luttes de dominance, qui doivent être dépassées par une attitude permissive, c'est-à-dire par une attitude d'acceptation : « Je te permets d'exister avec tes valeurs et je considère ton identité. » Une telle attitude rassurante évite les réactions de transgression, voire de délinquance.

Sur le plan de l'affectivité et de la sexualité, le discours des parents et le vécu personnel depuis l'enfance forment des représentations dont il est ensuite bien difficile de se défaire. Il est manifeste qu'une image parentale déchirée et des jugements tels : « Je n'aime pas ça, c'est sale... », peuvent difficilement être effacés. Et il est une évidence que l'on parle plus en famille de nourriture que de sexualité. Prenons alors l'exemple d'un gâteau au chocolat dont nous avons tous une représentation mentale très positive, agrémentée de souvenirs gustatifs et de renforcements de toute la famille : « Que c'est bon... j'en ai mangé un merveilleux... quel goût subtil... » Imaginons la même initiation dès l'enfance, à la sexualité, par quelques phrases, toujours positives, qui construisent ainsi nos représentations : « Oui, ton zizi, c'est normal... si tu en as envie, c'est bien... (plus tard) tu sais, l'amour, c'est beau, c'est agréable... ça donne beaucoup de plaisir et ça rapproche les êtres qui s'aiment... » L'adolescence peut être ce temps de renforcement des images de l'amour.

3. **La séduction.** – Qu'elles soient biologiques ou psychologiques, il est évident que des forces intérieures poussent les adolescents l'un vers l'autre d'une façon tout d'abord maladroite et empreinte de gêne, puis délibérée, et enfin libérée des préjugés. C'est l'époque de la pudeur, de la séduction, des rendez-vous et de la rencontre amoureuse, à une époque qui se vit au rythme de chacun, par étapes graduellement croissantes dans la maîtrise et le contrôle des émo-

tions : le baiser (86 % des garçons, 91 % des filles), les caresses corporelles, le frottage, le baiser corporel, les caresses sexuelles, les contacts sexuels, le coït (57,1 % des garçons, 36,5 % des filles) ou encore les relations oro-génitales (40,5 % des garçons, 27,4 % des filles) (selon l'enquête de Picod *et al.*, 1990, sur 350 étudiants âgés de 15 à 20 ans).

On peut noter la toujours plus grande importance que les filles accordent au baiser et les garçons au coït, ce qui nécessitera une réelle évolution de la part des deux partenaires pour accorder leurs désirs.

Cette progression amoureuse est pour certains très rapide et dominée par l'activité exploratoire, pour d'autres elle est entrecoupée de longs temps de pause au rythme des rencontres, pour d'autres encore elle se construit dans la stabilité d'une relation amoureuse. Il n'y a aucune règle en cela et aucune évolution n'est meilleure qu'une autre. Il faut enfin prendre conscience que ce parcours est très personnel et que les éléments que nous présentons ici n'ont aucune valeur de norme. Ils ne font que constater une évolution moyenne, par exemple l'âge auquel 50 % des jeunes d'une tranche d'âge donné ont échangé leur premier baiser (14 ans), leurs premières caresses (15 ans), leur première relation sexuelle (17 ans et 3 mois pour les garçons, 17 ans et 6 mois pour les filles).

4. **La masturbation.** – « Va-t-on compromettre le progrès, laissera-t-on se rouiller les machines par des éjaculations ? » (Aron et Kempf, 1873), pouvait-on entendre au siècle dernier. Ou encore : « La masturbation mine le corps social... elle relâche ou détruit le lien conjugal, elle attaque par conséquent la famille, base essentielle de toute société » (Lallemand, 1838).

La tempête répressive du XIXe siècle est aujourd'hui difficile à imaginer mais il persiste toujours un vent de méfiance, de suspicion, et donc de culpabilité à l'égard de la masturbation qu'on accusait de tous les maux pour tenter d'en empêcher la pratique. On prétendait ainsi qu'elle était cause de fatigue, de troubles de la vue, de l'audition, de la mémoire, de tremblements, de paralysies, d'épilepsie et d'impuissance, et qu'elle menait inéluctablement à la mort (Brenot, 1993). Comment comprendre un tel déchaînement sinon pour soumettre les adolescents à la loi des générations qui les dominent. L'expression autonome du désir et l'accès libre au plaisir ont toujours été vécus comme une subversion à l'ordre social.

Aujourd'hui où nous en savons l'importance maturative et l'incidence normale, la masturbation est encore l'objet d'opinions extrêmement différentes qui témoignent de positions idéologiques. D'un côté nous trouvons une image positive qui correspond à notre connaissance actuelle : « Ainsi, la masturbation permet, au garçon et à la fille, un certain apprentissage de la sexualité qui pourra servir à exprimer leur sentiment amoureux, leur amitié, leur tendresse... à l'égard de leur partenaire par ce langage corporel (...). La découverte de la masturbation peut être révélatrice de la poésie de l'amour et de sa nécessité dans notre équilibre » (Tremblay, 1992) ; mais il est très surprenant de rencontrer encore de telles affirmations, concernant les garçons : « On peut lui présenter la masturbation comme un gaspillage d'énergie, un gaspillage de sa semence qui traduit un repliement sur soi... » (Joyeux, 1993) ; ou concernant les filles : « Mais en général, la masturbation féminine augmente l'angoisse et déstabilise... elle renferme sur soi-même, peut entraîner un dégoût de soi lorsqu'il y a culpabilisation » (Joyeux, *op. cit.*).

Nous savons aujourd'hui que la masturbation est une étape maturative normale de la sexualité, qu'elle permet à l'adolescent et à l'adolescente de connaître leurs réactions sexuelles, de les développer, de les apprivoiser, qu'elle peut se pratiquer seul ou en couple, qu'elle est l'une des variantes de l'amour et un complément du coït, enfin qu'elle peut naturellement se poursuivre tout au cours de la vie. Elle est une expression particulière de la vie sexuelle à l'adolescence où les pulsions sexuelles sont intenses – l'imprégnation hormonale est plus forte que chez l'adulte – et où dans le même temps on n'a pas encore, ou pas toujours, de partenaire. Il ne s'agit pas d'un substitut à l'amour mais d'une étape nécessaire et même souvent indispensable.

On a pu s'interroger sur la grande différence de pratique de la masturbation entre les garçons (91,1 %) et les filles (35,2 %) (statistique à l'âge de 15 ans : ANRS, 1995). Le premier argument est celui de l'évidence anatomique : le jeune garçon peut jouer avec son sexe, car il a l'habitude de le manipuler pour l'hygiène intime et pour uriner, tandis que la fille n'a pas l'occasion de cette manipulation. Le second argument est celui de la répression morale : si la masturbation masculine est acceptée et fait l'objet de discussions dans les groupes d'adolescents, la masturbation féminine est encore très culpabilisée.

5. **Le premier rapport.** – Le premier rapport apparaît encore aujourd'hui comme un rite de passage dans le monde des adultes, d'une valeur symbolique plus forte pour les filles que pour les garçons et partiellement lié aux conventions sociales et à l'image que l'on se fait de la sexualité. L'âge moyen au premier rapport sexuel a ainsi profondément évolué au cours du XXe siècle dans les sociétés occidentales, notamment en ce qui concerne les femmes. En France par exemple, il était pour les hommes de 18,4 ans en 1940 et de 17,2 ans en 1992, tandis que pour les femmes il est passé de 21,3 ans en 1940 à 18,1 ans

en 1992 (Spira, 1993). Si les pulsions sexuelles et affectives sont puissantes chez les garçons comme chez les filles, elles se réalisent sur des modes relationnels différents et l'on sait combien les filles attachent d'importance au contexte amoureux et à la relation affective (cf. *infra*), tandis que le physique de l'amour occupe plus fréquemment l'esprit du garçon. C'est une évidence des témoignages individuels, mais qui apparaît aussi très nettement dans les préférences amoureuses lorsque les filles disent préférer le baiser et les garçons le coït. Encore une différence entre garçons et filles dont chacun doit être conscient pour mieux se rejoindre.

Ce premier rapport tant attendu, et tellement « idéalisé », est souvent mal vécu lorsqu'on n'y a pas été préparé. La désillusion n'est alors qu'à la mesure de la forte idéalisation de ce moment unique « qui doit transformer la vie ». C'est ici que l'information est particulièrement nécessaire, non pour banaliser un moment exceptionnel, mais pour permettre d'en relativiser le vécu. Dans de mauvaises conditions, ce premier rapport se fait dans la hâte, dans la peur d'être surpris, dans la crainte des réactions du, ou de la, partenaire et souvent avec l'inexpérience des gestes de l'amour, conditions qui ne permettent pas l'épanouissement tant recherché. Il est important que les adolescents sachent que ce moment exceptionnel ne sera peut-être pas celui de l'extase, mais qu'il leur faut rechercher l'union intime et affective dans le calme, la douceur et l'écoute du partenaire. Les échecs de la première fois sont souvent dus à la précipitation, à l'excitation et à l'affolement. De très longs temps de caresses sont toujours nécessaires avant qu'il n'y ait un acte complet. Là encore il faut de la lenteur, du calme, de la douceur, et des temps de pause. *L'amour nécessite d'en prendre le temps.* Lors de cette « première fois », tel un anneau nuptial, le garçon et la fille ont un passage à franchir, celui de la virginité, cette fine membrane féminine qui ferme en partie le vagin et constitue dans de nombreuses cultures le lien du mariage, c'est-à-dire de l'attachement pour la vie. Dans d'autres, la signification en a évolué et ce symbole n'a plus la même valeur. Mais il est fondamental de respecter les convictions et les croyances de chacun. Cette membrane de l'hymen est très variable suivant les femmes, parfois complète, parfois souple ou peu développée, parfois absente. Elle saigne légèrement lors de sa rupture qui ne doit pas être douloureuse si ce premier rapport est accompli dans la détente et avec un désir mutuel.

Enfin, du fait de toutes ces circonstances, de l'inexpérience sensuelle et souvent d'un peu d'inquiétude, le premier rapport est très rarement suivi d'un premier orgasme, c'est-à-dire de plaisir. Et il est important que les adolescents sachent que c'est normal, qu'il faut du temps et de l'expérience pour apprendre le plaisir. Certaines études ont montré que près de 80 % des adolescentes n'éprouvent pas « de plaisir », ou d'orgasme, lors de leur première relation sexuelle et que la moitié d'entre elles n'ont pas eu d'orgasme dans la première année de leur vie sexuelle. Cette première relation doit donc être une relation de détente, d'initiation et de plaisir sensuel, même si cela peut sembler injuste à la fille – ou vécu comme égoïste – que le garçon ait du plaisir, car la sexualité masculine est ici beaucoup plus simple. Enfin deux préventions sont impératives pour ce premier rapport : une contraception féminine bien comprise et acceptée (chap. III.III.5) et une protection masculine par le préservatif (chap. III.III.7).

6. **Désir et plaisir.** – Le désir a une base biologique mais des déterminants psychologiques et sociaux. En cela il se distingue du besoin. Nous avons tous des

besoins alimentaires, ou urinaires par exemple, que nous ne pouvons pas différer indéfiniment. Le désir sexuel, sous-tendu de pulsions hormonales, est ensuite géré par notre esprit, par notre personnalité, par nos fantasmes et puis par les règles sociales, les habitudes et les stimulations de l'environnement. En cela le désir sexuel humain peut ou non se réaliser selon nos sentiments, les circonstances de la vie, les conventions sociales et surtout selon le désir du partenaire. Il n'y a pas de désir sexuel irrépressible ni de « besoin » sexuel – comme certains hommes voudraient le prétendre –, il n'y a que des personnalités ayant des difficultés à canaliser leurs pulsions et à vivre la frustration lorsque par exemple leur désir n'est pas partagé. La sexualité ne peut être que l'expression d'un désir mutuel, simultané et réciproque, seul capable de mener au plaisir.

Mais il est important ici de comprendre qu'il n'y a pas de notion plus variable, ou plus personnelle, que celle de plaisir, et notamment en ce qui concerne le plaisir féminin. Pour les uns, pour les unes, le plaisir peut être un sentiment de joie intense, d'enthousiasme amoureux, de tranquillité intérieure, d'apaisement du conflit, pour d'autres c'est un moment de sublimation affective, d'absence de culpabilité, de satisfaction du partenaire, pour d'autres encore une chaste fusion corporelle, l'absence de douleur, un abandon partiel, pour d'autres enfin il s'agit de la notion parfois réductrice de l'orgasme complet. Mais il est important de n'en concevoir aucune culpabilité et de se référer d'abord à son propre vécu. La multiplication des images sociales du bonheur sexuel par le seul moyen de l'orgasme idéal et simultané d'un top-model avec un acteur de cinéma faisant la couverture des journaux, culpabilise l'homme et la femme qui se sentent étrangers à ce vécu qualifié de parfait.

7. **Le sentiment amoureux.** – Toutes les chansons populaires, tous les romans parlent d'*amour,* ce terme dont les acceptions sont si nombreuses que chacun l'entend différemment. Pour certains *l'amour* est un sentiment saisonnier, chaque année au printemps – on parle de « période des amours » –, c'est l'amour passion, souvent ardent, violent et éphémère ; pour d'autres *l'amour* est un lien affectif, solide, voire éternel qui lie deux êtres pour la vie ; *amour* est enfin, depuis le XVIIe siècle, synonyme de séduction, d'érotisme et de sexualité à travers une expression aujourd'hui très courante : *faire l'amour*, qui n'est plus entendue qu'au sens sexuel (Brenot, 1993).

La quête amoureuse qui caractérise cette époque de la vie que l'on nomme l'adolescence, peut évidemment se décrire en termes de comportements – stratégies d'approches, regards, contacts – mais aussi comme l'expression d'un besoin affectif : « La découverte en soi de la faculté d'aimer est bouleversante. L'émerveillement d'être séducteur ou séductrice, séduisant ou séduisante est enivrant » (Stagnara, 1992).

Chaque adolescent vit à sa façon une histoire unique qui réorganise le monde. Il lui faut maintenant concevoir d'échanger, de partager, de vivre des sentiments à deux. Car si les premiers émois amoureux sont un moment essentiel de la vie des jeunes garçons et des jeunes filles, il leur est souvent difficile d'en parler. Lorsqu'ils le désirent il vaut souvent mieux que ce soit avec le parent de même sexe que se fassent les confidences et les échanges d'idées. Mais tout secret n'est pas bon à dire et notamment en matière de sexualité dont on pourra plutôt parler avec un proche, un ou une amie, mais pas avec les parents, car ça ne les regarde pas, ça les ferait trop entrer dans la propre histoire de leurs enfants. *Il est toujours important de parler de sexualité, mais pas de la sienne, ni avec ses parents ni avec ses enfants.*

Les relations qu'entretiennent amour et sexualité sont complexes à l'adolescence. Comment être sûr d'un sentiment amoureux et en quoi cela diffère-t-il d'un désir physique ? Et de l'amour ou du désir du partenaire ? Amour et désir sont-ils une seule et même chose ? Il semble que les filles attachent beaucoup plus d'importance à l'amour et les garçons au désir, ce qui sera souvent une pomme de discorde, un motif d'incompréhension. Cette dissociation entre amour et sexualité apparaît très nettement dans les motivations sentimentales qui président au premier rapport : 60,7 % des filles l'ont fait parce qu'elles étaient amoureuses contre seulement 37,7 % des garçons. Inversement, 46,5 % des garçons et 26,1 % des filles disent avoir alors éprouvé une attirance physique. Quelques autres l'ont fait par curiosité (1,6 % des filles et 7,8 % des garçons) ou encore pour faire comme les copains (2,9 % et 0,7 %) (ANRS, 1995). Avec le temps et la stabilité de la relation amoureuse, amour et désir peuvent trouver un épanouissement mutuel dans la recherche de la complémentarité.

8. **Les projets de vie.** – « Moi, je suis d'une famille à principes, surtout du côté de ma mère. Quand je sors avec une fille, j'ai toujours le projet de fonder une famille, et à chaque fois c'est une désillusion : je tombe sur des filles qui n'ont pas de projet de vie. » En filigrane de nos amours apparaissent les projets de vie que chacun a secrètement mûris souvent depuis l'enfance : « Je veux fonder une famille » ou au contraire : « Je n'aurai jamais d'enfant » et encore : « Je veux vivre libre de toute contrainte », enfin : « J'aurai une famille nombreuse et je vivrai toute ma vie un bonheur sans égal. » Cet idéal de vie, propre à chacun est indispensable pour réparer les blessures de l'enfance, pour construire son identité, ou pour réagir

au vécu parental. Il se trouve maintenant confronté à la réalité du premier sentiment amoureux, et du désir de formation d'un couple. Sans enlever la moindre illusion, il est important de parler de ses projets de vie avec son partenaire lorsque le lien amoureux est durable, mais aussi avec ses parents et avec des amis. Ce projet évoluera ainsi pour se concrétiser dans la réalité : projet de vie, projet d'enfant et d'éducation, conception de l'amour, fidélité... Car il est trop de couples qui se défont un jour alors qu'ils n'ont jamais réellement parlé d'un projet commun ni des désirs de chacun qui doivent être préservés pour mieux les vivre à deux. Le couple ne peut être fondé que sur un enrichissement mutuel, et non sur le plus petit dénominateur commun. Il est alors nécessaire que chacun puisse exprimer ses désirs et marquer ses préférences : « Pour moi, cette activité est très importante et j'aimerais continuer à la pratiquer », « et moi, j'aime bien faire cela, c'est nécessaire à mon équilibre ». Dans l'écoute et le respect de l'autre, le couple trouvera plus encore de raisons d'être ensemble.

III. – La sexualité en questions

Nous pourrions multiplier les questions à l'infini, car elles sont nombreuses pour chacun d'entre nous. Nous avons donc arbitrairement choisi de donner douze courtes réponses à des interrogations fondamentales qui nécessitent cependant un plus long développement et des temps de discussion tel qu'il en sera fait lors des séances de l'éducation sexuelle.

1. **Le normal.** – De nombreuses voix pourront s'élever pour dire ce qui est normal en matière de sexualité. La plupart d'entre elles portent un jugement personnel et livrent des convictions morales. Elles font souvent

référence à leur propre expérience qui est parfois la seule qu'elles connaissent. D'autres cherchent à se raccrocher à une soi-disant normalité qui serait ainsi rassurante. D'autres enfin tentent d'apporter une connaissance objective sans dévaloriser les opinions ni les convictions personnelles.

Il est un fait que la sexualité est multiple et épanouissante dans sa diversité, avec cependant quelques normes ou conventions sociales comprises de tous. Dans l'Angleterre puritaine du XIXe siècle, il n'était évidemment pas de bon ton de parler de son corps, de son ventre, encore moins de sexualité. Nous sommes aujourd'hui plus libres et un phénomène de société comme la nudité partielle, ou totale dans l'intimité, n'est plus un objet de litige.

Aujourd'hui où 60 % des jeunes de 15 à 25 ans considèrent la sexualité comme naturelle, ou même « géniale » (19 %) (Elia, 1985), il est important de savoir que rien n'est anormal dans l'intimité entre un homme et une femme si cela ne gêne ni l'un ni l'autre et correspond à leur désir mutuel. Il n'y a pas plus de normalité de fréquence des rapports sexuels (certains sont épanouis avec une relation par semaine ou même par mois, d'autres avec plusieurs relations par jour) si cela correspond à un désir mutuel ; il n'y a pas de normalité des positions de l'amour (certains aiment varier leurs habitudes, d'autres moins), ni de normalité des pratiques (la masturbation réciproque, le coït complet, le cunnilingus, la fellation ou même la pénétration anale ne sont aucunement des perversions ni des déviations), encore une fois s'il n'y a aucune contrainte et si cela correspond à un désir mutuel.

Quelques conseils très simples peuvent cependant être proposés : celui de créer à deux un climat de confiance et d'amour ; de pratiquer toujours des préliminaires longs, voire très longs, qui sont une préparation à l'accouplement ; de n'engager un nouveau temps de l'amour – et par exemple la pénétration – que lorsque le, ou la, partenaire le désire et y est prêt ; et surtout de parler de la sexualité et de la façon dont l'autre l'imagine, la vit, et la désirerait. Les attentes des garçons et des filles sont très différentes et cette différence est rarement comprise. Les garçons doivent évoluer d'un désir très physique et génital – qui fait souvent dire aux filles qu'ils ne pensent qu'à « ça » – à un érotisme qui prenne en compte tout le corps, qui soit fait de caresses et de tendresse. Les filles quant à elles, ont à apprendre le physique de l'amour et un érotisme plus génital afin de rejoindre leur partenaire dans la complémentarité.

2. **Le pathologique.** – Devant la difficulté à assumer tant de nouveautés, beaucoup de jeunes vont se vivre comme anormaux : « Je n'ai pas encore d'amoureux(se) ; à mon âge j'aurai déjà dû faire l'amour ; je l'ai fait et je n'ai rien ressenti ; j'ai peur qu'un garçon pénètre en moi ; mon sexe est trop petit, aucune fille ne voudra de moi ; je n'ai pas assez de poitrine, ce n'est pas normal... » C'est à ces questions que peut répondre collectivement l'éducation sexuelle en permettant de dédramatiser, de rassurer et de reprendre confiance. Si l'inquiétude est toujours forte, il faut en parler à un parent, à un ami ou à un médecin. On est souvent plus malade de la peur de la sexualité et de la peur d'être anormal que de la sexualité elle-même.

Cette peur du sexuel vient la plupart du temps d'une absence d'information, d'une absence d'éducation sexuelle, et de la pudeur excessive des parents, alliée à la timidité ou à l'inhibition du jeune garçon ou de la jeune fille. Les peurs du garçon concernent la taille du pénis – par comparaison furtive avec les copains, avec un film à la télé, ou encore avec l'image qu'ils se font d'eux-mêmes ; la crainte de l'éjaculation précoce, dont parlent maintenant tous les journaux féminins, et celle de ne pas satisfaire la partenaire ; mais aussi la culpabilisation de la masturbation et des éjaculations nocturnes. Les peurs de la fille concernent ses nouveaux comportements : les premières règles, l'utilisation des tampons, la crainte de se « déflorer » par inadvertance ; la culpabilité de la masturbation ou de la pénétration d'un doigt à l'intérieur de son vagin ; la crainte du premier rapport, de la contraception, de la taille du pénis... C'est encore une fois la parole des adultes qui doit expliquer, rassurer, celle d'un parent, d'un éducateur ou d'un médecin spécialisé afin qu'il n'y ait plus aucun doute dans son esprit, car la sexualité ne peut s'accomplir dans la crainte.

3. **La panne sexuelle.** – Ce terme simple recouvre des réalités normales de la vie de chacun. Tout homme et toute femme a connu une fois dans sa vie, souvent dans des circonstances particulières, une panne sexuelle. Cette panne peut être une difficulté d'érection ou une éjaculation trop rapide et mal contrôlée pour l'homme, une absence de désir ou encore l'impossibilité de ressentir du plaisir, pour la femme. Tout cela est normal et fait partie des aléas souvent émotionnels, d'une sexualité bien vécue. L'attitude du partenaire, ou de la partenaire, doit alors être chaleureuse, compréhensive, rassurante, pour permettre de banaliser cette difficulté d'un moment.

Si cette panne masculine est une difficulté ou une absence d'érection, cela ne veut pas dire que le garçon n'ait pas de désir. C'est au contraire souvent un trop-plein de désir et par conséquence un excès de tension émotive, qui en est la cause. La solution est dans la détente, les caresses, le massage corporel et la réassurance par la partenaire.

L'éjaculation est dite trop rapide lorsqu'il est impossible pour le garçon de la contrôler et que cela ne permet pas à sa partenaire d'éprouver du plaisir. Là encore il peut s'agir d'une angoisse de performance, d'une crainte de ne pas pouvoir y arriver, mais aussi d'une émotivité ou d'une anxiété plus ancienne qu'il faudra parfois dépasser avec un médecin, par exemple en faisant l'apprentissage de la relaxation. Enfin, si cette éjaculation très rapide persiste, des médecins spécialisés en sexologie peuvent facilement permettre d'y remédier.

L'absence de désir ou de plaisir chez une jeune fille ne doit pas l'inquiéter. Il lui faut faire l'apprentissage de son corps, de ses réactions intimes, et des gestes de son partenaire. L'attitude du garçon devra être chaleureuse et compréhensive. L'absence de réaction féminine s'accompagne souvent de crainte, de peur, et parfois d'angoisses dont la pudeur empêchera souvent de parler. Une attitude patiente, faite de dialogues et suspendant pour l'instant toute nouvelle tentative sexuelle sera toujours préférable. Lorsque la confiance et la détente se seront établies, le jeune couple connaîtra alors un épanouissement bien meilleur. Là encore, si se poursuivent les craintes, si les angoisses sont empêchantes, il est nécessaire d'en parler à un médecin spécialisé qui permettra souvent très simplement de lever ces difficultés.

4. **La panne affective.** – Les sentiments vont et viennent à l'adolescence. Le « coup de foudre » est suivi de l'exaltation amoureuse qui dure quelques semaines, puis d'un attachement plus durable qui verra parfois se former un couple pour un temps ou pour toujours. Mais chacune de ces étapes est vécue pleinement, comme si le coup de foudre pouvait durer indéfiniment. C'est le caractère unique et merveilleux de l'ado-

lescence qui laissera à chacun des souvenirs inoubliables. Lorsque survient la panne affective, c'est-à-dire le désintérêt ou la désaffection amoureuse, le jeune garçon ou la jeune fille vit une épreuve douloureuse empreinte de culpabilité : « Je ne peux pas lui faire ça », « Comment le lui dire ? » La sexualité n'est en général plus possible pour ne pas heurter les sentiments. Il est alors important de résoudre cette crise à deux, dans le couple, de parler de l'évolution de ses sentiments, d'être vrai, d'être juste. Ces moments difficiles sont des étapes de la maturation psychologique qui nécessitent d'accepter la perte momentanée du sentiment amoureux. C'est par ces expériences que l'adulte jeune pourra alors pleinement vivre une rencontre amoureuse mutuelle et durable.

5. **La contraception.** – La contraception orale est une innovation récente (inventée en 1956, libéralisée après 1968) qui a transformé la vie des femmes et des couples en les libérant de l'angoisse d'une grossesse non désirée. Elle est aujourd'hui très utilisée à côté d'autres moyens contraceptifs. L'information sur la fécondité et la contraception fait partie du programme de la classe de troisième, mais il est important que chaque mère en parle auparavant avec sa fille et lui propose une contraception avant qu'elle n'ait un rapport sexuel.

Une récente enquête franco-québécoise sur la sexualité des adolescents montre la disparité des moyens contraceptifs, ce qui traduit l'insuffisance de l'information. Au cours de l'année précédant l'enquête, avaient été utilisés par ces jeunes une méthode dite « naturelle » (pour 21,3 % d'entre eux), le coït interrompu (pour 30,4 %), le préservatif (33,3 %), les spermicides (5,6 %), le diaphragme (1 %) et la pilule (seulement 47,7 %) (Picod *et al.,* 1991).

Tous les moyens contraceptifs ne sont pas équivalents et seule *la pilule* est totalement efficace si elle est bien supportée, bien acceptée et prise régulièrement. Deux méthodes semblent très aléatoires : A / *La méthode dite « naturelle »* qui consiste à estimer le jour de l'ovulation et à s'abstenir de relation pendant huit à dix jours autour de cette ovulation. Elle est basée sur le postulat de la régularité du cycle féminin. Il est important de savoir que seulement 10 % des femmes ont un cycle régulier et qu'à la puberté le cycle est particulièrement variable. B / *Le coït interrompu* ou retrait de l'homme avant l'éjaculation. Au-delà de la frustration réciproque qu'il peut susciter, ce retrait se fait parfois au début de l'éjaculation. Par ailleurs, il faut savoir qu'une goutte de sperme lubrificateur recouvre le gland avant la pénétration et que ce sperme très liquide contient tout de même parfois des spermatozoïdes. Deux autres méthodes sont peu utilisées : C / *Le diaphragme* qui est une calotte de caoutchouc recouvrant le col de l'utérus et qui peut avoir une certaine fiabilité s'il est associé D / aux *crèmes spermicides*. L'un ou l'autre seuls sont peu fiables. Enfin E / *Le préservatif* masculin qui est également un moyen de protection contre les MST (cf. *plus bas*) n'est pas fiable à 100 % en ce qui concerne la contraception, car des erreurs de manipulation sont possibles.

Il est ici important de respecter les convictions de chacun et, par exemple, pour ceux qui le désirent, les recommandations de l'Église catholique qui s'en tient plutôt aux méthodes naturelles. Mais il est fondamental que l'information complète soit assurée. Seule la pilule a un effet contraceptif fiable et l'avantage de rendre la jeune fille libre et autonome de ses comportements. Pour ne pas que ce soit seulement la fille qui assure la contraception, il est aujourd'hui important de responsabiliser le garçon en lui faisant assurer la protection (cf. *plus bas*).

6. **MST et Sida.** – Les maladies sexuellement transmissibles (MST) ont toujours existé. Ce sont des infections très différentes les unes des autres et qui ont en commun de se transmettre au cours, ou par, le rapport sexuel. Certaines sont bénignes (comme l'infection à chlamydiae, l'herpès génital ou la blennorragie), d'autres sont plus graves (comme la Syphilis) d'autres encore sont mortelles (comme le Sida). Et ces maladies ont récemment beaucoup évolué avec la découverte d'antibiotiques spécifiques. Ainsi la syphilis, qui était la plus fréquente d'entre elles, est-elle aujourd'hui la plus rare. Dans le même temps s'est développé l'herpès génital et aujourd'hui surtout le Sida qui, en 1993 avait touché plus de 14 millions de personnes au monde depuis le début de la maladie (OMS, 1993). Il est important de ne pas faire d'alarmisme mais il est également important d'être bien informé pour vivre librement sa sexualité et, pour les adolescents, leur sexualité naissante.

Le Syndrome d'Immuno-Déficience Acquise (SIDA) est une maladie du système immunitaire propagée par un virus qui se transmet par voie sexuelle (rapports sexuels), par voie sanguine (transfusion ou échange de seringues chez les toxicomanes) et de la mère à l'enfant pendant la grossesse (dans 20 % des cas) quand la mère est séropositive. La transmission sexuelle du virus du Sida est la voie principale de contamination lorsque les relations ne sont pas protégées. La protection sexuelle est ainsi une *nécessité absolue* car elle est totalement efficace. Elle doit être utilisée avec tout nouveau partenaire ou avant d'avoir vécu une longue période avec le même partenaire (cf. *plus bas*).

Il faut enfin lever des idées fausses : le Sida ne s'attrape pas en s'embrassant, ni en serrant la main à un séropositif, ni en mangeant ou en buvant au restaurant, ni en s'asseyant dans les toilettes publiques, ni sous la douche, ni à la piscine... Un test de dépistage du Sida peut être demandé à tout médecin si on a un doute ou une inquiétude sur un rapport non protégé. Il existe enfin un centre de dépistage anonyme et gratuit dans tous les grands hôpitaux. Mais il n'y a aucune raison de céder à la panique ni de s'interdire la sexualité. Dans la mesure d'une protection bien comprise et bien effectuée, la sexualité peut être vécue sans risque et donc sans peur, ce qui est une condition essentielle à la détente et au plaisir.

7. **La protection.** – La protection des MST commence par l'hygiène corporelle masculine et féminine. Chaque jeune garçon doit se laver chaque jour le pénis en le décalottant, notamment pour éliminer la substance blanche qui se dépose à la base du gland. De la même manière, et quotidiennement, chaque femme doit laver extérieurement ses organes génitaux, plus rarement de façon interne et avec des savons appropriés, pour ne pas éliminer le mucus et détruire la flore vaginale qui produit ce que l'on appelle populairement les « pertes blanches », tout à fait normales et protectrices de la muqueuse.

La protection des maladies sexuellement transmissibles, et notamment du Sida, ne peut se faire aujourd'hui que par le préservatif, protection à 100 % lorsqu'il est bien compris, bien posé, bien manipulé (cf. *ci-dessous*). Le préservatif n'est cependant pas une innovation, il a été inventé en 1565 pour se préserver de la syphilis qui faisait alors des ravages. C'est aujourd'hui une très fine enveloppe de latex, variété de caoutchouc qui a la qualité d'être très souple et totalement imperméable, comportant le plus souvent à son extrémité un petit réservoir pour recevoir le sperme. Enfin pour préserver la poésie, il en existe de toutes les couleurs (rouge, vert, bleu, jaune...) prélubrifiés et parfois même parfumés ! Ils procurent toutes les garanties de sécurité s'ils ont, en France, la norme NF.

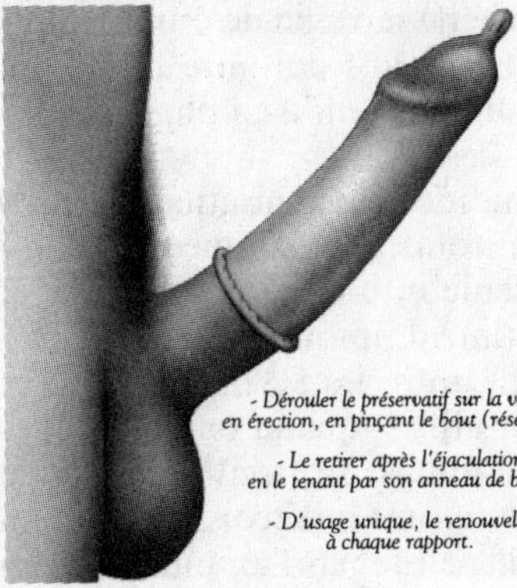

Fig. 3. – La pose du préservatif (document Wyeth France).

Préservatif : mode d'emploi :

Le préservatif doit être compris et accepté par les deux partenaires qui peuvent l'acheter ensemble en pharmacie, dans une grande surface ou dans un distributeur automatique. Choisir de préférence des préservatifs prélubrifiés avec réservoir. Il est important d'avoir à l'avance des préservatifs dans sa poche, son portefeuille, ou un sac à main pour les filles, afin de ne pas se trouver démuni(e) ou contraint(e) à accepter un rapport non protégé.

Le préservatif fait aujourd'hui partie de l'amour et sa pose n'est pas un acte honteux. C'est un temps du jeu amoureux qui doit s'effectuer alors que le pénis est en érection et *avant toute pénétration* en respectant les règles suivantes :

A) Attention à ne pas déchirer le préservatif en le sortant de son étui ;
B) Le placer sur le gland du pénis en érection ;
C) Le dérouler entièrement en ménageant un espace pour le réservoir ;
D) Après éjaculation, se retirer *avant la fin de l'érection* en tenant la base du préservatif ;
E) Enlever le préservatif ;
F) Nouer le préservatif avant de le jeter ;
G) *Un préservatif ne doit servir qu'une seule fois.*

En cas de sécheresse vaginale ou lors d'une pénétration anale, le préservatif doit être lubrifié en lui associant un gel hydrique, vendu en pharmacie, pour éviter une rupture.

Dans ces conditions d'utilisation, le préservatif est une protection totale de soi-même, mais aussi des autres, car la seule intuition, la confiance en le partenaire ou le sentiment amoureux ne sont pas une assurance suffisante contre les MST. Mais le préservatif est encore trop peu utilisé, quand on pense que seulement 157 millions d'unités se sont vendues en France en 1993, cela ne faisant que trois par personne !

Le préservatif ne tue pas l'amour, ni la sensibilité, il tue la contamination et doit être impérativement utilisé par les jeunes pour chaque rapport sexuel. Cela permet de responsabiliser le garçon qui assure ainsi *la protection*, tandis que la fille assure *la contraception*. Ce ne sont pas des moyens équivalents : la pilule ne protège pas des MST et le préservatif protège mal d'une fécondation possible. C'est au contraire un partage des responsabilités par la complémentarité des rôles.

8. **L'homosexualité.** – Si l'homosexualité, qui est l'orientation préférentielle du désir sexuel vers les personnes du même sexe, est aujourd'hui assez bien tolérée, elle provoque encore de violentes réactions de rejet de la part des tenants d'une « normalité » sexuelle. L'homosexualité semble le complément nécessaire d'un monde majoritaire hétérosexuel, car nous en trouvons l'expression dans les espèces animales ainsi que dans toutes les populations humaines. On pourrait ainsi dire que l'espèce humaine est une espèce à comportement hétérosexuel très préférentiel et qu'une faible part constante (1 à 3 %) a un comportement sexuel différent témoignant d'autres possibilités relationnelles dans la sexualité. La grande

enquête sur *Les comportements sexuels* en France fait état de 1,1 % d'hommes homosexuels exclusifs ou bisexuels et de 0,3 % de femmes homosexuelles (Spira, 1993).

Cette proportion semble naturellement un peu plus forte à l'adolescence car les choix sexuels sont en train de se faire et certaines expériences homosexuelles font partie de cette maturation. Dans une enquête sur le comportement de plus de 6 000 jeunes de lycées et collèges âgés de 15 à 18 ans, 10 % des filles qui n'avaient jamais eu de pratique sexuelle disaient avoir une attirance pour le même sexe, et 14,9 % des garçons ; ils n'étaient plus que 7 % des filles et 4 % des garçons à affirmer toujours leur attirance pour le même sexe, parmi ceux qui avaient déjà eu une activité sexuelle. En réalité, et par la suite, seuls 1,3 % des filles et 1,4 % des garçons disaient avoir eu au moins une fois dans leur vie une relation homosexuelle et seulement 0,1 % des filles et 0,3 % des garçons disaient avoir des relations homosexuelles exclusives, ce qui rejoint la proportion observée chez les adultes (ANRS, 1995). On observe ainsi une préférence, ou des pratiques, homosexuelles à l'adolescence, s'atténuant au début de la sexualité et se stabilisant à moins de 1 % d'homosexualité exclusive chez l'adulte.

Le fantasme d'une relation homosexuelle est, quant à lui, un fantasme normal qui peut accompagner l'homme hétérosexuel, ou la femme, tout au long de leur vie, de même que les homosexuels ont, eux aussi, des fantasmes hétérosexuels. A l'adolescence ce fantasme semble alors une expérience à vivre, car l'adolescence est une période d'expérimentation de la vie. Mais il n'y a aucune obligation à réaliser ses fantasmes.

9. **Les pratiques marginales.** – Ces comportements sexuels qui sont souvent qualifiés de déviants ou de pervers, sont le fait de troubles de la personnalité qui

peuvent avoir une incidence judiciaire lorsque cela implique un partenaire contre son gré. Certaines pratiques marginales comme le voyeurisme ou l'exhibitionnisme correspondent à des pulsions, souvent maladives, qui nécessitent d'être suivies par un médecin. D'autres sont aujourd'hui vantées comme des pratiques normales du couple, mais elles ne le sont pas et aboutissent toujours à un déséquilibre pathologique. Le sadisme (aimer faire mal) et le masochisme (aimer avoir mal) sont des comportements anormaux même si le couple se rejoint dans un comportement sado-masochiste. Et il n'y a aucune raison d'accepter de subir un comportement sadique sous prétexte que ce serait la mode !

Enfin la pratique de l'échangisme, de la sexualité de groupe ou du multipartenariat, qui a également été vantée comme le signe d'une sexualité libérée, ne sert en réalité qu'au bénéfice de celui qui l'impose, souvent l'homme, et n'a aucune vertu de libération sexuelle. Cela entraîne au contraire, très majoritairement, la déstabilisation du couple.

10. **Violence et abus sexuels.** – La violence accompagne malheureusement parfois la sexualité. Cette violence et ces abus sexuels ont été trop souvent passés sous silence par honte, culpabilité, peur des représailles ou de l'incompréhension de l'entourage. Il faut aujourd'hui en prendre conscience, le dire tout haut, dénoncer ces comportements injustifiables et inadmissibles.

La violence est toujours le fait d'un ascendant physique et moral d'un adulte sur un enfant (c'est le cas de l'abus sexuel, de la pédophilie et de l'inceste) ou de l'homme sur la femme (dans le harcèlement ou le viol). Cette violence n'est malheureusement pas rare puisque 4,7 % des filles disent avoir été forcées à avoir leur premier rapport sexuel, mais aussi 0,3 %

des garçons. Par la suite 15,4 % des filles de 15 à 18 ans disent aussi avoir subi des rapports forcés, comme 2,3 % des garçons (ANRS, 1995).

La violence commence au ton de la voix, aux cris, aux menaces, se traduit par des attitudes de chantage ou des propos humiliants, parfois même des coups accompagnés d'une demande sexuelle pressante. Le harcèlement, les rapports forcés, voire le viol, sont souvent mêlés de l'expression du sentiment amoureux, d'excuses, de doute et puis à nouveau de la violence. C'est une spirale infernale qu'il ne faut sous aucun prétexte accepter. *Le désir sexuel n'est pas un besoin irrépressible* (chap. III.II.6) et la violence doit être dénoncée. Une thérapie de couple appropriée pourra parfois aider un couple réellement motivé qui veut sortir de ce schéma sans issue.

Les abus sexuels envers les enfants, inceste et *pédophilie* (littéralement : qui aime les enfants) ne doivent recueillir aucune excuse car cet acte souvent justifié par l'adulte comme une initiation – « pour te faire du bien » – est profondément traumatisant pour la personnalité immature de cet enfant et pour sa vie sexuelle future. Il faut briser le silence, il faut que l'enfant puisse dire : « Je n'ai pas peur de toi, je vais te dénoncer. » La loi est faite pour protéger les individus, adultes et enfants. « Il ne faut pas confondre la délation, la responsabilité individuelle et la non-assistance à personne en danger » (Picod, 1994).

11. **Pornographie et prostitution.** – Pornographie et prostitution constituent le marché du sexe qui répond à la demande, essentiellement masculine, d'une stimulation permanente du désir. Toutes deux semblent s'intéresser aux seules parties génitales de la femme ou de l'homme, comme pour assouvir un « besoin » sexuel insatiable souvent mêlé de violence et de perversion.

L'une et l'autre semblent ainsi pallier un besoin : besoin d'une partenaire pour les esseulés, les frustrés et les inhibés, besoin de désir pour les impuissants, mais aussi perversion c'est-à-dire déviation de la fonction érotique lorsque ces pratiques deviennent très fréquentes, quotidiennes, indispensables.

Le fait de regarder un film ou une revue pornographique n'est pas en soi un bien grand mal, et chaque jeune en fait un jour l'expérience « pour voir », « pour faire comme les copains », à condition que cela ne devienne pas une habitude au point de constituer la seule référence en matière de sexualité. Il en est de même pour les adultes : si vous trouvez quelque intérêt à cette documentation, ne la laissez pas à la portée des enfants ou des adolescents qu'elle peut réellement blesser.

12. **Prévention et responsabilité.** – C'est en fait l'objet de ce livre, par une information et une éducation sexuelles approfondies et bien comprises, de prévenir les difficultés de la vie sexuelle pour en vivre le bonheur et le plaisir. Comme nous venons de l'évoquer, la prévention engage la responsabilité du garçon et de la fille, de l'homme et de la femme. Et c'est certainement ce partage des rôles, avec le symbole de l'association pilule-préservatif, qui peut aujourd'hui responsabiliser tant l'homme que la femme et leur permettre de comprendre l'importance fondamentale de leur union dans la différence, c'est-à-dire de l'enrichissement par complémentarité : *en découvrant l'autre, on se découvre soi-même.*

BIBLIOGRAPHIE

Allgeier A. R. et Allgeier E. R., *Sexual interactions*, Lexington, Health and Co., 1988, et *La sexualité humaine*, Bruxelles, De Boeck, 1992.

ANRS, *Les comportements sexuels des jeunes de 15 à 18 ans*, ACSJ Éd., 1995.

Bergstrom M., *L'expérience scandinave*, Paris, Robert Laffont, 1970.

Brenot Ph., *La sexologie*, Paris, PUF Éd., 1994.

Brenot Ph., *Les mots du sexe*, L'Esprit du Temps Éd., 1992.

Desaulniers-Courroy M. P., *L'éducation sexuelle : l'exemple de la France et du Québec*, Strasbourg, Thèse Philo., 1989.

Dolto F., Dolto-Tolitch C., *Paroles pour adolescents*, Paris, Hatier, 1989.

Falardeau G., *La sexualité des jeunes*, Québec, Le jour Éd., 1994.

Freud S., *La vie sexuelle*, Paris, PUF Éd., 1969.

Garcia-Werebe M. J., *L'éducation sexuelle à l'école*, Paris, PUF Éd., 1976.

Glowczewski B., *Adolescence et sexualité*, Paris, PUF Éd., 1995.

Havelock Ellis H., *L'éducation sexuelle*, in *Études de psychologie sexuelle*, Paris, Le Mercure de France, 1964, t. IV.

Hirschfeld M. et Bohm E., *Éducation sexuelle*, Paris, Montaigne, 1930.

Képès S., *Lettre aux enseignants à propos de l'éducation sexuelle*, Paris, Bordas Éd., 1974.

L'École des parents, *Cette éducation sexuelle qui vous fait peur*, Paris, Stock Éd., 1973.

Mélot O., *La Sexualité : questions d'adolescents, réponses d'adultes*, Lyon, Mémoire DU de sexologie médicale, 1991.

Molia M. et Molia J., *Contribution à l'étude de l'éducation sexuelle*, Bordeaux, Mémoire DIU de sexologie, 1993.

Picod C., *Sexualité : leur en parler, c'est prévenir*, Toulouse, Erès, 1994.

Planning familial, *Guide de la contraception et de l'amour sans risque*, Syros Éd., 1993.

Samson J. M., *L'éducation sexuelle*, Éd. Guérin, 1974.

Spira A., *Les comportements sexuels en France*, La Documentation française, 1993.

Stagnara D. et Stagnara P., *L'éducation affective et sexuelle en milieu scolaire*, Toulouse, Privat Éd., 1992.

Tremblay R., *L'éducation sexuelle en institution*, Toulouse, Privat, 1992.

Europa im Mittelalter

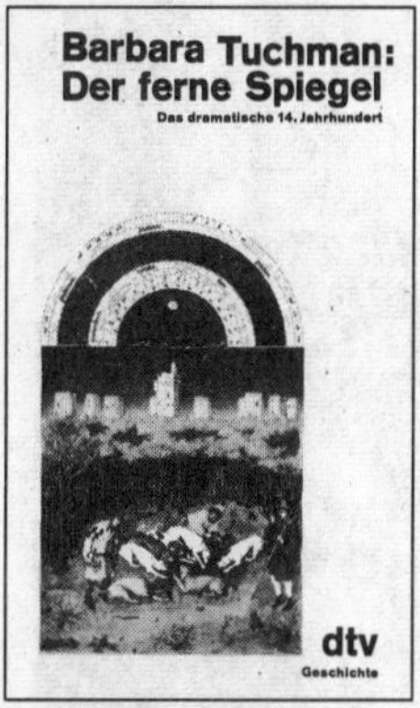

dtv 10060

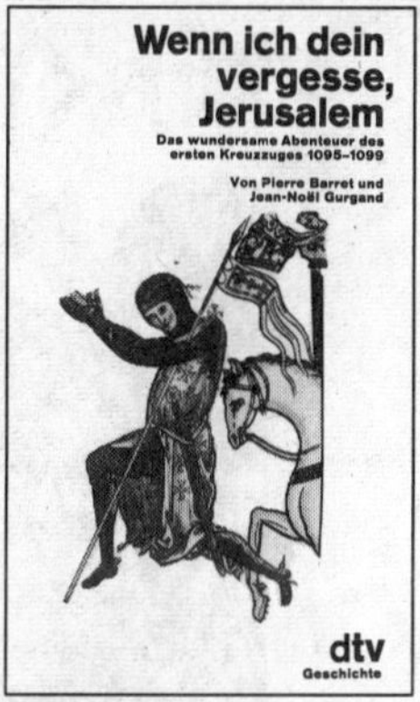

dtv 10525

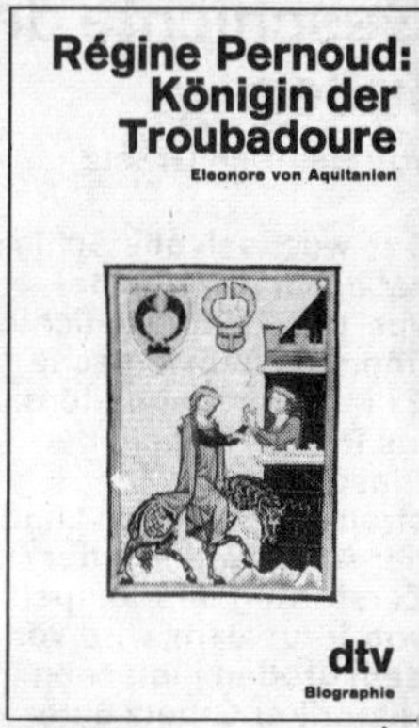

dtv 1461

Hans-Georg Beck:
Das byzantinische
Jahrtausend
dtv 4408

Kaiser und Reich
Klassische Texte zur
Verfassungsgeschichte
des Hl. Röm. Reiches
deutscher Nation
Hrsg. v. A. Buschmann
dtv 4384

Joachim Bumke:
Höfische Kultur
Literatur und
Gesellschaft
im hohen Mittelalter
2 Bände mit 40 Illustr.
Originalausgabe
dtv 4442

Gebhardt
Handbuch der
deutschen Geschichte

Band 2
Heinz Löwe:
Deutschland im
fränkischen Reich
dtv 4202

Band 3
Josef Fleckenstein
Marie Luise Bulst-Thiele:
Begründung und Aufstieg des deutschen
Reiches
dtv 4203

Band 4
Karl Jordan:
Investiturstreit
und frühe Stauferzeit
dtv 4204

Band 5
Herbert Grundmann:
Wahlkönigtum,
Territorialpolitik
und Ostbewegung
im 13. und 14. Jahrhundert
dtv 4205

Band 6
Friedrich Baethgen:
Schisma und
Konzilszeit
Reichsreform und
Habsburger Aufstieg
dtv 4206

Band 7
Karl Bosl:
Staat, Gesellschaft,
Wirtschaft im
deutschen Mittelalter
dtv 4207

Zum Thema Theologie

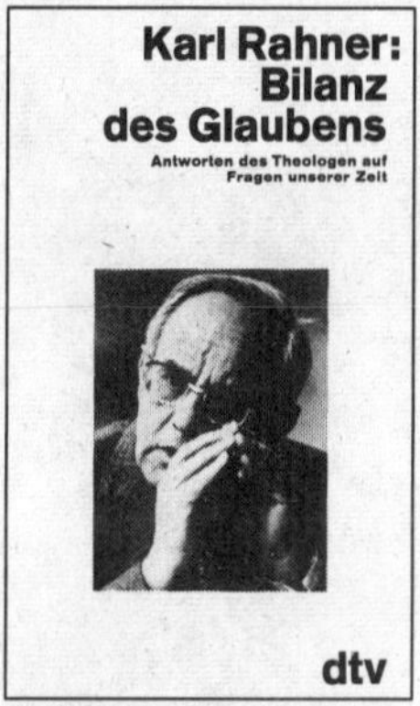

Karl Rahner:
Bilanz des Glaubens
dtv 10499

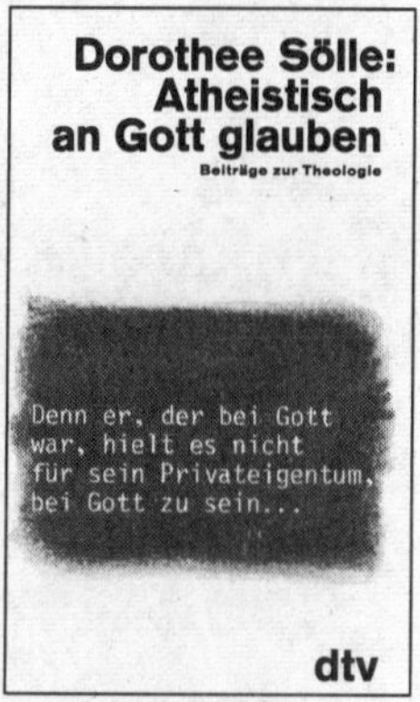

Dorothee Sölle:
Atheistisch an Gott
glauben. dtv 10213

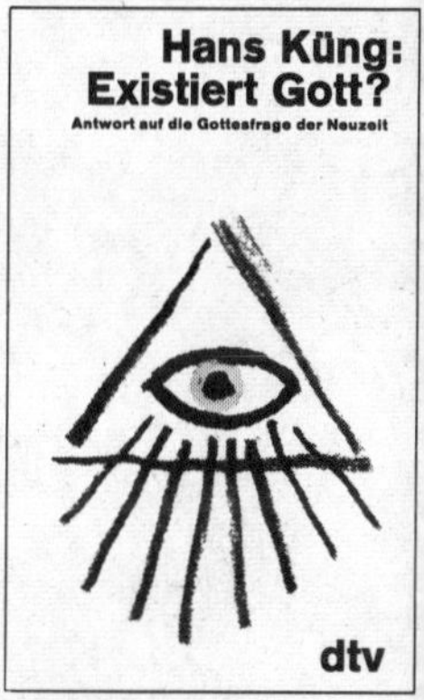

Hans Küng:
Existiert Gott?
dtv 1628

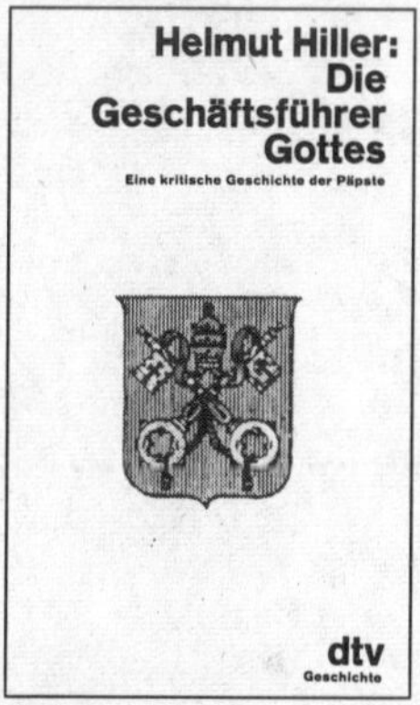

Helmut Hiller:
Die Geschäftsführer
Gottes. dtv 10537

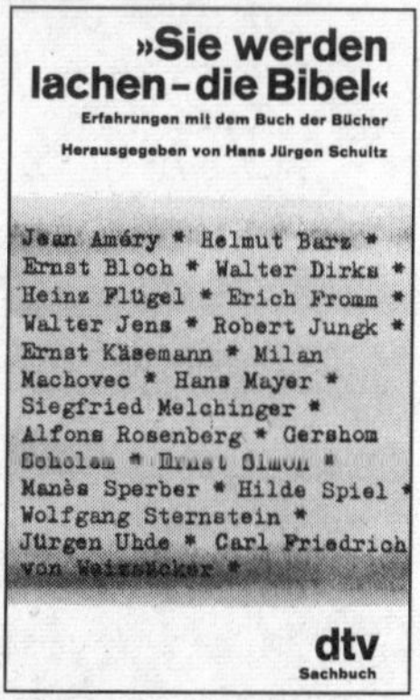

»Sie werden lachen –
die Bibel«
dtv 10512

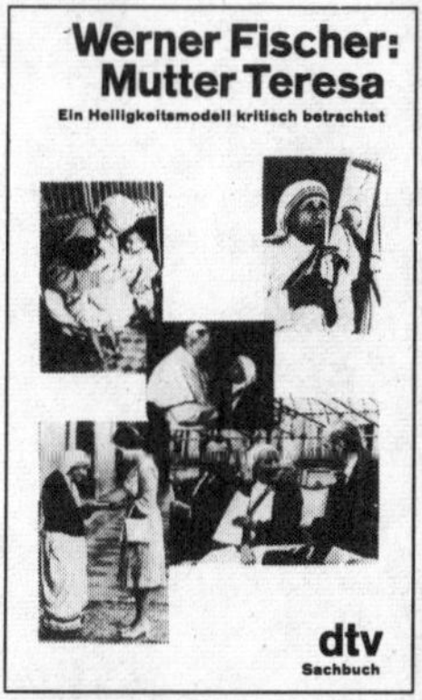

Werner Fischer:
Mutter Teresa
dtv 10444

Eva Maria Borer:
Der Adam und Eva Report
Historische Wurzeln der biblischen Genesis

Deutscher
Taschenbuch
Verlag

dtv

Ungekürzte Ausgabe
Dezember 1986
Deutscher Taschenbuch Verlag GmbH & Co. KG,
München

Lizenzausgabe mit freundlicher Genehmigung
des Benziger Verlags, Zürich, Köln
Umschlaggestaltung: Celestino Piatti
Umschlagabbildung: Archiv für Kunst und Geschichte,
Berlin (›Der Sündenfall‹, ›Die Vertreibung aus dem Paradies‹,
aus: Heilsspiegel. Mittelalterliches Erbauungsbuch mit
Szenen aus dem Alten und Neuen Testament. Handschrift
um 1360)
Gesamtherstellung: C. H. Beck'sche Buchdruckerei,
Nördlingen
Printed in Germany · ISBN 3-423-10684-0

Inhalt

Er, der etwas weiß, warum
sollte er es verstecken?
(Altsumerisches Sprichwort)

Statt eines Vorworts: Der erste Fund

Vor vielen Jahren blieb ich beim Lesen in der Bibel, die immer schon eine Fundgrube besonderer Art für mich gewesen ist, an einem Absatz hängen:

»Da sich aber die Menschen begannen zu mehren auf Erden und zeugten sich Töchter, da sahen die Kinder Gottes nach den Töchtern der Menschen, wie sie schön waren, und nahmen zu Weibern, welche sie wollten. Da sprach der Herr: Die Menschen wollen sich von meinem Geist nicht mehr strafen lassen, denn sie sind Fleisch. Ich will ihnen noch Frist geben hundertzwanzig Jahre. Es waren auch zu den Zeiten Tyrannen auf Erden. Denn da die Kinder Gottes zu den Töchtern der Menschen eingingen und ihnen Kinder zeugten, wurden daraus Gewaltige in der Welt und berühmte Männer.« (1. Moses 6,1–4)*

Es waren diese Sätze, bei denen mir zum ersten Mal unvermittelt und ganz klar der aufregende Gedanke kam, daß die Genesis kein Schöpfungsmythos ist, sondern bereits zu den Geschichtsbüchern der Bibel gehört, auf tatsächlichen Ereignissen und Erlebnissen beruht.

Ich erinnere mich genau an die Erregung, die ich damals empfand. Denn wenn dieser Gedanke zutraf, dann bedeutete das, daß die frühen Nachkommen des Mannes Adam längere Zeit mit einem ihnen weit überlegenen Volk anderer Rasse zusammenlebten und von diesem Volk in irgendeiner Form beherrscht wurden – daß es bei diesem Zusammenleben zu Rassenmischungen kam und daß die Mischlinge dem Muttervolk überlegen waren. Es schien ferner daraus hervorzugehen, daß die Beherrschten sich zunehmend gegen ihre Herren auflehnten. Die Väter der Mischlinge werden in der Luther-Übersetzung der Genesis als »Kinder Gottes« bezeichnet, in anderen Übersetzungen als »Gottessöhne« (Zwingli-Bibel), »Gottwesen« (Die Heilige Schrift, Kauffmann Verlag), als »die Söhne der Mächtigen« (Der Pentateuch) und als »Söhne der Vornehmen und Richter. Oder göttliche Sendboten« (Raschi-Kommentar). Alle Übersetzer – die ich natürlich erst zu einem späte-

* Die im Text nicht gekennzeichneten Bibelzitate wurden der Lutherbibel entnommen. Für diese und die anderen verwendeten Bibelausgaben siehe Literaturhinweise, S. 219.

ren Zeitpunkt verglichen habe – sind sich einig darüber, daß es sich um Männer handelte, die von »Gott« abstammten oder in seinem Dienst standen. Das aber muß, wenn man den Gedanken beim Wort nimmt, zu dem naheliegenden Schluß führen, daß der Herr selber, Adams Gott also, der oberste Herr und Herrscher eines überlegenen Volkes oder einer größeren Gruppe war.

In den darauffolgenden Jahren habe ich, soweit es mir meine Freizeit und meine Allgemeinbildung gestatteten, Literatur und Material zu dem Problemkreis zusammengetragen. Daß ich dabei schon sehr bald auf die frühe Hochkultur der Sumerer stoßen mußte, liegt auf der Hand, denn sie ist zeitlich und geographisch im gleichen Gebiet angesiedelt, das Adam als seine Urheimat bezeichnet: im südlichen Mesopotamien, dem Land von Euphrat und Tigris. Ich habe aus meiner Lektüre gelernt, daß das Alte Testament aus drei verschiedenen Überlieferungen zusammengesetzt ist, der »Priesterschrift«, dem »Jahwisten« und dem »Elohisten«, die erst im vierten vorchristlichen Jahrhundert zu einem einheitlichen »Buch« zusammengefügt wurden. Ich habe einiges über die Einflüsse, denen die jüdischen Überlieferungen während ihrer Wanderungen ausgesetzt waren, hinzugelernt. Ich habe nebenbiblische jüdische Sagen und Überlieferungen aus der Urzeit gesucht und gefunden. Ich habe über die Frühgeschichte und Geschichte von Mesopotamien alles mir Zugängliche gelesen, über die Kämpfe und das Zusammenleben zwischen den verschiedenen Einwanderern und Machtträgern, über das Land von Sumer und Akkad, über das Aufblühen und den Verfall der sumerischen Stadtstaaten, über das Weiterleben ihrer kulturellen Traditionen bei ihren semitischen Nachfolgern, den Akkadern, später den Babyloniern. Ich habe die deutschen Übersetzungen sumerischer und akkadischer Hymnen und das Gilgamesch-Epos, in dem ein sumerischer Noah von der Sintflut erzählt, wiederholt gelesen. Immer wieder stieß ich auf neue Entdeckungen auch sprachlicher Natur, die mir als weitere Bestätigung dafür dienten, daß Adams Nachkommen tatsächliche Erlebnisse und Beobachtungen in mündlicher Tradition weitergegeben hatten. Zwar fehlte und fehlt mir das wissenschaftliche Rüstzeug, um meine Deutungen zu untermauern. Je mehr ich dazulernte, um so bescheidener wurde ich und um so deutlicher wurde mir bewußt, daß ich allenfalls hoffen durfte, neue Fragen zu stellen, nicht aber, wohlbegründete Antworten zu geben. Hier können Historiker,

vergleichende Religionsgeschichtler, Sumerologen, Assyriologen, Archäologen ein weites Feld finden.

Aber im Lauf meiner »Ausgrabungen« aus Büchern (ein Literaturverzeichnis befindet sich am Ende dieses Buches) festigte sich immer mehr meine eigene Überzeugung, daß der Glaube an einen einzigen, lebendigen Gott in einer Welt der Vielgötterei durch einen Menschen entstanden sein mußte, und daß dieser kein Gott, sondern lebendig war. Der Glaube daran, daß es einmal eine Zeit gab, als Gott in Menschengestalt auf Erden wandelte, wäre demnach kein frommes Märchen, sondern der Nachhall der tatsächlichen Erlebnisse jener frühesten »Adamiten«, denen dem Sinn und vielleicht sogar den Worten nach eingeprägt wurde: Ich bin der Herr. Ich, der Herr, bin für dich Gott. Ich bin ein lebendiger Gott. Du, Mensch, sollst keine anderen Götter anbeten. Du, Mensch, sollst keine Bilder von Göttern machen. Du, Mensch, sollst mich nicht beim Namen nennen. Du sollst mich Herr nennen.

Es mag für den Historiker unwahrscheinlich klingen, daß eine solche Weisung sich über einen unvorstellbar langen Zeitraum – es müssen mehr als zwei Jahrtausende gewesen sein – bis zum Gesetzgeber Moses lebendig gehalten haben könnte – so lebendig, daß sie an den Anfang der Zehn Gebote gestellt wurde. Unmöglich aber ist dies nicht, nach allem, was wir heute über die erstaunlichen Leistungen der mündlichen Tradition schriftloser Völker wissen, über ihre Mnemotechniken, ihre Schulung von Spezialisten der Tradition vom frühen Kindesalter an.

Wesentlich schwerer wiegt der Einwand der Bibelgläubigen, die die Deutung von Adams »Herrn« als dem Führer eines technisch hochentwickelten Herrenvolkes als Gotteslästerung empfinden. Möglicherweise aber ist es nach der Überwindung des ersten Schocks sogar für manche unter ihnen ein tröstlicher Gedanke, daß der quälende Widerspruch zwischen biblischer Schöpfungsgeschichte in sechs Tagen und den naturwissenschaftlichen Erkenntnissen über das Weltall, das Alter der Erde, der Säugetiere und über die sich über Jahrmillionen erstreckende Entwicklung des Menschen kein Hindernis mehr auf dem Weg zum Glauben bilden muß. In einer Welt des Viel-Götter-Glaubens war an einem geographisch genau beschriebenen Ort – dem südlichen Zweistromland Mesopotamien – und in einer bestimmten Epoche der Menschengeschichte – dem Vorabend der Hochkulturen vor weniger als zehntausend Jahren –

der Glaube an den einzigen, lebendigen Gott entstanden und von diesem Zeitpunkt an ohne Unterbrechung weitergegeben und weiterentwickelt worden, hatte im Lauf der Jahrtausende Millionen von Menschen die innere Sicherheit gegeben, im Besitz des einzig »wahren« Glaubens zu sein, vom lebendigen Gott geschützt zu werden. Könnte für den Gottgläubigen der Gedanke, daß Gott sich sterblicher Menschen bediente, um diesen Glauben zu säen und Wurzeln schlagen zu lassen, nicht sogar tröstlicher und glaubwürdiger sein als die Vorstellung, daß Gott damals – und nur damals – Menschengestalt annahm und Adam mit seinen Händen aus Lehm formte?

Erinnern wir uns: Noch Galilei hatte seine von Kopernikus erstmals erarbeitete Erkenntnis, daß die Erde nicht der Mittelpunkt des Weltalls sei, daß vielmehr diese Erde sich im Widerspruch zur Schöpfungsgeschichte der Bibel um die Sonne drehe, unter dem Druck der allmächtigen Kirche in Rom wider sein besseres Wissen widerrufen müssen. Aber in den nahezu dreieinhalb Jahrhunderten nach Galileis angeblichen Sterbeworten: »E pur si muove!« (»Und sie bewegt sich doch!«) ließen sich die Erkenntnise der Astronomie, der Geologie, der Biologie, der Anthropologie, der Archäologie nicht mehr unterdrücken. Die biblische Schöpfungsgeschichte wurde ohne ausdrückliche Erklärung der Kirchen auch im Bewußtsein gläubiger Juden und Christen immer mehr zur Legende, zum frommen Mythos, zur Offenbarung auch des göttlichen Geheimnisses, wie die Welt entstanden sei, wie Tod und Schuld und Sünde in diese Welt kamen.

Der ›Adam und Eva Report‹, das sei hier ausdrücklich betont, ist keine Abhandlung über die Abstammung des Menschen oder über die Spuren der ersten Menschen auf unserem Planeten. Und ebensowenig maßt er sich an, eine weltanschauliche oder religiöse Deutung des biblischen Schöpfungsmythos zu geben. Er hofft einzig, genügend Anhaltspunkte zusammenzutragen, die die Genesis bereits als »wahr«, als Geschichtsbuch erkennen lassen und die einen Einblick in das frühe Zusammenleben von Völkern vermitteln, die, wenn auch in sehr unterschiedlicher Weise, einen starken Einfluß auf die Entwicklung des Abendlandes, ausgehend vom Mittelmeerraum, ausgeübt haben: das Volk Adams, den drei Weltreligionen als ihren Urvater ansehen, und das Volk von Sumer, Schöpfer der ältesten Hochkultur und der Schrift.

Wird es möglich sein, einzelne der hier vorgeschlagenen Deu-

tungen zu beweisen? Ich weiß es nicht. Aber ich weiß: Troja wäre nicht ausgegraben worden, wenn nicht ein Laie, Heinrich Schliemann, fest davon überzeugt gewesen wäre, daß Homer in seiner Ilias keine Mythen, sondern Tatsachen, geschichtliche Ereignisse an die Nachwelt weitergegeben hat.

Einführung

> Am Anfang schuf Gott den Himmel und die Erde.
>
> (1. Moses 1,1)

Je unsicherer wir sind, wohin wir gehen, um so drängender wird unser Bedürfnis zu wissen, woher wir kommen – wo die Uranfänge der Entwicklung der Elektrizität und Elektronik, der Atomkraft, der biologischen Gen-Veränderung, der unaufhaltsam in den Weltraum verstoßenden Raketenluftfahrt liegen.

In den nachfolgenden Kapiteln wird der Versuch unternommen, mögliche Zusammenhänge zu erkennnen zwischen den ersten Abschnitten der Genesis – von Adam bis zum Turmbau von Babel – und zahlreichen uns heute zugänglichen Tatsachen und Ereignissen der Vor- und Frühgeschichte, die im gleichen geographischen Raum und in der gleichen Zeitperiode stattgefunden haben. Viele der immer noch ungelösten Rätsel der Menschheitsgeschichte sind in jener Region, die wir heute als »Mittleren Osten«, als Golfregion, als Mittelmeerraum bezeichnen, wenn nicht entstanden, so doch für uns sichtbar geworden, im »Fruchtbaren Halbmond«, in Mesopotamien, im Nil-Tal, auf Kreta – und zwar in einer Zeitspanne, die der Erfindung der Schrift als Instrument der Verständigung und Überlieferung voranging: zwischen zehn- und dreitausend Jahren vor Christus.

Die späteren Bücher der Bibel sind längst als wichtige Quelle nicht nur für die Geschichte des jüdischen Volkes, sondern auch für die Geschichte anderer antiker Völker jener Gebiete erkannt und benützt worden. Der merkwürdige, mystisch-realistische Doppelcharakter der biblischen Schöpfungsgeschichte jedoch bot zwar dem Gläubigen die Möglichkeit, sein eigenes Dasein, die Rätsel von Leben und Tod, den Widerspruch zwischen Auserwähltsein und angeborener Sünde auf Uranfänge zurückzuführen. Dem Historiker aber mußte es schwerfallen, in der Geschichte von der Erschaffung des Menschen einen Report über tatsächliche Vorgänge zu erkennen oder auch nur zu vermuten. Frühestens mit dem – heute allerdings umstrittenen – Auszug Abrahams aus »Ur in Chaldäa« scheint sich der Übergang von der Sage zur Geschichte langsam anzubahnen – zu einer Zeit also, als ganz Mesopotamien von zwei hochent-

wickelten Völkern, den Sumerern und den semitischen Akkadern dicht besiedelt worden war und in Blüte stand.

Die Grundfrage, der dieses Buch sein Entstehen verdankt, lautet: Was geschah im Zweistromland in den Jahrtausenden, die zwischen Adam und Abraham liegen? Sogar laut Genesis waren es immerhin zwanzig Generationen, doch dürfte die tatsächliche Zahl wesentlich höher liegen. Wann und wo begann jene Entwicklung, die zur Hochkultur von Sumer und Akkad, zur Erfindung der Schrift, zur Gründung mächtiger Stadtstaaten, zur Umwandlung der Steppe in fruchtbare Gärten und Getreidefelder, zum Bau gewaltiger Stufentürme, zum Ausbau eines regen Handels mit vielen anderen Ländern führen sollte? Könnte die Genesis, könnten die mündlich überlieferten Erinnerungen des Urvaters Adam und seiner frühen Nachkommen Einblicke in einen wichtigen Abschnitt der Geschichte des Abendlandes liefern, von dem wir bisher viel zuwenig wissen? Könnte die Bibel, der wir so viele geschichtliche Erkenntnisse verdanken, bereits für diese Frühzeit als Quelle dienen?

Wer so fragt, muß allerdings zu einem grundsätzlichen Umdenken bereit sein. Die vier Wörter »Gott«, »Mensch«, »Himmel«, »Erde« haben für Menschen von heute einen bestimmten und eindeutigen Sinn. Daß sie nicht für alle Menschen zu allen Zeiten die gleiche Bedeutung, das gleiche Gewicht hatten, wird jedermann zugeben. Wesentlich schwerer ist es jedoch, sich selber gedanklich von Vorstellungen der biblischen Schöpfungsgeschichte zu lösen, die uns seit der Kindheit vertraut sind: der allmächtige Gott – der Mensch als homo sapiens, als Gegensatz zum Tier – der Himmel über uns – die Erde unter uns, der große weite Erdball. Daß unser heutiges Weltbild durch die wissenschaftlichen Erkenntnisse der letzten Jahrhunderte, sagen wir seit dem Mittelalter bis zur Gegenwart, ständigen Veränderungen unterworfen war und weiterhin unterworfen ist, erleichtert uns aber die Einsicht: Wenn unsere Schöpfungsgeschichte mehr als ein Mythos, als eine Sammlung von Legenden ist – wenn sie einen echten Überlieferungskern besitzt, so müssen jene frühen Menschen eine andere Vorstellungswelt gehabt haben als wir heute.

Geben wir zunächst in aller Bescheidenheit zu: Auch heute noch, Ende des zwanzigsten Jahrhunderts, steht der Begriff »Mensch« keineswegs eindeutig fest. Das bezieht sich nicht nur auf die wissenschaftliche Abstammungslehre, die immer neue Erkenntnisse über die »Praehominiden« zutage fördert, die,

nicht mehr Tier und noch nicht Mensch, vor zwei oder drei Jahrmillionen gelebt haben. Es bezieht sich auch auf die verschiedenen Formen der Rassenkämpfe, die Dezimierung und Ausrottung von »Untermenschen« durch »Herrenmenschen«, den erbarmungslosen Kampf, den Menschen einer Hautfarbe jahrhundertelang und bis zum heutigen Tag gegen Menschen anderer Hautfarbe führen; auf Genozid, Vernichtungslager, Gasöfen. Noch heute ist das Wort »Mitmenschen«, auf die gesamte Menschheit bezogen, ein abstrakter, unwirklicher Begriff, das wissen jene am besten, die unermüdlich für die »Menschenrechte« kämpfen.

Wie ist es dann aber möglich, daß alle alten Religionen einen Schöpfungsmythos kennen, in dem erzählt wird, wie »die ersten *Menschen*« entstanden sind, wie sie entweder gesät oder aus Erde geformt oder aus Tieren in Menschen verwandelt wurden? Die allgemeine Antwort auf diese Frage lautet: Die Menschen der Frühzeit verstanden unter dem Wort »Menschen« eben nicht alle Zweibeiner, alle Lebewesen, die keine Tiere sind, nicht den »homo sapiens«. Sie verstanden vielmehr darunter ausschließlich die Angehörigen ihres jeweils eigenen Volkes oder der Völker und Stämme, die gleicher Herkunft waren.

Es gibt mehrere Beispiele für die Anwendung des Wortes »Mensch« im erwähnten Sinn. Das wohl bekannteste ist das Eskimowort »Innuit«, das Menschen, und zwar nur Eskimomenschen bezeichnet, während Weiße oder Indianer, mit denen die Eskimos in Kontakt kamen, für sie keine »Menschen«, keine Innuit sind. Ein weiteres Beispiel, dessen früheste Ursprünge wir nicht einmal kennen, geben uns die Zigeuner. Sie selber nennen sich bekanntlich nicht »Zigeuner«, sondern »Sinti«, »Róm« oder »Manusch«, was »Mensch, Mann« bedeutet, aber ebenfalls nur Zigeunermensch, Zigeunermann. Daß die Anwendung des Wortes »Mensch« ausschließlich auf die Angehörigen des eigenen Volkes sich bei einigen Völkern über unvorstellbar lange Zeiträume sprachlich erhalten konnte, erleichtert uns das Verständnis für die Mythen der »Menschwerdung« – auch des Adamsvolkes. Es mag den Schriftgelehrten, die Jahrtausende später die schriftliche Endredaktion der Bibel vornahmen, eine gewisse Mühe bereitet haben, das inzwischen erweiterte Wissen um die Existenz so vieler und völlig verschiedener Menschen, Völker und Rassen auf den »ersten Menschen«, auf Adam zurückzuführen. Sie bewältigten dies durch die ausführliche Aufzählung der Nachkommen der drei Noah-Söhne und der Völ-

ker, die von ihnen abstammten (1. Moses 10). Und sie faßten zusammen: »Das sind die Geschlechter der Nachkommen Noahs nach ihrer Abstammung, nach ihren Völkerschaften, und von diesen aus verzweigten sich die Völker nach der Sintflut.« (1. Moses 10,32)

Der Begriff »Erde« hat seit Menschengedenken, das heißt während einer für uns überblickbaren Geschichtsperiode, so viele und so große Wandlungen durchgemacht, daß die Loslösung von Adams Bild von der Erde keine Schwierigkeiten bereitet. Was nach unserem heutigen Wissen ein kleiner, nahezu kugelförmiger Planet in einem der zahllosen Sonnensysteme innerhalb eines der vielen Milchstraßensysteme des unvorstellbar großen Weltalls ist, das war für die vor wenigen Jahrhunderten im christlichen Abendland Lebenden noch der Mittelpunkt des Weltalls. Aber schon ein erster Vergleich von Kosmogenien, von Weltentstehungsmythen verschiedener Frühreligionen zeigt, daß die Menschen überall bemüht waren, sich die allmähliche Entstehung von Erde und Himmel und ihr eigenes Dasein durch das Eingreifen von Schöpfergöttern, häufig durch erbitterte Machtkämpfe zwischen diesen Göttern oder Göttergenerationen zu erklären. Der sumerische Dilmun-Mythos und das akkadische ›Enuma elisch‹ sind zwei Beispiele solcher Schöpfungsmythen. Gemeinsam ist den meisten, daß sie – im Unterschied zur biblischen Schöpfungsgeschichte – keinen festen Bestandteil des Glaubens, der Religion bildeten, sondern eher Formen der religiösen Deutung waren, neben denen aber auch andere Deutungen existierten und die durch Einflüsse anderer Völker ergänzt oder abgewandelt wurden. Die Überlieferungen, die zu uns gelangt sind, stammen allerdings jeweils aus einer verhältnismäßig späten Epoche: als die Schrift jener Völker völlig ausgebildet war und sowohl die Fähigkeit zum Abstrahieren und die dichterische Form wie auch der häufig spürbare Einfluß von Priestereliten schon vorhanden war. Was also die Menschen, die zur Zeit der Abfassung jener Mythendichtungen lebten, unter »Erde« verstanden, hing weitgehend nicht von religiösen, sondern von politischen Verhältnissen, beispielsweise vom Handel mit fremden Ländern ab.

Auf tieferen Kulturstufen aber verstanden die Menschen unter ihrer Erde einfach das Land, das sie bewohnten oder nomadisierend durchzogen oder in dem sie sich nach langen Wanderungen endgültig niederließen: »In den verschiedensten kulturellen Zusammenhängen finden wir immer wieder das gleiche

rituelle Motiv: Sich in einem Land niederlassen bedeutet soviel wie eine Welt gründen.«* In Küstengebieten ist »die Erde« zugleich der Gegensatz zum Wasser, zum Meer. Dieser Doppelsinn hat auch für uns heute noch Gültigkeit. Einerseits ist »die Erde« unser Planet – andererseits der Erdboden, den wir umgraben, die Erdkrume, die wir in die Hand nehmen und in der Pflanzen, Blumen, Bäume wurzeln, der Acker, auf dem unsere Nahrung wächst. Diesen Doppelsinn muß das Wort bereits für Adam gehabt haben. Seine Erde war der Erdboden, der immer mehr aus dem Überschwemmungsgebiet auftauchte, und es war Land, sein Land.

Der Zugang zu den Begriffen »Gott« und »Himmel« in Adams Vorstellungswelt ist begreiflicherweise weitaus schwerer zu finden. Nicht nur gehört grundsätzliche Vorurteilslosigkeit und innere Aufgeschlossenheit dazu, auch nur zuzugeben, daß zu verschiedenen Zeiten auf verschiedener Kulturstufe verschiedene Gottesauffassungen möglich sind. Darüber hinaus ist jedoch paradoxerweise genau das, was jahrtausendelang von Juden und Christen als unumstößliche Wahrheit, als wortwörtliche Beschreibung des Schöpfungsvorgangs in sechs Tagen angesehen wurde, für heutige Menschen mit heutigem (noch immer unvollkommenem) Wissen nur noch als Gleichnis glaubwürdig. Wer den Mut hat, die biblische Schöpfungsgeschichte von neuem als »wahr«, als Bericht über tatsächliche Ereignisse, als »Report aus dem Zweistromland« anzusehen, der riskiert, kaum vier Jahrhunderte nach Galilei, zwischen Ketzerei und Phantasterei angesiedelt zu werden. Darum sei noch einmal ausdrücklich versichert: Es geht hier nicht um die Frage der Existenz Gottes. Es geht nicht um religiöse Überzeugungen. Es geht einzig und allein um die Frage, ob die frühen »Adamiten«, in deren Überlieferungen die Begegnungen mit Gott, Gottessöhnen, Gottesboten eine wichtige Rolle spielen, ebenso wie die meisten Göttersagen in anderen Kulturen phantasievolle Legenden an ihre Nachkommen weitergegeben haben – oder ob sie von tatsächlichen Erlebnissen und Beobachtungen berichteten.

Der Begriff »Gott, Götter« ist uralt. Wir werden nie wissen, wann, wo und wie er zum ersten Mal entstand. Er muß aus einer Zeit stammen, als der Frühmensch in einer Welt ständiger Bedrohungen und im Bewußtsein seiner Hilflosigkeit unsicht-

* Mircea Eliade: Gefüge und Funktion der Schöpfungsmythen, in: Mircea Eliade (Hrsg.): Die Schöpfungsmythen. Darmstadt 1980 (Vorwort).

baren Wesen mit übermenschlichen, magischen Kräften seine Ängste und Hoffnungen anvertraute, sie um Hilfe bat, sie durch Opfer, durch bestimmtes Verhalten zu seinen Gunsten zu beeinflussen suchte. Viele Aberglauben, die es wider unser besseres Wissen auch heute noch gibt, bezeugen, daß dieses Bedürfnis dem Menschen angeboren sein muß.

Über die verschiedenen Formen des Götterglaubens gibt es zahlreiche Untersuchungen. Was die jüdische Religion und später auch Christentum und Islam von anderen unterscheidet, das ist: daß an ihrem Anfang ein einziger Gott steht, daß dieser sich selbst als lebendigen Gott bezeichnet, daß dem Menschen untersagt wird, sich ein Abbild des lebendigen Gottes oder anderer Götter zu machen und diese anzubeten, daß der lebendige Gott nicht mit seinem Namen, sondern nur als »Herr« angeredet werden darf. Das Verhältnis des Adam und all seiner Nachkommen zu Gott wird klar und unmißverständlich als das Verhältnis des Knechts zu seinem Herrn festgelegt und willig akzeptiert. Die Herr-Knecht-Beziehung zwischen Gott und Mensch, auch wenn in späterer Zeit durch die Beziehung zu Gott dem Vater, zu Gott dem guten Hirten erweitert, ist uns geläufig und so selbstverständlich, daß wir bis auf den heutigen Tag vom »Herrgott«, von »Gott dem Herrn«, vom »Herrn« schlechthin sprechen, ohne zu fragen, wie die in anderen Religionen keineswegs selbstverständliche Beziehung entstanden sein könnte.

Von »Gott« zum »Herrn« – vom »Himmel« zu »den Himmeln«! »Am Anfang schuf Gott den Himmel und die Erde.« Es ist dieser Satz von liturgischer Feierlichkeit, mit dem unsere Bibel beginnt. Ist es denkbar, daß ein so knapper, einfacher Satz in den Jahrtausenden, die von der mündlichen Tradition bis zur endgültigen schriftlichen Fixierung reichen, Wandlungen durchgemacht hat? Laut dem ›Babylonischen Talmud‹, der die Bibelauslegungen der verschiedenen Lehrhäuser sammelte, verglich und zusammenfaßte, lautet der Satz in deutscher Übersetzung: »Am Anfang erschuf Gott die Himmel und die Erde.« Auch an anderen Bibelstellen wird die Mehrzahl »die Himmel« verwendet, die uns insbesondere vom 19. Psalm her vertraut ist: »Die Himmel rühmen die Ehre Gottes, und die Feste verkündigt seiner Hände Werk.« Wir singen diese Worte im gleichlautenden Kirchenlied, obwohl im abendländischen Denken der Himmel eine Einzahl, ein Singular-Begriff ist. Der Islam kennt »Sieben Himmel«, und auch zahlreiche nebenbiblische Überlie-

ferungen, die viel älter als der Islam sein müssen, wissen von »Sieben Himmeln« zu erzählen, sie nennen Namen und Aufgaben jedes einzelnen Himmels. Die Himmel sind dort als Himmelsburg, als Bauwerk beschrieben, das uns später noch ausführlich beschäftigen wird. Vorläufig geht es nur darum, auch bei unserem Begriff »Himmel« für die Möglichkeiten eines Bedeutungswandels offen zu sein.

Gott – Mensch – Himmel – Erde. Es war ein großer Anfang, der damals im Zweistromland begann. Nicht der Anfang der Erde. Nicht der Anfang des Himmels. Nicht der Anfang des Menschen. Aber es war der Anfang eines neuen Menschenzeitalters, einer neuen Kultur, neuer Formen der Beziehungen des Menschen zu Gott und zu anderen Menschen. Es war der Anfang der Schrift, der Dichtung, der Beobachtung der Himmelskörper, der gezielten Kultivierung des Bodens, der Züchtung neuer Getreidesorten, des Handels, der Schiffahrt. Es war der Anfang der Gerichtsbarkeit, der Anfang der Sünde. Vielleicht war es der Anfang des Glaubens an die Unsterblichkeit.

Der Schauplatz

Mesopotamien am Vorabend der Geschichte

> Die Erde aber war bloß und bar, und Dunkel lag über dem Grund, und Gottes Windhauch wehte über die Wasser.
>
> (1. Moses 1,2)*

Die biblische Geschichte der Schöpfung beginnt mit einer merkwürdig genauen Schilderung des Zustandes, der bereits vor dem ersten »Es werde« bestand: die Erde war »bloß und bar«, nach anderer Übersetzung »wüst und öde«. Nachdem Gott Licht und Dunkel geschaffen und benannt hatte, schuf er am zweiten Tag – nach der zitierten wortgetreuen Übersetzung – »ein Gefläche im Wasser drinnen, und das sei Scheide zwischen Wasser und Wasser«. »Und Gott nannte das Gefläche Himmel.« Erst am dritten Tag befahl Gott »den Wassern unterhalb des Himmels«, sich an einem Ort zu sammeln, »daß das Trockene sichtbar werde«. »Und Gott nannte das Trockene Erde, die Sammlung der Wasser aber nannte er Meere.« Wer sich jemals näher mit den Schöpfungsmythen alter Völker beschäftigt hat, staunt über die reiche Fülle von Phantasie, mit deren Hilfe Menschen sich die Entstehung ihrer Welt vorzustellen versucht haben. Wilde Machtkämpfe zwischen Göttern oder Götter-Generationen, das Auftauchen unheimlicher Ungeheuer oder zweigeschlechtlicher Fabelwesen lieferten den Stoff, manchmal sogar im wörtlichen Sinn die Materie, aus der ein Siegergott schließlich die Welt formte.

Verglichen mit solchen Mythen wirkt die biblische Schöpfungsgeschichte phantasiearm, ja geradezu nüchtern. Nicht überbordende Phantasie, sondern die Gewissenhaftigkeit eines Beobachters, eines Augenzeugen hat eine Glaubwürdigkeit bewirkt, die die Jahrtausende überlebt hat und erst durch die moderne Naturwissenschaft erschüttert und schließlich entthront worden ist. Das ist um so bemerkenswerter, weil es, wenn wir die Bibel beim Wort nehmen, noch keine Augenzeugen gegeben haben kann, denn der Mensch wurde erst am sechsten Schöpfungstag erschaffen. Andererseits ist die Beschreibung so plastisch und deutlich, daß wir sie nicht als eine, späteren Priestern gegebene, Offenbarung ansehen können. Aber die

* Die Heilige Schrift, Kauffmann Verlag.

Widersprüche beginnen sogar schon früher, bei den Worten: »Die Erde war bloß und bar, und Gottes Windhauch wehte über die Wasser.« Gab es also von allem Anfang an Erde, Wind und Wasser, obwohl erst am dritten Schöpfungstag »das Trokkene sichtbar wurde«, das Gott »Erde« nannte? Auch den frühen Juden scheinen solche Widersprüche nicht entgangen zu sein. In seinem Buch ›Sagen der Juden I, Urzeit‹ zitiert Micha Josef BinGorion (aus dem Midrasch Themura): »Zwei Dinge sind da, welche nicht erschaffen wurden. Diese sind der Wind und das Wasser. Die waren von Anfang da, wie es auch heißt: Der Wind des Herrn schwebte über den Gewässern.«

Das eigentlich Erstaunliche aber ist: Je mehr über die Frühbesiedlung des südlichen Mesopotamien durch neue wissenschaftliche Erkenntnisse, Entzifferung von Keilschrifttafeln und archäologische Ausgrabungen bekannt wird, um so mehr Übereinstimmung mit der Genesis, späteren biblischen und nebenbiblischen Texten und Sagen der Urzeit sind feststellbar, um so glaubwürdiger werden die Erzählungen von Adam und seinen Nachkommen, die hier als »Adamiten« – zur Unterscheidung von anderen semitischen Stämmen – bezeichnet werden.

Das Land, das Adam als seine Urheimat bezeichnet hat, das südliche Mesopotamien, das Mündungsgebiet der Ströme Euphrat und Tigris, war noch zu einer Zeit wüst und öde, bloß und bar, als der Vordere Orient bereits seit mehreren Jahrtausenden besiedelt war. Längst hatte der Mensch, hatten Menschen sich aus Sammlern und Jägern zu Seßhaften, zu Viehzüchtern und Ackerbauern entwickelt. Vieles mag noch unter Erdmassen begraben sein, zwei wichtige Beispiele aber sind ausgegraben worden: Jenseits der Arabischen Tafel liegt Jericho, und die untersten Schichten dieser befestigten Stadtsiedlung gehen auf das achte oder sogar das neunte Jahrtausend v. Chr. zurück. Im Norden, in Süd-Anatolien, liegt Catal Hüyük, das bereits im siebten Jahrtausend v. Chr. eine Großsiedlung von beeindruckender kultureller Höhe war.

Das Land aber, das Adam beschreibt, war zur Blütezeit von Jericho und Catal Hüyük noch wüst und öde gewesen, unsicheres Schwemmgebiet, das sich weit erstreckende, von Brackwasser bedeckte Marschland des Persischen Golfs, geprägt von ständigen Überschwemmungen der beiden lehmhaltigen Ströme Euphrat und Tigris, die immer wieder ihre Flußbetten änderten; und über dem allem das unaufhörliche Wehen des

heißen Windes. Wasser und Wind und eine wüste, öde Erde, wie es ein Adam noch erlebt haben muß.

Denn allmählich waren Menschen vom Norden her auch nach Süden vorgedrungen: semitische Nomadenstämme, vielleicht Vorfahren unseres Adam, sowie ein hochbegabtes Volk, von dem allerdings bisher wenig bekannt ist und das die Forscher deshalb als »Proto-Euphrater« oder auch »Ubaidleute« bezeichnet haben. Die wichtigsten Spuren, die diese Proto-Euphrater hinterlassen haben, sind neben einigen Funden bei Ausgrabungen vor allem sprachlicher Natur. Die später eingewanderten Sumerer nämlich, die eine Einsilbensprache hatten, haben, wie sumerische Dokumente aus dem dritten Jahrtausend vor Christus beweisen, von ihren Vorgängern mehrsilbige Wörter einer unbekannten Sprache übernommen, die Namen von Euphrat und Tigris, vor allem aber die Bezeichnungen zahlreicher Tätigkeiten, für die es offenbar noch keine Wörter im Sumerischen gegeben hatte, wie Ackerbauer, Fischer, Schmied, Korbflechter, Töpfer, Maurer und andere.

Über Zeitpunkt und Dauer dieser Anfänge von Frühbesiedlung im südlichen Mesopotamien ist nichts bekannt. Die Wissenschaft neigt heute eher dazu, die Möglichkeit früherer Besiedlung auch des Südens anzunehmen, als man dies früher tat. Der frühestmögliche Zeitpunkt, den man nach heutigem Wissen für die Anfänge der sumerischen Einwanderung ansetzt, ist Mitte oder Ende des fünften Jahrtausends v. Chr., was zu dem Schluß führt, daß für die Erstbesiedlung des Landes durch Semiten einerseits, durch die unbekannten Proto-Euphrater andererseits das Ende des sechsten oder der Anfang des fünften Jahrtausends v. Chr. angenommen werden könnte.

Die Genesis erwähnt die Frühsiedler nirgends, ihr bloßes Dasein stünde im Widerspruch zur Schöpfungsgeschichte. Dagegen ist nicht auszuschließen, daß von ihnen in den arabisch-jüdischen Dämonengeschichten, die BinGorion in die jüdischen Sagen aus der Urzeit aufgenommen hat, die Rede ist, wenn dort von »Geistern« oder »Dämonen« gesprochen wird. Einige aus diesen Sagen herausgegriffene Sätze mögen als Anhaltspunkte für eine solche Vermutung dienen:

»Gott ist es, der die Dämonen schuf, ehe er den Menschen machte und ehe noch das Menschengeschlecht da war ... In den uralten Tagen, in vergangenen Zeiten, da der Mensch, der Vater allen Fleisches noch nicht erschaffen war, waren die Dämonen die Bewohner der Erde und ihre Bürger; die Erde war voll von

ihnen, das trockene Land wie das Meer. Sie lebten lange auf Erden und waren vergnügt auf ihr. Ruhe und Frieden umgaben sie, und die Erde lag vor ihnen da in ihrer Breite und Länge ... Dazumal herrschten noch unter ihnen gute Sitten ... Aber es geschah, als ihr Kreis um war und die Kette der Gespenster unterbrochen werden sollte, da schickte der Herr, gelobt sei er, ein Heer von Engeln, die stiegen vom Himmel herab und ließen sich auf die Erde nieder. Sie vertrieben die Satanskinder nach den fernen Enden. Sie kämpften mit ihnen und unterwarfen sie sich, und die Geister fielen vor ihnen nieder. Die Engel errangen unter ihnen eine große Beute und nahmen viele von ihnen gefangen ... Und es geschah, als die Menschen darnach* Söhne und Töchter zeugten und ihrer viel wurden auf Erden, da vermischten sie sich mit den Kindern der Teufel, und die unterwiesen sie in allerlei Handwerk und in allerlei Künsten. Sie brachten ihnen bei das Pflanzen von Gärten und das Aufführen von Gebäuden. Sie lehrten sie Nützliches von Schädlichem zu unterscheiden. Sie gewannen einander lieb und befreundeten sich miteinander. So war Friede und Eintracht unter ihnen eine lange Zeit ...«

Ob auch die arabischen Dschinnen, denen sogar eine Koransure gewidmet ist, mit den »Geistern« dieser Sagen verwandt sind, müßte eine gründlichere Untersuchung feststellen. In unserem Zusammenhang sollte vor allem darauf hingewiesen werden, daß gewisse alte Überlieferungen, aus ihrem mythischen Beiwerk gelöst, auf die heute feststehende Frühbesiedlung durch Menschen, die weder Semiten noch Sumerer waren, zurückgehen könnten.

Die ersten aber, die sich in das wüste, öde Land vorgewagt hatten, waren wahrscheinlich keine Seßhaften, keine Siedler gewesen, sondern vereinzelte, wandernde Nomaden auf der Suche nach Weideplätzen für ihre Ziegen oder Schafe. Der Vorgänger oder sogar Ahnherr unseres Adam, der diese Landschaft beschrieben hat, muß sie mit eigenen Augen gesehen haben, das meint man noch aus den Worten einer alten nebenbiblischen Überlieferung herauszuhören: »Die Erde war zu Anfang Tohu und Bohu, und Finsternis lag auf der Tiefe. Tohu, das war ein grüner Streifen, der die ganze Welt umgab und von dem die Finsternis ausging. Bohu, das waren Abgründe voller schlammiger Steine, durch die das Wasser rieselte.« Noch aus der spä-

* Nach der Vertreibung aus dem Garten Eden.

ten Fassung dieser Sage (zitiert nach BinGorion) spürt man das Bemühen des Augenzeugen heraus, das, was er gesehen hat, mit Worten zu beschreiben. Ist es eine allzu kühne Auslegung, wenn wir den rätselhaften »grünen Streifen, der die ganze Welt umgab und von dem die Finsternis ausging«, als einen Hinweis darauf zu deuten wagen, daß das nördliche Mesopotamien, das in der Himmelsrichtung lag, von der die Finsternis ausgeht, bereits zu einer Zeit grün, bewachsen war, als das südliche Mündungsgebiet noch von Schlamm und Wasser bedeckt war?

Noch befinden wir uns am Vorabend der Geschichte, am Vorabend der Hochkulturen, über deren lange Anfänge wir bekanntlich kaum etwas wissen. Auch die Anfänge der sumerischen Hochkultur, die allgemein als die erste und älteste angesehen wird, sind uns verborgen, ja wir wissen nicht einmal, ob sie ein Jahrhundert oder ein Jahrtausend umfaßten und wo ihr Ausgangspunkt lag. Sumer tritt erst in einem Augenblick in unser Gesichtsfeld, als die Hochkultur weitgehend besteht, mehrere Stadtstaaten nebeneinander existieren, der Handel blüht, die Tempelarchitektur auf hohem Niveau ist – also etwa am Anfang des dritten Jahrtausends v. Chr. Man sollte meinen, daß eine solche Entwicklung, für die es noch kein Vorbild gab, in irgendeiner Form an die Nachwelt, an die eigenen Nachkommen weitergegeben wurde. Das aber fehlt. Um so interessanter, nicht nur für die Frühgeschichte des Adamsvolkes, sondern auch für unser Wissen um die Anfänge der ältesten Hochkultur der Erde, können die mündlichen Überlieferungen der frühen Adamiten sein, wenn sich ein Zusammenhang zwischen ihnen und den Sumerern nachweisen läßt.

Das erste Indiz für einen solchen Zusammenhang ist der »Wind Gottes«, der über den Wassern wehte. Daß nach der Luther-Übersetzung der Bibel am Uranfang »der Geist Gottes über den Wassern schwebte«, weist auf eine verhältnismäßig späte, abstrakte Deutung eines älteren Mythos hin. Das ergibt sich aus der Tatsache, daß im Hebräischen das gleiche Wort in einem Doppelsinn – »Wind« und »Geist« – verwendet wird. Die bereits mehrfach zitierte, wortgetreue Bibelübersetzung aus dem Kauffmann Verlag kam wahrscheinlich aus ähnlichen Überlegungen zum gleichen Schluß, denn sie übersetzt: «... und Gottes Windhauch wehte über die Wasser.« Daß diese Übersetzung den ursprünglichen Sinn wiedergibt, beweist die alte Schöpfungssage, nach der es zwei Dinge gibt, die nicht erschaffen wurden, der Wind und das Wasser, »... wie es auch heißt:

Der Wind des Herrn schwebte über den Gewässern.« (Vgl. S. 24) Das Wort »Geist« würde hier nicht einmal einen Sinn ergeben. Aber niemand, nicht einmal den Sumerologen, scheint bisher der Gedanke gekommen zu sein, daß »der Wind Gottes« zugleich einen Hinweis auf die frühe und enge Verbindung zwischen dem Adamsvolk und Sumer bilden könnte. Denn das Hebräische ist nicht die einzige Sprache, in der ein und dasselbe Wort sowohl die Bedeutung »Wind« wie die Bedeutung »Geist« hat. Im Sumerischen wird das Wort »lil« in verschiedener Bedeutung verwendet, nämlich für »Wind«, »Lufthauch«, »Atem« und »Geist«! Der Hauptgott der Sumerer war Enlil, was wörtlich übersetzt »Herr des Windhauches« bedeutet. Der Windgott Enlil hat einen Gefährten, Enki, was »Herr der Erde« heißt, und dieser Enki war der Gott des Grundwassers, der Wassertiefe. Enlil und Enki, die beiden mächtigsten Götter im Land Sumer, wurden zwar von Adam nie als Götter verehrt, denn Adams Gott war ein »lebendiger Gott«. Aber im langen Zusammenleben von Sumerern und Adamiten muß der Wind des Gottes Enlil zum Sprachgebrauch gehört haben. Dazu noch einmal die alte jüdische Sage: »Nun siehst du wohl, die ganze Welt ist des Windes voll, der Wind allein trägt die Welt, er ist das Höchste, er war am Anfang aller Dinge, wie es auch heißt: Der Wind Gottes blies über dem Wasser.« Bei dem Bibelwort, daß »der Geist Gottes über den Wassern schwebte«, muß es sich nach der hier vertretenen Deutung um einen späteren, wenn auch immer noch sehr frühen Übersetzungsfehler gehandelt haben. Wahrscheinlich bliebe, wenn diese Auffassung sich auch anderenorts durchsetzt, manchem Bibelgläubigem ein Glaubenskonflikt erspart, denn Gott und der Geist Gottes wären dann von allem Anfang an als Ureinheit zu verstehen.

Schon der »Wind Gottes« bildet also einen Hinweis auf mögliche Zusmmenhänge zwischen dem Adamsvolk und den Schöpfern der Hochkultur, den Sumerern. Das ermutigt zur Frage, ob biblische und nebenbiblische Überlieferungen aus der Urzeit, die Erinnerungen des Adamsvolkes an die vorgeschichtliche »Schöpfung« irgendwelche Angaben enthalten, die zur Aufhellung der Rätsel um die ersten Anfänge Sumers in Mesopotamien beitragen und gleichzeitig die Glaubwürdigkeit, den Report-Charakter der jüdischen Überlieferungen weiter untermauern könnten.

Eine solche Überlieferung gibt es: es ist die »Feste zwischen den Wassern«, die Gott »Himmel« nannte (1. Moses 1,6–8),

von der nicht nur die Genesis, sondern auch mesopotamische Schöpfungsmythen erzählen. Sie bildet die erste Stufe zu den späteren Beziehungen zwischen den »Adamiten« und den »Himmlischen«, die uns in späteren Kapiteln noch beschäftigen werden.

Mühe hat den Übersetzern der Genesis das Wort bereitet, das unsere Bibel mit »Feste« übersetzt hat: »Eine Feste zwischen den Wassern« (Luther-Bibel), »eine Feste inmitten der Wasser« (Zwingli-Bibel). Die Aufgabe der Feste war es, »die Wasser« voneinander zu scheiden. Der Gedanke lag nahe, daß es sich bei der Feste um eine Aufschüttung, eine Art Damm gehandelt habe, die in dem lehmigfeuchten Mündungsgebiet der beiden Ströme, in dem sich Salzwasser und Süßwasser zu einem riesigen Brackwasser-Areal vermischten, als Trennungswall wirkte. Dem schien aber zu widersprechen, daß Gott die »Feste« nicht Erde, sondern Himmel genannt hatte. Aber das Wort, das Luther mit »Feste« übersetzt hatte, hatte keinen klaren, eindeutigen Sinn. Spätere Übersetzungen der gleichen Stelle: »Ein festes Gewölbe inmitten der Wasser«*, »ein Gefläche im Wasser drinnen« (Die Heilige Schrift, Kauffmann Verlag), »eine Ausdehnung inmitten der Wasser« (Der Pentateuch), »ein Gewölbe, das die Wassermassen trennt« (Die Bibel in heutigem Deutsch).

Eine Feste – ein Gewölbe – eine Ausdehnung: Niemand vermag heute zu sagen, welche Vorstellungen die frühen Adamsgeschlechter mit dem in mündlicher Tradition weitergegebenen Bericht verbunden haben mögen, wenn auch unser Wort »Gewölbe« am ehesten der Vorstellung »Himmel« zu entsprechen scheint. Fest dagegen steht die Lage dieses Gewölbes: es lag inmitten der Wasser, über den Wassern. Hier nun ergeben sich erstaunliche Parallelen zu frühen sumerischen und akkadischen Überlieferungen, die nebeneinandergestellt werden dürfen, weil die semitischen Akkader, Vorgänger der späteren Assyrer und Babylonier, zahlreiche religiöse Vorstellungen, Traditionen, Mythen, Götternamen von den Sumerern übernommen und mit ihrer eigenen Götterwelt verschmolzen hatten. Die Niederschrift dieser Überlieferungen erfolgte sehr viel später, aber auch sie beziehen sich auf die vorgeschichtliche Zeit, auf die Anfänge im Zweistromland.

* Jean Bottéro: Jüdische Schöpfungsmythen. In: Mircea Eliade (Hrsg.): Die Schöpfungsmythen. Darmstadt 1980.

Zunächst einige Zeilen aus einem akkadischen Text, der die Erschaffung der Welt durch den Gott Marduk beschreibt:

»... Keine Stadt war erbaut worden, kein Lebendiger war da. Nippur war nicht gebaut, der Ekur (Haus des Gottes Enlil in Nippur, d. Verf.) war nicht gebaut. Uruk war nicht gebaut, der Eanna (Haus des Himmelsgottes An in Uruk, d. Verf.) war nicht erbaut. Der Abzu (der Grundwasserabgrund, Wohnung des Gottes Enki, den die Akkader auch Ea nannten, d. Verf.) war nicht gemacht, Eridu war nicht gebaut. Die Baustelle für das heilige Haus, eine Wohnung der Götter, war nicht gemacht. Alle Länder waren Meer. Damals wurde Eridu gebaut, der Esagil (Wohnung des Ea-Enki in Eridu, d. Verf.) wurde gebaut, Esagila, das der König des heiligen Hügels mitten im Abzu gegründet ...«

Einer langen sumerischen Tempel-Hymne zum gleichen Thema sind folgende Sätze entnommen:

»Als allem Gezeugten das Schicksal bestimmt war,
als die Menschen in einem Jahr des Überflusses
wie Gras die Erde durchbrochen hatten,
da baute der Herr des Abzu, der König Enki,
Enki, der Herr, der die Schicksale entscheidet,
sein Haus ganz aus Silber und Lapislazuli.
In Silber und Lapislazuli, die wie der Tag leuchten,
ist das Haus im Abzu mit aller Schönheit geziert,
ragt seine helle, kunstvolle Form aus dem Abzu auf ...
In Eridu hat er das Haus ans Ufer gebaut ...
Haus an der Grenze gebaut, geschaffen für die vollendeten ›göttlichen Kräfte‹ ...
Als es erbaut war, als es erbaut war,
als Enkis Stadt Eridu erhöht war,
da war es wie ein festgefügtes Stufengebirge am Wasser gegründet ...
Der König Enki,
Eridu hat er wie einen Berg von der Erde aufsteigen lassen.«*

Es gibt Anhaltspunkte dafür, daß diese Hymne etwa aus dem Anfang des zweiten Jahrtausends v. Chr. stammt, aus der Zeit der dritten Dynastie von Ur, als Bursin von Ur die uralte Anlage des »e-engurra«, des »Ozeanhauses«, wie es auch genannt wurde, erneuern ließ – zu einer Zeit also, als die Anfänge des

* Aus: Sumerische und akkadische Hymnen und Gebete. Eingeleitet und übertragen von A. Falkenstein und W. von Soden. Zürich 1953.

uralten Eridu auch für die Sumerer längst zur Sage geworden waren: zur Sage ihrer eigenen Anfänge im Zweistromland.

Weder der akkadische Text noch die sumerische Tempelhymne sprechen von einem »Gewölbe«, einer »Feste«, dafür aber von einem Bauwerk, das »wie ein festgefügtes Stufengebirge«, »wie ein Berg« aus dem Abgrund emporragt – ein Vorläufer der »Zikkurat«, der späteren Stufentürme, die zur Zeit, als diese beiden Texte entstanden, jedem Bewohner des Landes so vertraut waren wie uns unsere Kirchen. Der erste Bau dieser Art, wenn auch in den Dimensionen wesentlich bescheidener als die späteren Zikkurat, muß ein ungeheures Ereignis gewesen sein, das noch nach mehr als einem Jahrtausend einen Widerhall gefunden hat bei Sumerern, Akkadern und bei den Nachkommen Adams. Adams Erinnerungen aber waren exakter oder gingen weiter zurück als die Reminiszenzen der Sumerer und Akkader, die dank der in der Zwischenzeit erfundenen Schrift in poetischer Form zu uns gelangt sind. Adam nämlich – oder einer seiner Vorfahren – beschrieb die Vorarbeiten, die zur Errichtung des Bauwerks nötig gewesen waren: »Gott sprach: Es werde eine Ausdehnung inmitten des Wassers und scheide zwischen Wassern und Wassern. Und Gott machte die Ausdehnung und schied zwischen dem Wasser, das unterhalb der Ausdehnung war, und zwischen dem Wasser, das oberhalb der Ausdehnung war, und es blieb also. Und Gott nannte die Ausdehnung Himmel« (Genesis 1,6 und 7 nach der wortgetreuen Übersetzung zum Raschi-Kommentar). In heutiger Sprache ausgedrückt: Durch Gräben und Kanäle wurden Salzwasser und Süßwasser voneinander geschieden und durch eine Aufschüttung eine Grundlage für das Bauwerk errichtet.

Es ist die hier vertretene Überzeugung, die vorläufig noch eine Hypothese ist und in den folgenden Kapiteln noch genauer begründet wird,

– daß am Vorabend der Geschichte, wahrscheinlich bereits im fünften Jahrtausend v. Chr., eine erste sumerische Einwanderergruppe im dünnbesiedelten südlichen Mesopotamien angelangt war;
– daß diese in der Nähe einer bereits bestehenden kleinen Dorfsiedlung Eridu am Meeresufer zunächst eine hauptsächlich durch die Uferlage bedingte, hohe Plattform und darauf den ihrem Gott Enki geweihten Tempelbau errichtete, der ihr zugleich als Wohnung, zur Vorratshaltung und als Schutz vor Überfällen diente;

- daß der Gott Enki, der später auch »Enanki«, das heißt »Herr des Himmels und der Erde«, genannt wurde, der sumerischen Auffassung entspricht, daß die Tempeltürme die Verbindung von Himmel und Erde darstellen;
- daß das Adamsvolk schon diesen ersten Tempelbau als »Himmel« und seine Bewohner als »die Himmlischen« bezeichnete.

In dieser Form blieb die Schöpfungsgeschichte der Genesis durch mündliche Überlieferung bei den Nachkommen Adams über die Jahrtausende hinweg wach und lebendig und wurde zu einem wichtigen Grundstein ihres Glaubens. Es sei hier nur an das ›Buch Hiob‹ erinnert. Als Hiob mit Gott hadert, weil er trotz seines gottesfürchtigen Lebenswandels vom Unglück geschlagen ist, antwortete ihm Gott »aus dem Wetter«. In dieser Antwort Gottes heißt es:

»Wo warst du, da ich die Erde gründete? ... Wer hat das Meer mit Türen verschlossen, da es herausbrach wie aus dem Mutterleib? Da ich's mit Wolken kleidete und in Dunkel einwickelte wie in Windeln? Da ich ihm den Lauf brach wie mit einem Damm und setzte ihm Riegel und Türen und sprach: Bis hierher sollst du kommen und nicht weiter, hier sollen sich legen deine stolzen Wellen?« (Hiob 38,4 und 8–11)

Die unbekannten Sumerer

Mullil, Herr, der das Schicksal des Landes Sumer kennt,
Herr durch dich selbst!
Vater Mullil, Herr aller Länder,
Vater Mullil, Herr des feststehenden Wortes,
Vater Mullil, Hirte der ›Schwarzköpfigen‹!

(Aus einer sumerischen Hymne
auf Enlil, den Hauptgott Sumers)

Auf der Suche nach Adams lebendigem Gott war die frühe Begegnung mit Sumer fast vorprogrammiert: mit den Schöpfern der ersten Hochkultur, die im gleichen Gebiet entstanden war, das die Bibel als Adams Urheimat bezeichnet, dem Land von Euphrat und Tigris.

Es gibt kaum ein Volk, von dem wir so viel – und so wenig wissen. Noch heute ist nicht bekannt, zu welcher Völkerfamilie die Sumerer gehörten, zu welcher Sprachenfamilie das Sumerische. Dabei hat kein anderes Volk der Frühzeit auf so vielen Gebieten einen so starken, bleibenden Einfluß auf die gesamte abendländische Entwicklung ausgeübt, sogar als seine Existenz für Jahrtausende in Vergessenheit geraten war. Wer waren diese Menschen, die wir heute als Sumerer bezeichnen? Welches war ihre Urheimat? Wann gelangten sie nach dem südlichen Mesopotamien? Waren sie auf dem Seeweg gekommen oder über das Zagrosgebirge eingewandert? Fragen über Fragen, die alle bis heute unbeantwortet geblieben sind, obwohl dicke Bücher über sie geschrieben wurden, ihre Bauwerke ausgegraben, ihre Sprache und ihre Schrift entziffert wurden. Bis um die Mitte des neunzehnten Jahrhunderts hatte die Welt die Existenz des sumerischen Volkes vergessen. Die Assyrer, die Babylonier – das war natürlich bekannt, Schriftsteller der Antike und vor allem die Bibel hatten von ihnen berichtet. Von den Sumerern aber, den Vorgängern der Babylonier, stand nichts in der Bibel, war nichts überliefert. Ihre Städte, ihre Bauwerke lagen verschüttet unter den merkwürdigen Hügeln, den »Tells«, die erst allmählich von 1840 an von archäologischen Expeditionen ausgegraben wurden. Und sogar noch nach dem Fund von Hunderten und Aberhunderten von Schrifttafeln und der Entzifferung ihrer Keilschrift, die häufig in zwei völlig verschiedenen Spra-

chen, einer semitischen und einer nichtsemitischen, beschriftet waren – sogar danach noch, in den siebziger Jahren des letzten Jahrhunderts erhob sich unter den Gelehrten der sogenannte Bibel-Babel-Streit, weil ein bekannter Orientalist, Joseph Halévy, die Existenz eines sumerischen Volkes und einer nichtsemitischen sumerischen Sprache trotz bereits vorliegenden Beweisen leidenschaftlich bestritt.

An der Existenz des sumerischen Volkes zweifelt heute niemand mehr. Ihre Ein-Silben-Sprache wurde entziffert, ihre Hymnen und Dichtungen sind in andere Sprachen übersetzt worden, ihre Verwaltungs- und Regierungsform, ihre Architektur, ihre plastischen Kunstwerke, ihre Religion und Theologie, ihre Schulen, die Namen ihrer Städte, ihrer Priesterkönige und Gouverneure sind bekannt. Die Bibel spricht nirgends von ihnen, aber über ihre Spuren im Alten Testament gibt es zahlreiche Publikationen, und immer noch wird unser Wissen über die Ausstrahlung ihrer frühen Hochkultur auf andere Völker der Antike durch neue Funde und Untersuchungen erweitert.

Wir wissen heute auch, wie lang oder vielmehr wie kurz die sumerische Vorherrschaft in Mesopotamien gedauert hat. Ihre geschichtlich mehr oder weniger nachweisbaren Anfänge werden im allgemeinen auf den Beginn des dritten vorchristlichen Jahrtausends angesetzt. Sie hatte etwa sechs bis acht Jahrhunderte Bestand. Nach einem Unterbruch von ungefähr drei Jahrhunderten, der sogenannten »Akkad-Zeit«, die mit dem großen semitischen Herrscher Sargon (2350 v. Chr.) begonnen hatte, gelang den Sumerern um 2050 v. Chr. im Süden des Landes eine Renaissance. Um 1750 v. Chr., als der bedeutende Gesetzgeber-Herrscher Hammurabi in Babylon zur Herrschaft gelangte und diese auf ganz Mesopotamien ausdehnte, verschwanden die Sumerer endgültig aus der Geschichte. Ihre Sprache wurde an den babylonischen Schulen zwar weiter gelehrt, aber »Sumerisch« war eine tote Sprache geworden, vergleichbar etwa dem Lateinischen im europäischen Mittelalter.

Kaum mehr als insgesamt zehn Jahrhunderte also hatte ihre Herrschaft gedauert, und diese Jahrhunderte waren zudem erfüllt gewesen von Kämpfen, die die Stadtstaaten untereinander um die Vorherrschaft, um »das Königtum« führten und von der Abwehr häufiger Überfälle der Gutäer und der wilden Bergvölker. Aber in diesem kurzen Zeitraum hatten sie das vorher fast unbewohnbare Land durch ihr hochentwickeltes Kanal-Bewäs-

serungssystem in den fruchtbarsten Garten Europas verwandelt. Ihre blühenden Städte waren Handelszentralen mit Import und Export von Nah und Fern. Ihre hochentwickelte städtische Kultur beruhte urspünglich auf einer merkwürdigen theokratischen Herrschaftsform, nach der alles Eigentum grundsätzlich den Göttern gehörte und in ihrem Auftrag von einem Priesterkönig verwaltet wurde, der an der Spitze einer streng aufgebauten Hierarchie stand. Als die Städte größer wurden, hatte sich dann daneben eine demokratische Oligarchie entwickelt, in der auch die freien Stadtbürger Anspruch auf Grundbesitz hatten und die politische Macht durch ein Zweikammersystem, ein Oberhaus der »Älteren« und ein Unterhaus der »Männer«, ausgeübt und durch einen Stadtgouverneur, den »ensi«, mehr verwaltet als beherrscht wurde. Erst als die kriegerischen Auseinandersetzungen zwischen den Stadtstaaten und die Überfälle durch Fremdvölker immer mehr zunahmen, führte die Notwendigkeit militärischer Führung auch zu eigentlichen Monarchien, deren Könige – der König wurde von den Sumerern »großer Mann« genannt – die gesamte weltliche Macht ausübten. Aber der Tempel jeder Stadt blieb weiterhin nicht nur Mittelpunkt des Kults, sondern er war auch Grundbesitzer von Ackerland, das er verpachtete, sowie Zentrale für Verwaltung, Rechtsprechung, Kunst, Schulung, Handel, Vorratshaltung, Steueramt und natürlich auch Wohnsitz der zahlreichen Tempelangestellten. Was auffällt bei diesen uns fast modern anmutenden Regierungsformen, deren Anfänge mehr als zwei Jahrtausende vor der Blütezeit von Athen anzusetzen sind, das ist die Tatsache, daß nicht – wie bei den akkadisch-babylonischen Nachfolgern der Sumerer – eine starke Führerpersönlichkeit wie Sargon, wie Hammurabi, sondern immer das unpersönliche Amt im Vordergrund steht. Wichtig ist allein der Name des Stadtgottes, der als »Herr seiner Stadt« gilt. Daran wird zu erinnern sein, wenn das Gebot an Adam besprochen wird, seinen lebendigen Gott nicht mit Namen, sondern nur als »Herr« anzureden.

Das Aussehen des lange vergessenen Volkes der Sumerer ist heute kein Geheimnis mehr. Ausgrabungen haben zahlreiche Statuen, Köpfe, Siegelbilder aus verschiedenen Epochen zutage gefördert. Sie hatten gedrungene, fast untersetzt wirkende Körper, breite Gesichter mit gerade vorspringender Nase und unter niedriger Stirn auffallend große Augen sowie schmale Lippen. Sie waren kein »schönes« Volk, diese Sumerer, verglichen etwa

mit den frühen Ägyptern, den Griechen, den Römern, deren Gestalten und Gesichtszüge uns durch Statuen, Köpfe, Wandmalereien überliefert sind. Sie besaßen aber auch keinen so ausgeprägten Typus wie beispielsweise die Assyrer, eines der semitischen Nachfolge-Völker im mesopotamischen Raum. Trotzdem waren sie, solange sie lebten, unverwechselbar, das verrät der Name, mit dem sie sich selbst bezeichneten: die Schwarzköpfigen.

Vor allem in sumerischen Götterhymnen, Beschwörungen und Gebeten, aber auch in einigen der langen epischen Dichtungen ist zwar von einem »Land Sumer« die Rede, nirgends aber von einem »Volk der Sumerer« – sehr häufig dagegen von den »Schwarzköpfigen«. In einem Schöpfungslied heißt es: »Als der Himmelsgott und Enlil und Enki und die Herrin des Gebirges die Schwarzköpfe erschaffen hatten ...« In einem Lied auf den Gott der Unterwelt, Nergal: »Herr, gefürchtet in Himmel und Erde, der du im Land Sumer strahlend erschienen bist, zur Königsherrschaft von deinem Vater gezeugt, auf den Schwarzköpfigen lastet schwer die Furcht vor dir.« Dies zwei charakteristische Beispiele.

»Die Schwarzköpfigen«: fünf Jahrtausende vor der Prägung des Slogans »Black is beautiful« war dies keine Bezeichnung, die aus Trotz, als Abwehr fremder Überlegenheitsansprüche entstanden war, sondern im Gegenteil aus gesundem Selbstbewußtsein, aus Stolz vielleicht sogar auf die eigene Überlegenheit, vergleichbar etwa der Selbstbezeichnung »der weiße Mann«, der seit Columbus' Tagen keinen Augenblick an seiner Überlegenheit über die »Rothäute« gezweifelt hatte.

Aber noch mehr geht aus dem Namen »die Schwarzköpfigen« hervor: daß andere Menschengruppen, mit denen sie zusammentrafen, zusammenlebten oder gelebt hatten, eine andere Hautfarbe hatten. Um noch einmal den obigen Vergleich heranzuziehen: Die Bezeichnung »der weiße Mann« stammt nicht aus Europa und hat nie in Europa Wurzeln geschlagen, weil die Hautfarbe kein Unterscheidungsmerkmal unter den europäischen Völkern bildete, während in Südafrika, wo die Weißen zwar an der Herrschaft, aber in der Minderzahl sind, die Hautfarbe das entscheidende Unterscheidungsmerkmal zwischen Weißen, Schwarzen und »Coloured« bildet. Das Volk der Schwarzköpfigen im Land Sumer lebte, das zeigt dieser Name an, neben, unter oder über Menschen von hellerer Hautfarbe, und sie waren stolz darauf. – Möglicherweise gibt es sogar

sprachliche Hinweise, die dies bestätigen: das Wort »Adam«, das ursprünglich für das Adamsvolk »Mensch, Mann« bedeutete, aber damit nicht homo sapiens, Mensch als Gegensatz zum Tier meinte, sondern ausdrücklich Mensch aus dem Adamsvolk, soll nach neuerer Sprachforschung die Bedeutung »der Rötliche« gehabt haben, was als Hinweis auf die Farbe der Erde, aus der Adams Körper geformt worden sei, aufgefaßt werden könne! Falls dies beweisbar ist, könnte daraus der Schluß gezogen werden, daß die »Schwarzköpfigen« – was ebenfalls »Menschen«, aber nur Menschen aus ihrem eigenen Volk bedeutete – die im Land vorgefundenen Adamiten nach ihrer Hautfarbe benannten, genau so wie Jahrtausende später der »weiße Mann« die Eingeborenen auf dem neu entdeckten Erdteil als »Rothäute« bezeichnete.

Merkwürdigerweise haben die Sumerologen, denen wir die Erforschung des Sumerertums verdanken, der Frage der Hautfarbe meines Wissens bisher wenig oder gar keine Beachtung geschenkt. Möglicherweise hängt das damit zusammen, daß die Selbstbenennung »die Schwarzköpfigen« gar keinen Zweifel an der Dunkelhäutigkeit aufkommen ließ. Oder könnte es sein, daß der tiefverwurzelte Glaube an die angeborene Überlegenheit des weißen Mannes über alle »Farbigen« hier eine gewisse Hemmung mit sich brachte? Auf jeden Fall sei im Interesse der künftigen Forschung daran erinnert, daß sich aus der Hautfarbe nicht nur Hinweise auf die immer noch offene Frage nach der Herkunft des hochbegabten Volkes der Sumerer ergeben könnten, sondern auch auf Aussehen und Eigenschaften der in der Folge wichtiger werdenden Rassenmischungen, von denen die Bibel immer wieder berichtet.

Die Hautfarbe der »Schwarzköpfigen« war dunkel, aber sie waren, wie aus ihren Gesichtszügen und körperlichen Merkmalen hervorgeht, kein negroides Volk. Da aus ihrer Frühzeit in Mesopotamien weder Schrifttafeln noch bildliche Darstellungen vorliegen, sind wir, ebenso wie bei ihrem literarischen Erbe, auch in diesem Punkt weitgehend auf ihre Spätzeit, die sogenannte sumerische Renaissance Anfang des zweiten vorchristlichen Jahrtausends, angewiesen, als eine hohe Perfektion der Darstellung erreicht war. Vor allem ist es Gudea, der Stadtfürst von Lagasch, dem wir nicht nur die ausführlichst im Detail beschriebene Planung, Errichtung und Einweihung seines neuen Tempels verdanken, sondern dessen Porträtbüsten eine plastische Vorstellung seines Gesichts geben. Eine der bekannte-

sten – sie befindet sich im Universitätsmuseum der University of Pennsylvania in Chicago – ist aus Diorit, und der dunkle Stein vermittelt den Eindruck eines dunkelhäutigen Menschen, eines »Schwarzköpfigen«! Die Hypothese, daß die Vorfahren der Sumerer Angehörige jenes dunkelhäutigen Volkes gewesen sein könnten, das vor der indogermanischen Einwanderungswelle im Industal gelebt hatte, könnte hier vielleicht als Fingerzeig dienen.

Darüber hinaus aber verhelfen solche Untersuchungen möglicherweise zu neuen Erkenntnissen über die allgemeinen Auswirkungen der Völkerwanderungen auf das Entstehen der Hochkulturen. In großen Linien sind Zeit und Richtung der wichtigsten Völkerwanderungen zwar bekannt, aber im einzelnen sind wir über Ursachen, Umfang, Zeitdauer und Folgen auf Vermutungen angewiesen. Gerade dort, wo es an exakten, meßbaren, nachprüfbaren oder nachweisbaren Angaben fehlt, nehmen solche Vermutungen nur zu oft ihre Zuflucht zu irrationalem, emotionellem Wunschdenken oder zur Annahme des Einwirkens überirdischer Mächte. Daher sei an dieser Stelle, weit über das Thema dieses Buches hinausgehend, eine persönliche Meinung ausgesprochen: daß die außerordentlichen Leistungen von einigen Völkern der Frühzeit, die wir als »Hochkulturen« bezeichnen, weder auf der Reinheit einer auserwählten Menschenrasse noch auf dem Einwirken eingeflogener Götter aus dem Weltall beruhten, sondern ganz im Gegenteil auf dem Zusammentreffen, dem Zusammenwirken, der gegenseitigen Ergänzung von verschiedenen Völkern oder Rassen, die unabhängig voneinander ihre Fähigkeiten entwickelt hatten. Daß solches »Zusammenwirken« kaum je als friedlich-freundschaftliches Nebeneinander zum Tragen kam, ist unbestritten: fast immer erwies sich eine der Gruppen als die stärkere, die überlegene, die sich in der Folge die besonderen Kenntnisse und Arbeitskräfte der Unterlegenen zunutze zu machen verstand. Auf unser Thema angewandt, würde das bedeuten: Die schwarzköpfigen Neueinwanderer brachten die sumerische Hochkultur nicht als fertiges Geschenk ins Zweistromland. Diese erste Hochkultur entwickelte sich vielmehr in einer bestimmten Zeitepoche unter bestimmten geologischen Bedingungen aus dem Zusammenwirken von drei rassenmäßig verschiedenen Volksgruppen mit verschiedenartigen Voraussetzungen und Kenntnissen: den geistig und technisch überlegenen, straff organisierten Schwarzköpfigen, die sich bald als Führungsschicht durch-

setzten, den von der Arabischen Tafel her einwandernden Semiten, die als Arbeitskräfte eingesetzt wurden und deren Viehherden für Ernährung und Kleidung von Bedeutung waren, und schließlich den nichtsemitischen Frühsiedlern, die technisch-handwerklich am weitesten fortgeschritten waren. Es war das Zusammenwirken dieser drei Völker, das aus dem zwischen Überschwemmungen, Schlamm und Dürre bestehenden, schwer bewohnbaren Gebiet in wenigen Jahrhunderten eine fruchtbare Landschaft, ein internationales Handelszentrum und im ganzen Altertum bewunderte Städte und Bauwerke schuf. Erst in Sumer entwickelten sich die Schwarzköpfigen zu den Sumerern, deren Leistungen wir heute bewundern.

Wann und wo aber, so fragt man sich, hat ihre Herrschaft im Zweistromland ihren Anfang genommen? Die Sumerer selber besaßen keine Chronologie, und sie haben nach unserem heutigen Wissen keine Aufzeichnungen ihrer Geschichte hinterlassen, um so mehr als die Eifersucht der verschiedenen Stadtstaaten untereinander sie daran hinderte, sich als eine politische Einheit zu verstehen. Das erste und einzige historische Dokument, die sogenannten »Königslisten«, reicht von der sagenhaften Urzeit bis zum Ende der Dynastie von Isin, das heißt bis etwa um die Mitte des achtzehnten vorchristlichen Jahrhunderts, also in historische Zeiten. Die Regierungszeiten der frühesten Könige – darunter acht »Könige vor der Sintflut« – dauern nach dieser Liste zwischen zwanzig- und sechsunddreißigtausend Jahre, wesentlich mehr noch als das Lebensalter der sagenhaften zehn biblischen Urväter von Adam bis Noah, die es mit dem sprichwörtlichen Methusalem auf höchstens neunhundertneunundsechzig Jahre brachten. Anders ausgedrückt: Wir wissen auch heute noch nicht, was die Sumerer einerseits, die frühen Adamsnachkommen andererseits unter einem »Jahr« verstanden haben.

Es wird angenommen, daß die Niederschrift der sumerischen Königslisten erst um 1700 v. Chr. aufgrund höchst unsicherer Gedächtnisquellen erfolgte. Zudem gingen die Schreiber dieser Listen davon aus, daß »das Königtum« jeweils von einer Stadt auf eine andere überging, die Listen also eine zeitliche Reihenfolge festhalten, während die Sumerologen heute der Meinung sind, daß es sich zum großen Teil um gleichzeitig regierende Dynastien in verschiedenen Stadtstaaten gehandelt habe. Während die Angaben für die Spätzeit, etwa von der Regierungszeit Sargons an, auf Tatsachen beruhen, bleibt für die Urzeit im

Grunde nur der erste Anfang der Listen: »Als das Königtum vom Himmel hinabgestiegen war, wurde Eridu der Sitz des Königtums.«

Das südlich gelegene Eridu, der Sitz des Grundwasser-Gottes Enki, der »sein Haus über dem Abgrund gebaut hat«, galt als das uralte religiöse Zentrum, während die Stadt Nippur vom frühen dritten Jahrtausend v. Chr. an als der Sitz des Hauptgottes Enlil und politische Zentrale angesehen wurde. Wie lang aber, in Jahren ausgedrückt, mögen die Zeiträume zwischen »Eridu« und »Nippur« sowie den anderen Stadtstaaten gewesen sein – und jene noch früheren zwischen der Ankunft der ersten Schwarzköpfigen und ihrer Niederlassung in Eridu? Handelte es sich, wie anzunehmen ist, um eine kleinere Gruppe, einen Vortrupp, einen sumerischen Columbus sozusagen, der zunächst die Verhältnisse im unbekannten Land gründlich prüfte, bevor er sich zum Bleiben, zur Niederlassung entschloß? Schickte er Boten in sein Mutterland, wo auch immer sich das befunden haben mag, die zur Auswanderung in größerer Anzahl ermutigten? Meldeten die Boten, daß die Bedingungen für die Neubegründung oder Übernahme mehrerer Siedlungen günstig seien? Es muß sich ja um eine Art Massenauswanderung gehandelt haben, da das schnelle Anwachsen der Bevölkerungszahlen im südlichen Mesopotamien anders nicht erklärlich wäre. Die Sumerologen haben sich mit diesen Fragen bisher nur wenig auseinandergesetzt, begreiflicherweise, da Antworten kaum in Form von handfesten Ausgrabungen, sondern allenfalls auf der unsicheren Grundlage von Vermutungen und Hypothesen zu erwarten sind.

Auch für die hier vertretene These eines Zusammenhangs zwischen Adam und den frühesten Sumerern sind nur Vermutungen möglich. Nach diesen wäre irgendwann im fünften oder frühen vierten Jahrtausend v. Chr. ein erster Vortrupp der Schwarzköpfigen auf der Suche nach neuen Siedlungsgebieten, auf welchen Wegen auch immer, in das Land von Euphrat und Tigris gelangt. Dann muß eine längere Prüfung des immer noch wüsten und öden, unsicheren Landes und seiner bisherigen Bewohner stattgefunden haben, ein allmähliches Fußfassen, die Errichtung des ersten Mehrzweckbauwerks in der Nähe der bereits bestehenden Kleinsiedlung Eridu, deren Name nicht sumerisch ist. Ob die Entwicklung bis zur Gründung weiterer Städte und zur Machtübernahme Jahrzehnte oder Jahrhunderte gedauert hat, wird sich kaum jemals feststellen lassen. Ein Ver-

gleich mit der Einwanderung des weißen Mannes auf dem amerikanischen Kontinent von Columbus bis zur endgültigen Machtergreifung läßt eine lange Zeitstrecke vermuten.

Die Sumerer selber aber haben uns über ihre Ursprünge, ihre Wanderungen, ihre Anfänge in Mesopotamien keinerlei Berichte hinterlassen, mit Ausnahme des Satzes, daß »Eridu der erste Sitz des Königtums« war. Es gibt eine große sumerische Literatur, erinnert sei nur an den Dilmun-Mythos, das Gilgamesch-Epos, die zahlreichen Hymnen auf Götter, auf Herrscher, Lieder auf Tempel, Klagelieder über die Zerstörung einer Stadt und die große Tempelbau-Hymne des Gudea von Lagasch. Aber kein sumerischer Columbus wird – wie Gilgamesch – durch eine Dichtung oder andere Überlieferung geehrt. Es ist daher ein faszinierender Gedanke, daß Angehörige des primitiven Nomadenvolks, verkörpert durch Adam, als erste und einzige ihre Beobachtungen über die Anfänge der Sumerer an die Nachwelt weitergegeben haben könnten, wobei freilich das, was wir als »Schöpfungsgeschichte« kennen, möglicherweise bereits mehrere Adam-Generationen umfaßt hat.

Damit wäre auch endlich eine Erklärung für die Tatsache gefunden, die den Sumerologen schon längst Kopfzerbrechen verursacht hat: daß in der Bibel, die so gewissenhaft über Geschlechterfolgen, Namen von Städten, Stämmen, Ländern und Völkern berichtet, nirgends von Sumer und den Sumerern die Rede ist, obwohl die Sumerer jahrhundertelang das führende Volk waren, und sich die Erzählungen der Genesis, angefangen von Adam und den Adam-Söhnen bis zum Turmbau von Babel auf die Zeit der sumerischen Vorherrschaft beziehen müssen.

Daß »die Sumerer« nirgends in der Bibel erwähnt werden, ist zwar verständlich, wenn man sich daran erinnert, daß diese Sumerer sich ja selber nicht als »Sumerer«, sondern als »die Schwarzköpfigen« bezeichneten. Aber sie sprachen in ihren Hymnen nicht nur von den einzelnen Stadtstaaten, sondern auch vom »Land Sumer«, vom »Land Sumer und Akkad«, und die Forschung vertritt heute die Meinung, daß das an einigen Stellen der Genesis erwähnte »Land Sinear« mit dem »Land Sumer« identisch sein müsse: »Der Anfang seines (Nimrods, d. Verf.) Reichs war Babel, Erech (Uruk, d. Verf.), Akkad und Chalne, im Lande Sinear«, und dann nochmals, vor dem Bau des ersten Turms von Babel: »Da sie nun zogen gen Morgen, fanden sie ein eben Land im Lande Sinear und wohnten daselbst« (1. Moses 10,10 und 11,2). Jedoch von den Menschen,

die im Land Sinear oder Sumer herrschten, von allen Bewohnern Steuern und Tribute einzogen, Tempel bauten, Kanäle anlegten – von ihnen ist nirgends die Rede. Dies brachte einen der bekanntesten Sumerologen, Arno Poebel, sogar auf die seltsame Vermutung, daß der Noah-Sohn Sem in Wirklichkeit »Sumer« geheißen habe, was die Verwandtschaft zwischen der Familie Noah aus dem Adam-Geschlecht und den Sumerern bedeuten würde!

Eine andere Erklärung ergibt sich, wenn man daran denkt, daß es in der menschlichen Geschichte einige Beispiele dafür gibt, daß Bewohner eines Landes andersartige Neuankömmlinge zunächst als Götter angesehen haben. Das bekannteste sind die kultivierten Azteken in Mexiko, die die spanische Soldateska des Cortez als »Weiße Götter« begrüßten! Wenn die hier vertretene Annahme zutrifft, daß Adam, daß der Adamsstamm in den schwarzköpfigen Sumerern und ihrem Anführer einen lebendigen Gott, Gottes Söhne, Gottes Boten, Gottes Wächter, Gottes Heerscharen sahen – dann, das darf man wohl sagen, war die Bedeutung der Sumerer für die Nachkommen Adams und für die Bibel so gewaltig, so ungeheuer groß, daß sie die gesamte spätere Entwicklung geprägt hat. Denn durch den naiven Glauben Adams war der Glaube an den einzigen und lebendigen Gott in die Welt der Vielgötterei gekommen.

Zusätzlich aber könnte uns diese Deutung der Genesis und der nebenbiblischen Überlieferungen völlig neue Einblicke in die internen Auseinandersetzungen innerhalb des sumerischen Volkes, in seine Anfangsgeschichte und in die ersten Mischlingsprobleme beim Zusammenleben verschiedener Völker und Rassen übermitteln.

Mit Adam fängt Geschichte an

> Dies ist das Buch von
> den Nachkommen Adams.
> (1. Moses 5,1)

Adam war nicht der erste Mensch. Aber Adam war der erste Historiker. Die älteste bis heute bekannte Chronologie ist die hebräische, und sie geht auf das »Jahr der Welt«, das Jahr der Schöpfung und der Erschaffung Adams zurück.

Von dem in vieler Hinsicht fragwürdigen historischen Wert dieser Zeitrechnung soll weiter unten die Rede sein. Was uns hier zunächst beschäftigt, ist die Tatsache, daß überhaupt eine solche Chronologie existiert, die den Anspruch erhebt, in die Vorgeschichte, die schriftlose Urzeit zurückzureichen. Weder die Ägypter noch die frühen Griechen und Römer noch die Sumerer besaßen eine zusammenhängende Chronologie für ihre Frühzeit und Vorgeschichte, und auch die babylonischen und assyrischen Chronologien, die heute als die frühesten Zeitrechnungen im Mittelmeerraum gelten, gehen nur wenig über den Anfang des zweiten vorchristlichen Jahrtausends zurück, sie übermitteln im Grund erst für das erste Jahrtausend v. Chr. einigermaßen zuverlässige Zeitangaben. Alle diese Zeitrechnungen orientieren sich an hervorstechenden Ereignissen, die ihr Land betreffen, vor allem aber sind es aneinandergereihte Aufzählungen der Regierungszeiten ihrer Herrscher. Bei den Sumerern führt das zu der zusätzlichen Schwierigkeit, daß verschiedene Stadtstaaten nach verschiedenen regionalen Chronologien rechneten. Die jüdische Zeitrechnung jedoch, die in ihrer endgültigen Form mit Sicherheit erst später, aufgrund von zahlreichen eigenen und fremden Überlieferungen »errechnet« wurde, beginnt mit dem »Jahr der Welt«, dem Jahr der Schöpfung, und dieses entspricht nach heutiger Zeitrechnung dem Jahr 3761 v. Chr. Das wahrhaft Erstaunliche an dieser Zeitangabe ist, daß die erste Hälfte des vierten Jahrtausends v. Chr. nach Ansicht der Sumerologen ungefähr die Zeit war, die für die vorgeschichtliche Einwanderung der Sumerer nach Mesopotamien angenommen wird – in der zweiten Hälfte des vierten Jahrtausends entwickelten sich (nach dem Sumerologen Samuel Noah Kramer) die sumerischen Stadtstaaten! Aber kein Chronist und

kein Homer hat uns über die Anfänge dieser Stadtstaaten, über die wilden Zeiten, in denen die Frühsiedler vertrieben, gefangengenommen oder zu Hörigen gemacht wurden, einen Bericht übermittelt. Es ist »Adam«, Angehöriger eines primitiven, semitischen Nomadenstammes, durch den die ältesten Überlieferungen zu uns gelangt sind.

Zwar ist in diesem Sinn nicht von einem einzigen Mann, einem einzigen »Adam« die Rede, der alle Adam zugeschriebenen Erlebnisse gehabt hat. Es mag ein Stamm oder eine Gruppe dieses Stammes gewesen sein, es können mehrere Generationen sein, deren Beobachtungen und Erlebnisse im Lauf der Zeit durch die Überlieferungen auf eine einzige Gestalt konzentriert wurden, eine Urgestalt, die in Jahrtausenden das Bild des »ersten Menschen« geprägt hat. Wenn auch im folgenden diese integrierende Methode der Überlieferung übernommen und weiterhin von »Adam« als einem Einzelmenschen gesprochen, das Wort Adam als Eigenname verwendet wird, so geschieht dies mit der hier gemachten Einschränkung: daß mehrere Adams am Zustandekommen dieses Menschenbildes beteiligt waren.

Adam und seine Nachkommen müssen das starke und für ihre Zeit ungewöhnliche Bedürfnis gehabt haben, merkwürdige Dinge, die ihnen zugestoßen waren, nicht nur weiterzugeben wie andere frühe Völker auch, sondern sie an einem festen Punkt im Zeitraum »anzubinden« und von diesem ersten festen Punkt aus ein System zu entwickeln, das die zeitliche Bestimmung auch späterer Ereignisse gestattete. Anders ausgedrückt: sie erfanden die erste Chronologie. Ihr fester Punkt war das »Jahr der Welt«, das Jahr der »Erschaffung« ihres Urvaters Adam, und ihr denkbar einfaches System bestand darin, jeweils Namen und Alter des Vaters bei der Geburt des ältesten Sohnes und den Namen dieses Sohnes zu memorieren, von Adam zu Seth, von Seth zu Enos, eine zum mindesten nach der Bibel ununterbrochene Geschlechterfolge, deren Anfänge, von Adam bis Noah in 1. Moses 5,1–32 aufgezählt werden. Das hohe Lebensalter der Urväter spielt bei diesem System mithin keine Rolle. Wie lebendig diese Form der Zeitrechnung noch vor zweitausend Jahren im Bewußtsein der Juden gewesen sein muß, darüber gibt uns das Neue Testament Auskunft. Offenbar in dem Bemühen, den Anspruch zu bekräftigen, daß Jesus als legitimer »König der Juden« angesehen werden sollte, führen zwei der Evangelisten seine Abstammung – oder vielmehr die Abstammung des Joseph – auf David zurück, und zwar Mat-

thäus bis zurück zu Abraham, und Lukas gar bis Adam, wobei er sich allerdings zu der Erklärung verpflichtet glaubt: »Jesus war, wie man annahm, ein Sohn des Joseph.«

Selbstverständlich wird hier nicht die Meinung vertreten, daß es sich beim »Jahr der Welt« um eine verbürgte oder doch mehr oder weniger zuverlässige historische Zeitangabe handeln kann. Die Forschung, die sich mit antiken Chronologien befaßt, hat längst festgestellt, daß in der langen und wechselvollen Geschichte des jüdischen Volkes die verschiedenen überlieferten Texte gerade in diesem Punkt beträchtlich voneinander abweichen und daß in verschiedenen historischen Epochen über längere Zeiträume hinweg die damaligen Juden nach verschiedenen, zum Teil von anderen Völkern übernommenen Systemen gerechnet haben müssen. Wie ihre Schriftgelehrten letztendlich bei der Festlegung des »Jahres der Welt« einen Zeitabstand errechnen konnten, der einen so hohen Wahrscheinlichkeitsgrad besitzt – dieses Geheimnis haben sie nicht enthüllt.

Mit Adam fängt Geschichte an. Damit diese Behauptung Wirklichkeit werden konnte, war das Zusammentreffen von zwei Voraussetzungen notwendig: der einen, die das Adamsvolk in ganz ungewöhnlichem Maße auszeichnete – und der zweiten, die es wahrscheinlich mit anderen schriftlosen Völkern teilte.

Die erste Voraussetzung war die starke Beobachtungsgabe, verbunden mit der Suche, ja einer eigentlichen Sucht, Sinn und Bedeutung dieser Beobachtungen, der Handlungen, Befehle und Verbote des Herrn und seiner Boten zu erkennen, zu verstehen und zu deuten – ein Bedürfnis, das die Nachkommen Adams nie verloren haben und das viel später bei den einzelnen »Lehrhäusern« und im Talmud in einzigartiger Weise zum Ausdruck kommen sollte.

Die zweite Voraussetzung aber war die hohe Qualität der mündlichen Überlieferung. Die Erfindung der Schrift hat bei fast allen Völkern die mündliche Überlieferung mehr und mehr verdrängt, da kein Bedürfnis mehr danach vorhanden war. In schriftlosen Zeiten aber wurde, zum Teil sogar durch Ausbildung eigentlicher »Spezialisten« von früher Kindheit an, durch Schulung des Gedächtnisses, durch Systeme von Gedächtnishilfen, Einprägen von Formulierungen, häufige Wiederholungen der von Stammesältesten oder Priestern übermittelten Erzählungen das Gedächtnisgut weitergereicht von Generation zu Generation, über Zeiträume hinweg, die für uns kaum vorstell-

bar sind. Auch heute ist mündliche Überlieferung nicht ausgestorben. In Teilen von Afrika und Indien, bei den Ureinwohnern von Australien spielt sie nach wie vor eine wichtige Rolle. Auch die europäischen Zigeuner geben die Geschichte ihrer Vergangenheit nicht in schriftlicher Form, sondern mündlich an ihre Kinder weiter. Das bekannteste Beispiel: das Buch ›Roots‹ (Wurzeln) des erfolgreichen amerikanischen, schwarzen Schriftstellers Alex Haley. Er schildert darin ausführlich, wie er nach einem Jahrzehnt intensiven Suchens die Spur seines Urahnen gefunden hat, der zweihundert Jahre vorher aus Afrika entführt und als Sklave auf eine Pflanzung nach Amerika verkauft worden war. Seine Wegweiser: die Erzählungen einer Großmutter, Wörter, Dialektausdrücke, Namen, Nachschlagewerke in Bibliotheken – und schließlich in dem so gefundenen afrikanischen Dorf die Begegnung mit einem Mann, »der alle alten Geschichten kennt«. Und dieser Mann wußte: Kunta Kinte, so der Name des Vorfahren, war siebzehn Jahre alt gewesen. Er hatte Früchte von einem Baum gepflückt. Dann waren weiße Männer gekommen und hatten ihn mitgenommen, »und man hat nie wieder etwas von ihm gehört«. Das war im Jahr 1767 geschehen – und zwei Jahrhunderte später gab es jemand, der diesen nicht einmal besonders wichtigen Vorfall aus dem Erinnerungsvorrat mündlicher Überlieferung hervorholen konnte!

Daß die Nachkommen Adams einen solchen Vorrat besaßen, ist unbestritten. Noch zu einer Zeit, als die Völker, unter denen sie lebten, sich längst der Schrift bedienten, hielten sie an ihrem System mündlicher Überlieferung fest. Ja sie führten es sogar, als sie eine eigene Schrift besaßen, in abgewandelter Form, durch die Ausbildung von »Spezialisten« fort – der Reichtum an nebenbiblischen Überlieferungen und Sagen legt Zeugnis dafür ab.

Das angeborene Bedürfnis Adams nach Weitergabe seiner Beobachtungen der merkwürdigen und aufregenden Ereignisse in seiner nächsten Nähe und sein fester Glaube, daß sein Herr ein lebendiger Gott, die Boten seines Herrn »Himmlische« waren, machten ihn inmitten einer Gesellschaft, die ihm auf allen übrigen Gebieten weit überlegen war, zum ersten »Historiker«. Es ist der unmythische, ja bis zu einem gewissen Grad mythenfeindliche Charakter der biblischen Schöpfungsgeschichte, der Adams Erinnerungen von den Schöpfungsmythen anderer Völker, auch von denen der Sumerer und der semitischen Akkader unterscheidet. Wo die Schöpfungsmythen anderer Völker

häufig von einer reichen, schöpferischen, farbigen Phantasie zeugen, rapportiert Adam gewissenhaft, beinahe nüchtern, was er beobachtet hat und was ihm widerfuhr. Es ist dieses ehrliche Bemühen um wahrheitsgemäßen Report, das – neben dem religiösen Wert – den historischen Wert der Bibel, des meistgelesenen Buches der Welt, von allem Anfang an entscheidend bestimmt hat.

Die Erschaffung des Menschen

> Und Gott sprach: Lasset uns Menschen machen, nach unserem Bilde, uns ähnlich.
> Da bildete Gott den Menschen aus Erde vom Ackerboden und hauchte ihm Lebensatem in die Nase. So ward der Mensch ein lebendes Wesen.
> Und Gott der Herr nahm den Menschen und setzte ihn in den Garten Eden, daß er ihn bebaue und bewahre.
> (1. Moses 1,26, 2,7 und 2,15)

Es ist ein echter Mythos, einer der wenigen Mythen im Alten Testament: die Erschaffung des ersten Menschen. Daß in der Genesis zwei uralte Überlieferungen, die des »Jahwisten« und die der »Priesterschrift«, ineinandergefügt worden sind, haben Religionsgeschichtler erst vor wenigen Jahrzehnten festgestellt. Aber im Bewußtsein haftet nach wie vor der eine Mythos, nach dem Gott als erstes den Mann mit seinen Händen aus Erde formte, und erst später aus einer Rippe des Mannes die Frau. Neben dieser bildhaften Schilderung verblaßte die fast abstrakte Formulierung: »Und Gott schuf den Menschen nach seinem Bilde, als Mann und Weib schuf er sie« (1. Moses, 1,27). Beim Vergleichen der biblischen Schöpfungsgeschichte mit den Schöpfungsmythen anderer Völker drängt sich dabei vor allem der Eindruck auf, daß die Erschaffung der ersten Menschen durch die Hand Gottes bei den Nachkommen Adams ein wichtiger Teil des Glaubens, der Religion wurde, während andere Schöpfungsgeschichten eher den Charakter von poetischen Sagen und Märchen haben und beim gleichen Volk in mehreren Varianten existieren können. Für Juden und Christen dagegen war der gesamte Inhalt der Heiligen Schrift unumstößliche Wahrheit, und schon die Frage, wer denn die Erschaffung des Menschen beobachten und darüber berichten konnte, mußte als Gotteslästerung empfunden werden. Diese Gläubigkeit hat sich durch die Jahrtausende erhalten, und noch heute muß die Abstammungslehre, die Anfang des neunzehnten Jahrhunderts mit Darwin begonnen hatte, sich nicht nur häufig mit Einwänden oder Korrekturen von wissenschaftlicher Seite, sondern vor al-

lem mit leidenschaftlichen religiösen Protesten auseinandersetzen. Könnte der Hinweis auf einen sumerischen Ursprungsmythos zur Klärung beitragen, der möglicherweise als Vorbild für die Überlieferungen der Genesis gedient hat? Nach diesem Mythos nämlich erschuf der sumerische Himmelsgott An zunächst die großen Götter. Aber die Götter hungerten, denn noch gab es keine Opfergaben. Da riet der weise Gott Enki, aus dem Lehm über dem Abzu, dem Abgrund bei Eridu, Menschen zu formen. Das geschah, und die Menschen übernahmen dann, unter Anleitung von Göttern des Getreides, der Schafzucht, der Weberei die Versorgung der Götter. Der sumerische Mythos verstand zwar unter »Menschen« nur ihr eigenes Volk, die »Schwarzköpfigen«. Aber beim langen Zusammenleben von Sumerern und Nachkommen Adams ist ein Einfluß, auch auf diesem Gebiet, möglich und wird – durch die Formung der ersten Menschen aus Lehm in beiden Mythen – sogar wahrscheinlich.

Viel Mühe und Unbehagen hat den Exegeten und Schriftgelehrten die oben zitierte Bibelstelle verursacht: »Lasset uns Menschen machen nach unserem Bilde ...« Schon in der Stimmung widerspricht sie der Vorstellung, daß Gott und sein eben geschaffener Adam einander allein in der jungen Schöpfung gegenüberstanden. Immer wieder tauchte die Frage auf: Wie war es möglich, daß Gott, der Eine, Einzige, in der Mehrzahl »Wir« sprach, lange bevor spätere Gottkönige und Alleinherrscher sich des Pluralis majestatis bedienten? Mit dieser Frage, deren Beantwortung einen wichtigen Schlüssel zu unserem Thema bilden könnte, wird sich das Kapitel ›Der merkwürdige Plural‹ ausführlich auseinandersetzen. Hier geht es zunächst um den durch die doppelte Wiederholung besonders eindrücklichen Bibelsatz: »Gott schuf den Menschen nach seinem Bild, nach dem Bilde Gottes schuf er ihn.« (1. Moses, 1,27).

Die Menschen, die am Uranfang dieser alten Überlieferung standen, waren keine Priester, die die Gottähnlichkeit des Menschen in übertragenem, gleichnishaftem Sinn auffassen konnten. Es waren einfache, naive Menschen, die das, was sie sahen und erlebten, in ebenso einfachen und eindeutigen Worten schilderten. Und dies muß es gewesen sein, was sie sahen: das Bild, die Gestalt ihres lebendigen Gottes und ihr eigenes Bild, ihre eigene Gestalt waren einander ähnlich. Ihre Körper, ihre Glieder, ihre Hände und Füße, ihre Köpfe schienen nach dem gleichen Plan entstanden zu sein wie jene des lebendigen Gottes, des Herrn. Sie zogen aus der Ähnlichkeit nicht etwa den

Schluß, daß der lebendige Gott ein Mensch war wie sie auch. Sie waren vielmehr von Stolz erfüllt, weil der lebendige Gott sie nach seinem Bild, seinem »Muster« erschaffen hatte. Der Begriff »Bild« war in ihrem einfachen Sprachschatz gewiß noch nicht vorhanden. Es ist auch anzunehmen, daß Bearbeiter und Übersetzer im Lauf der Zeit das ursprüngliche Wort abgewandelt haben. Wahrscheinlich kommt die wortgetreue deutsche Bibelübersetzung (Die Heilige Schrift, Kauffmann Verlag) der ursprünglichen Bedeutung näher, denn es heißt da: »Laßt uns Menschen machen nach unserem Bild, in unserer Gestalt« (1. Moses 1,26). Adam und seine Nachkommen müssen fest davon überzeugt gewesen sein, daß der Urvater nach der Gestalt des Herrn geschaffen worden war. »Nach dem Bild Gottes« bedeutete keine geistige oder moralische Ähnlichkeit, sondern eine körperliche: beide gehörten, um es in unserer Sprache auszudrücken, der Art »homo sapiens« an, sie waren »lebendige Menschen«.

Gewiß, auch andere Religionen haben ihren Göttern menschliche Züge verliehen. Zeus und Hermes, Odin und Thor, auch die sumerischen Götter Enlil und Enki hatten Menschengestalt. Aber sie waren, so wie sie überliefert wurden, nach dem Bild des Menschen geformt, hatten menschliche Leidenschaften, gute und schlechte Eigenschaften, sie waren mythische Spiegelbilder des Menschen im Guten wie im Bösen. Adams lebendiger Gott dagegen war das, als was er bezeichnet und angeredet werden wollte: der Herr. Der Aphorismus: »Gott schuf den Menschen nach seinem Bilde: das heißt vermutlich, der Mensch schuf Gott nach dem seinigen« – sein Verfasser war Georg Christoph Lichtenberg, einer der gescheitesten und witzigsten Köpfe der Aufklärungszeit des ausgehenden achtzehnten Jahrhunderts – mag auf viele Göttervorstellungen zutreffen: der griechische Zeus war eine Art Über-Agamemnon. Aber auf Adams lebendigen Gott, auf seinen Herrn, trifft es nicht zu. Zwar war Adam nach der »Gestalt« des Herrn geschaffen, aber in allem anderen war der Herr ihm nicht nur überlegen, sondern auch unähnlich. Denn Adams Herr war keine Phantasiegestalt, sondern lebendige Gegenwart. Er hatte ihn, den Mann, geschaffen, weil er eine Arbeitskraft in seinem Kultgarten benötigte. Adam scheint diesen Auftrag und die Erlaubnis, sich von den Früchten des Gartens zu ernähren, als Bevorzugung empfunden zu haben. Soweit der ältere und bedeutend einfachere Bibeltext des »Jahwisten«, der Gott »Jahwe« nennt. Die spätere

und sichtlich überdachte Formulierung der ›Priesterschrift‹, die Gott »Elohim« nennt, hat dem hinzugefügt, daß Gott Adam zum Herrn über die Fische im Meer und die Vögel des Himmels, über das Vieh und alle Tiere einsetzte.

Aber auch nach dem Jahwisten-Text war die Gartenarbeit nicht die einzige Aufgabe, die Adam zugewiesen wurde. Nach der Genesis nämlich bildete Jahwe nicht vor, sondern erst nach der Erschaffung des Adam, um ihm eine Gehilfin zu geben, »aus Erde alle Tiere des Feldes und alle Vögel des Himmels und brachte sie zum Menschen, um zu sehen, wie er sie nennen würde. Und ganz wie der Mensch sie nennen würde, so sollten sie heißen. Und der Mensch gab allem Vieh und allen Vögeln des Himmels und allen Tieren des Feldes Namen. Aber für den Menschen fand er keine Hilfe, die zu ihm paßte.« (1. Moses 2, 19–20)

Die Namensbenennung deutet auf das hohe Alter dieser Überlieferung hin, denn in vorgeschichtlichen Kulturen bedeutete das Aussprechen des Namens allgemein eine Besitzergreifung. In den nebenbiblischen Überlieferungen aber hat sich noch eine andere Erklärung erhalten, die auf das frühe Zusammenleben von neueingewanderten »Kolonisatoren« mit den »Eingeborenen« – um es einmal mit solchen modernen Bezeichnungen auszudrücken – ein vielsagendes Licht wirft.

Aus mehreren dieser alten Sagen nämlich geht hervor, daß die »Engel« oder doch ein großer Teil unter ihnen mit der »Eingeborenenpolitik« ihres obersten Herrn nicht einverstanden waren. Insbesondere mißbilligten sie es, einen »Adam« zu nahe an sich herankommen zu lassen. Der Herr aber nannte ihnen die Gründe, die ihn dazu bewogen hatten. Hier diese Sage:

»Also schuf der Herr den Menschen. Da sprachen die Engel vor dem Herrn: Der Mensch hier, den du schufest, was ist das für einer? Da erwiderte ihnen der Herr und sprach: Seine Weisheit ist größer denn eure. Und er brachte vor sie das Vieh und die Tiere und die Vögel und frug sie von jedem einzelnen: Dies hier, wie ist sein Name? Aber die Engel wußten nichts zu sagen. Da ließ der Herr die Tiere an dem Menschen vorüberziehen und frug ihn von jedem einzelnen: Dies hier, wie ist sein Name? Da erwiderte der Mensch und sprach: Dies ist der Ochse, dies ist das Pferd, dies ist der Esel, dies ist das Kamel, dies ist der Adler, dies ist der Löwe, und er fuhr fort und nannte alle Tiere bei ihren Namen.«

Auch eine alte arabisch-jüdische Sage erzählt es ähnlich: »Der

Herr, gelobt sei er, ließ den Menschen wissen die Namen aller Bäume und die Namen aller Tiere, ihren Nutzen und Schaden in der Welt. Der Mensch fing an mit den Engeln zu sprechen und frug sie die Namen der Tiere, aber sie wußten nichts zu sagen. Da setzte sich der Mensch hin und fing an, die Engel zu unterweisen darin, wie die Namen der Tiere sind und welche ihre Eigenschaften. Da wurden die Engel dem Menschen hörig und horchten fortan auf sein Wort, denn es wurde ihnen offenbar sein Vorzug über sie.« – Daß auch der Koran von den gleichen Überlieferungen Kenntnis hatte, zeigt die zweite Sure ›Die Kuh‹, in der (in Vers 31–34) in ähnlicher Weise das Gespräch zwischen dem Herrn, den Engeln und Adam wiedergegeben wird.

Es ist eine im religiösen Sinn merkwürdige Sage, die dem Menschen eine größere Weisheit zuspricht als den Engeln. Aber diese Sage erhält einen sehr konkreten Sinn, wenn es sich bei diesen »Engeln« um Neueingewanderte aus einer anderen Erdgegend handelt, die im Siedlungsgebiet, für das sie sich entschieden hatten, andere Umweltverhältnisse, unbekannte Tiere und Pflanzen vorfanden. Ihr oberster Führer muß es daher für richtig und wichtig gehalten haben, mit einzelnen »Eingeborenen«, die mit den Verhältnissen des Landes vertraut waren, zusammenzuarbeiten. Wenn diese Deutung zutrifft, so ist nicht nur der Stolz von Adam und den Seinen verständlich darüber, daß er, der »Mensch«, die »Himmlischen« belehren konnte und durfte – sondern es ist zugleich ein wichtiger Hinweis auf das hohe Alter dieser Überlieferung. Sie muß auf eine Zeit zurückgehen, als die Neueinwanderer, wahrscheinlich eine erste Gruppe, ein Vortrupp, noch nicht lange in Mesopotamien lebten, das ihre neue Heimat werden sollte. Schon nach wenigen Jahrzehnten, so stellt man es sich vor, würden sie solche Belehrungen nicht mehr benötigen. Für das Adamvolk aber wurde, wie wir gesehen haben, die Erinnerung an die Aufgaben des Belehrens, des Benennens so wichtig, daß sie sogar Aufnahme in die biblische Schöpfungsgeschichte fand: Der Herr brachte Adam die Tiere, »um zu sehen, wie er sie nennen würde«.

Im Zusammenhang mit der Schöpfungsgeschichte und der Erschaffung des Menschen soll hier noch einmal eine alte jüdische Sage zu Worte kommen – nicht als Quelle für historische Deutung, sondern als nachdenkliche Mahnung, die auch heute, gerade heute, eine Bedeutung für den Menschen hat:

»Als der Herr Adam, den ersten Menschen, erschaffen hatte,

nahm er ihn und führte ihn an allen Bäumen vorbei und sprach zu ihm: Schau meine Werke, wie schön und herrlich sie sind. Alles, was ich schuf, um deinetwillen habe ich es geschaffen. So nimm auch zu Herzen, daß du nicht Schaden anrichtest in meiner Welt und sie nicht zerstörst. Denn hast du ihr Abbruch getan, ist keiner nach dir, so es wiedergutmacht.«

Der merkwürdige Plural

> Also ward vollendet Himmel und Erde mit ihrem ganzen Heer.
>
> (1. Moses 2,1)

Adam wurde, so berichtet die Schöpfungsgeschichte der Genesis, am sechsten Schöpfungstag erschaffen. Und die Engel? Die Schöpfungsgeschichte der Bibel ist auffallend wortkarg über die Engel: Die oben wiedergegebene Stelle »Himmel und Erde mit ihrem ganzen Heer« ist die einzige, die sich auf die Engel beziehen muß, da Adam und Eva nach den sechs Schöpfungstagen ja die einzigen Menschen – und sicher kein »Heer« waren. Dagegen haben mehrere alte jüdische Sagen eine Antwort auf die Frage gegeben: Am zweiten Schöpfungstag wurden die Engel erschaffen. Aus einer dieser Sagen: »Am zweiten Tag sprach Gott: Es werde eine Feste zwischen den Wassern ... Darauf schuf Gott die Engel und die Boten, die lebenden Räder, die brennenden Seraphim und die Chasmalim ...« Adam also, das scheint das Wesentliche, fand, als er in den Garten gesetzt wurde, bereits die Feste und die Engel vor. Und diese Engel waren, wenn wir die Sage beim Wort nehmen, schon damals in verschiedene Untergruppen, ja in eine eigentliche Hierarchie aufgeteilt.

Dies ist ein Ausgangspunkt, von dem aus der mehrfach verwendete Plural »Lasset uns Menschen machen nach unserem Bild« und nach dem Sündenfall »Siehe, der Mensch ist geworden wie unsereiner« einen Sinn erhält: Wenn Gott in der Mehrzahl »Wir« spricht, so ist damit »das ganze Heer« gemeint, dessen oberster Führer er ist. Und als oberster Führer der Engel ließ er nach der Vertreibung von Adam und Eva »östlich vom Garten Eden die Cherubim sich lagern und die Flamme des kreisenden Schwertes« (1. Moses 3, 24). Das frühe Vorhandensein von Engeln, sogar einer bestimmten Engelsgruppe ist damit auch in der Bibel verankert, in der sie von nun an, im Alten wie im Neuen Testament, in Apokryphen und nebenbiblischen Sagen sich immer wieder den Nachkommen Adams als Boten des Herrn zu erkennen geben. Ihre religiöse Bedeutung kann gar nicht hoch genug eingeschätzt werden. Ja man darf annehmen, daß die einfachen »Adamiten« der Vor- und Frühgeschichte,

die inmitten von Völkern mit Viel-Götter-Religionen lebten, ohne Vermittlung der »Boten«, der »Himmlischen«, gar nicht fähig gewesen wären, die hohe Leistung des Monotheismus, des Glaubens an einen einzigen Gott zu erbringen.

Daß das Engelsbild im Lauf der Jahrtausende große Wandlungen durchgemacht hat, ist unbestritten. Schon ein erster Vergleich früher Engelsvorstellungen mit den späteren weist auf bedeutende Unterschiede hin. Nach heutiger Vorstellung sind Engel geflügelte Wesen mit Menschengestalt und Menschengesicht. Sie sind – mit Ausnahme der ausgesprochen männlichen Erzengel – geschlechtslos, haben jedoch weibliche oder kindliche Gesichtszüge. Und Engel sind immer gut. Frühe Engelsüberlieferungen in und außerhalb der Bibel dagegen berichten auch von bösen, Gott ungehorsamen Engeln und von Engeln ohne Flügel – und die Engel in diesen Überlieferungen sind männlichen Geschlechts. Ein weiterer wesentlicher Unterschied besteht darin, daß das Wort »Engel« in allen Sprachen im Lauf der Zeit zum festen Begriff geworden ist, während die Überlieferungen, je weiter man zurückgeht, verschiedene Namen für Engelsgruppen verwenden, die sich auf ihren Aufgabenbereich beziehen.

Diese Unterschiede haben zu verschiedenen theologischen und religionsvergleichenden Deutungen und Auslegungen geführt – insbesondere sei hier auf das aufschlußreiche Buch ›Engel und Dämonen‹ von Alfons Rosenberg hingewiesen, dessen Untertitel »Gestaltwandel eines Urbildes« bereits den weitgespannten Inhalt andeutet. Ein solches Thema liegt jenseits unserer hier vorgeschlagenen Hypothesen. Das wichtige Gebiet der Engel wird uns nur von zwei Seiten her beschäftigen: Einerseits ist die Frage zu stellen, ob auch hier gewisse Überlieferungen den Charakter eines »Reports«, also der Wiedergabe von Beobachtungen und Erlebnissen besitzen – und andererseits, ob sich für die Deutung der frühen Engelsgruppen als Angehörige eines überlegenen Volkes, der Sumerer und möglicherweise später der Akkader, Anhaltspunkte finden lassen.

Die Engel oder, richtiger gesagt, die Engelsgruppen hatten viele Namen, die ihren Aufgabenbereich bezeichneten. Auf die kleinste und wichtigste dieser Gruppen, die Erzengel, die obersten Fürsten, die sieben oder acht »Gewaltigen«, die »mit dem Namen Gott genannt werden nach dem Namen ihres Herrn«, wird im nächsten Kapitel ›Das Reich der Strenge‹ ausführlich einzugehen sein. Zu den Namen, die über lange Zeiträume hin-

weg überliefert worden sind, ein Zitat aus dem geheimnisvollen apokryphen ›Buch Henoch‹: »Er ruft dann das ganze Himmelsheer, alle Heiligen in der Höhe und die Scharen Gottes, die Cherubim, Seraphim und Ophanim, alle Engel der Gewalt, alle Engel der Herrschaften, die Auserwählten und die anderen Mächte auf der Erde und über dem Wasser« (Buch Henoch 61,10). Auch wenn man weiß, daß die Engelsvorstellungen der Nachkommen von Adam und Noah erst im Lauf der Jahrhunderte, während der mehrfachen Machtverschiebungen zwischen Sumerern und den semitischen Völkern von Sargon bis Hammurabi allmählich Gestalt annehmen konnten, so ist die Vielfalt der Engelsbezeichnungen verwirrend. Zwar lernt, wer sich mit den Spuren der Engel in den Überlieferungen beschäftigt, schnell, daß unser Wort »Engel«, abgeleitet vom griechischen »angelos«, wörtlich »Bote« heißt, also bereits ein bestimmtes Amt bezeichnet. Da in der Bibel am häufigsten von den »Boten Gottes« die Rede war, konnte sich dieser Ausdruck dann offenbar in unseren Sprachen als Gesamtbezeichnung »Engel«, »ange«, »angel«, »angelo« durchsetzen, um so mehr, als die Boten-Funktion späteren Vorstellungen am meisten entgegenkam. Aber die frühen Überlieferungen lassen keinen Zweifel daran aufkommen, daß die »Wächter« andere Aufgaben hatten als die »Boten«. Je mehr man über die Engel erfährt, um so mehr Fragen drängen sich auf. Sind die »Söhne Gottes«, die »Kinder Gottes« ein Sammelbegriff, ähnlich den »himmlischen Heerscharen«, ja häufig einfach der Bezeichnung »die Himmel«? Welche Unterschiede bestanden zwischen Cherubim, Seraphim, Chasmalim, Ophanim? Wer sind die »Morgensterne«? Und wer die »heiligen« oder »lebenden Räder«, auch »Gottesräder« genannt? Sind die »gefallenen Engel«, die uns im Kapitel ›Der große Engelssturz‹ noch ausführlich beschäftigen werden, und ihr Anführer Luzifer, der »Lichtbringer«, dessen himmlische Schönheit häufig geschildert wird, für den langlebigen Teufelsglauben verantwortlich, der sich vom Unterweltglauben anderer antiker Religionen deutlich unterscheidet?

Die Wissenschaft hat in den letzten hundert Jahren von verschiedenen fachlichen Ausgangspunkten aus auch unser Wissen über die Engel in der jüdischen Überlieferung beträchtlich erweitert oder vergessenes Wissen neu zu Tage gefördert. Die Bedeutung der wichtigsten Engelsgruppen ist heute bekannt. In erster Linie sind es die Cherubim, die als Wort und Begriff weiterlebten. Wir begegnen ihnen bereits als bewaffneten

Wächtern, die den Zugang zum Garten Eden bewachten. Aber das Wächteramt blieb nicht die einzige und vielleicht auch nicht die wichtigste Aufgabe der Cherubim. Sie bildeten vielmehr den Stuhl oder den Thron oder den Wagen des Herrn: »Erscheine, der du thronst über den Cherubim.« (80. Psalm 2) – »Er (der Herr, d. Verf.) fuhr auf dem Cherub und flog daher« (18. Psalm 11). – »Da sandte das Volk nach Silo und ließ von dort holen die Lade des Bundes des Herrn Zebaot, der über den Cherubim thront.« (1. Samuel 4,4) Die Rede ist hier von der Bundeslade, für deren Bau der Herr (2. Moses 25,18–20) genaue Anweisungen gegeben hatte: Zwei Cherube aus getriebenem Gold mit einander zugewendeten Gesichtern sollten auf der Deckplatte angebracht sein, und ihre Flügel sollten die Deckplatte bedecken. Auf ihnen also thronte der Herr, von dem ja kein Bild gemacht werden durfte. Diese Anweisungen aus einem viel späteren Zeitalter tragen noch den Stempel einer Frühzeit im alten Orient, wo die Vorbilder der späteren »Königsthrone« entstanden sind. Dabei wurde unter einem »Thron«, dem erhöhten Platz des obersten Herrn, nicht nur der eigentliche Sitz selber, sondern auch die Erhöhung und die Überdachung verstanden. In diesem Zusammenhang ist eine eigentümliche alte Überlieferung von Interesse, nach der es neun verschiedene Engelsgruppen gegeben habe, von denen die dritthöchste den Namen »die Throne« trug! Über den »Thronen« standen nur noch als höchste die Seraphim, als zweithöchste die Cherubim, während die »Boten« an letzter Stelle aufgeführt sind. Dürfen wir vermuten, daß in dieser Reihenfolge ein echter Kern enthalten ist und daß es eine noch ältere Zeit gab, in der die Cherubim neben ihrem verantwortungsvollen Wächteramt auch für den Sitz des Herrn zu sorgen hatten?

Ob sumerische oder später akkadische Einflüsse das Cherub-Engelsbild der Bibel bestimmt haben, wird sich kaum je feststellen lassen. Das Wort »Cherub« ist von einem semitisch-akkadischen Wort »krb« abgeleitet. Die assyrischen Keruben, die als eindrucksvolle Wächter vor dem Palast Sargons II. standen, waren seltsame Mischgestalten aus Löwe, Adler, Stier und Mensch, und ähnliche Gestalten haben ihre Spuren auch in den Visionen des Propheten Ezechiel (1. Kapitel) und später in der Offenbarung des Johannes (Offenbarung 4,6–8) zurückgelassen. Sie haben meistens vier bis sechs Flügel und sind den frühorientalischen Vorstellungen sehr viel näher als die späteren griechischen oder etruskischen Flügelgestalten, die unseren eigenen Engelsvorstellungen entsprechen.

Die zweite geflügelte Engelsgruppe, die schon früh in den biblischen Überlieferungen erscheint, sind die Seraphim. Sie sind von widersprüchlicher Natur. Sie singen, jauchzen, bilden die »Engels-Chöre«. Die Darstellungen von verklärt lächelnden Engeln mit einer Harfe im Arm, die sich weit über das christliche Mittelalter hinaus in unseren Kirchen finden, sind zweifellos Seraphim, und das Wort »seraphisch« strahlt heute noch etwas von dem überirdischen Verklärtsein aus, das sie von anderen Engelsdarstellungen unterscheidet. Dem widerspricht jedoch die ursprüngliche Bedeutung des hebräischen Wortes »seraph«, das »Schlange« heißt. Seraphim wurden als »geschlängelte Blitze« bezeichnet, als »die Feurigen, die Glühenden«: mit Vorliebe wurden sie in roten Kleidern dargestellt, während die Cherubim das klare Himmelblau vorzogen. In ihrer Urgestalt, als feurige Schlangen, traten sie bei der Wanderung der Kinder Israel durch die Wüste auf, als Strafe für das Murren und die Unzufriedenheit. Erst als Moses auf Geheiß des Herrn eine eherne Schlange als Zeichen aufrichtet, wird ihnen Hilfe: »Und wenn jemanden eine Schlange biß, so sah er die eherne Schlange an und blieb am Leben« (4. Moses 21,8–9).

Der stark mythische Charakter der Seraphim deutet auf ein hohes Alter dieser Überlieferungen hin, die möglicherweise von verschiedenen Seiten her viel später ihren Weg in die Schrift gefunden haben. Was aber mag an ihrem Ursprung gestanden haben? Wie läßt sich der Mythos mit dem Reportcharakter der frühen Überlieferungen über die Engel vereinbaren? Wieder einmal sind es nebenbiblische Überlieferungen, Sagen der Urzeit, die hier eine einleuchtende Erklärung anbieten: Sie erzählen in mehreren Versionen von einer Zeit, in der die Bewohner der Himmelsburg, offenbar aus Angst vor nächtlichen Überfällen, Nachtwachen aufstellten, die einerseits durch ununterbrochenes lautes Singen, andererseits durch Lichter eine abschrekkende Wirkung ausübten. Nach der einen Sage waren es »feurige Scharen mit ihren Fahnen und flammende Schlachtreihen«. Nach einer anderen: »Wenn der Mond am Gewölbe erscheint, tun sie ihren Mund auf, und singen Lieder, und nicht eher hört ihr Gesang auf, als bis die Sonne am Himmel aufgeht.« – Die Nachtwächter späterer Zeiten, die mit ihrem Singen »Hört ihr Herrn und laßt euch sagen« und mit ihren Laternen für den friedlichen Schlummer ihrer Mitbürger sorgten, haben es sich bestimmt nicht träumen lassen, daß schon fünf Jahrtausende vor ihnen Gruppen von Seraphim ein ähnliches Amt ausübten!

Die wichtigste aller Engelsgruppen – sie war so wichtig, daß ihre Amtsbezeichnung, wie wir gesehen haben, zum Sammelbegriff für Engel schlechthin wurde – waren zweifellos die Boten. Und diese Boten des Herrn waren, im Gegensatz zu Überlieferungen über Seraphim und Cherubim, nicht geflügelt. Nirgends in der Bibel, die häufig, von Henoch und Noah bis zu Jakob, Moses und zur Verkündigung, von Engeln, von Boten Gottes erzählt, sind es geflügelte Boten. Im Gegenteil: sie steigen ohne Flügel »auf und nieder«, und meistens sind es Männer, die sich erst im Lauf des Gesprächs als »Boten des Herrn« zu erkennen geben und ihre Botschaft übermitteln. Von den Urtagen an müssen solche Begegnungen etwas so Alltägliches und Selbstverständliches für die Nachkommen Adams gewesen sein, daß der Übergang vom eigenen Erlebnis zur Transzendenz des Glaubens nirgends spürbar wird. Und es ist im Grunde nur folgerichtig, daß diese »Boten« im Bewußtsein der Juden zum Begriff der »Engel« schlechthin wurden, denn sie waren es ja, die die Verbindung zwischen den Nachkommen Adams und ihrem lebendigen Gott bildeten, während die übrigen Engelsgruppen keine solche unmittelbare Beziehung zu den »Menschen« hatten.

Im Zusammenhang mit den Engeln der Frühzeit ist nicht nur in alten Sagen, sondern auch in späteren Büchern der Bibel von zwei mystischen Gruppen die Rede, die häufig im Zusammenhang miteinander genannt werden: von den »heiligen Tieren« und den »lebenden Rädern« oder »Gottesrädern«. Auch hier deutet die Art der Erzählungen darauf hin, daß es sich nicht um phantasievolle Mythen handeln kann und auch nicht um einen eigenen Kult, sondern eher um die Berichterstattung über merkwürdige, unverstandene Beobachtungen, die mit dem Herrn in Verbindung gebracht werden, also nicht etwa eine Art Götzendienst darstellen. Daß diese Überlieferungen sich über lange Zeiträume hinweg am Leben hielten, beweisen vor allem die Visionen des Propheten Ezechiel und später der Offenbarung des Johannes. Aus dem Buch Ezechiel: » ... Und mitten darin erschienen Gestalten wie von vier lebenden Wesen, die waren anzusehen wie Menschengestalten. Und ein jedes hatte vier Gesichter und ein jedes vier Flügel ... Ihre Gesichter aber sahen so aus: ein Menschengesicht nach vorn bei allen vieren, ein Löwengesicht auf der rechten Seite bei allen vieren, ein Stiergesicht auf der linken Seite bei allen vieren und ein Adlergesicht bei allen vieren nach innen ... Weiter sah ich neben jedem der vier leben-

den Wesen ein Rad auf dem Boden« (1. Ezechiel 1,10 und 15). Ähnlich auch in der Offenbarung: »Und vor dem Thron ist es wie ein gläsernes Meer gleich Kristall. Und in der Mitte des Thrones und rings um den Thron sind vier Wesen voller Augen vorn und hinten. Und das erste Wesen ist gleich einem Löwen und das zweite Wesen gleich einem jungen Stier, und das dritte Wesen hat ein Angesicht wie das eines Menschen, und das vierte Wesen ist gleich einem fliegenden Adler« (Offenbarung 4,6–7).

Solche visionären Vorstellungen müssen den Zeitgenossen sowohl von Ezechiel wie vom Verfasser der »Offenbarung« nicht unbekannt gewesen sein. Im Vergleich damit klingen die Sagen wesentlich naiver, aber auch nüchterner. Es scheinen Erinnerungen an eine Urzeit zu sein, als alles erst neu entstand: »Durch des Herrn Wort war die Welt am Anfang nur Wasser; und Wasser und Feuer, Wind und Luft bildeten zusammen wie einen Stuhl auf dem Wasser, darauf der Herr in seiner Herrlichkeit saß. Und nur durch seines Mundes Wort allein hielt sich der Stuhl auf dem Wasser, denn noch waren die heiligen Tieren nicht da.« Und in einer anderen Sage: »Und wie der Herr der Welt vier Richtungen gab, so umstellt er auch seinen Stuhl mit vier heiligen Tieren und mit vier Engeln.« Und in einer Beschreibung des obersten Himmels heißt es: »Dort sind die Räder und die Seraphim und die heiligen Tiere und die Engel, die um den Herrn stets sind. Dort ist der Stuhl seiner Herrlichkeit, und der Herr, der lebendige Gott, der Hohe und Erhabene, thront über ihnen und fährt hoch einher im Araboth.«

Daß der »Stuhl des Herrn« jener Urzeit noch kein Gebrauchsgegenstand, aber auch keine Phantasie-Erfindung der Nachkommen Adams war, dafür gibt es anschauliche Beweise: zahlreiche Rollensiegel, auf denen ein Gott oder ein vergöttlichter König als einziger auf einem einfachen Stuhl – nach unseren Begriffen ist es nur ein »Hocker« – sitzt und Beter oder andere Menschen, die ihm ehrfurchtsvoll nahen, empfängt. Und diese Rollensiegel sind sumerischen oder später akkadischen Ursprungs: Adam oder seine frühen Nachkommen, vielleicht der sagenhafte Henoch, der Urgroßvater von Noah, müssen sie mit eigenen Augen gesehen haben. Hierzu eine Stelle aus einer alten Henoch-Sage, in der der Herr über die Tätigkeit von Henoch nach seiner Aufnahme in den obersten Himmel berichtet: »Ich erhob ihn zum Fürsten über alle Fürsten und ernannte ihn zum Diener an dem Stuhl meiner Herrlichkeit. Und noch war seines Amtes, die Hallen des Araboth zu öffnen, den heiligen

Tieren die Kränze um das Haupt zu binden, die Prunkräder mit Stärke und mit Herrlichkeit zu schmücken, die Cherubim in Pracht zu kleiden, den Brandpfeilern Glanz und Leuchten zu geben, die flammenden Seraphim in Stolz zu hüllen, die Chasmalim mit Licht zu gürten. Mir machte er jeden Morgen den Stuhl zurecht, wenn ich den Stuhl meiner Herrlichkeit besteigen wollte, um Umschau zu halten in allen Höhen meiner Macht.« Sogar durch diese mythisch übersteigerten Beschreibungen hindurch spürt man, daß es Vorbilder dafür gegeben haben muß.

Die Tatsache, daß in der Bibel und in nebenbiblischen Überlieferungen die »heiligen Tiere« und die »Ophanim«, die »Gottesräder«, mehrfach gemeinsam genannt werden, könnte als Wegweiser, ja vielleicht sogar als Zeitmaßstab dienen, wenn man von der Hypothese ausgeht, daß diese Überlieferungen sich auf eine Zeit beziehen müssen, als das Rad vor nicht allzu langer Zeit neu erfunden war und als »heilig« angesehen wurde. Daß das Rad im vierten oder dritten vorchristlichen Jahrtausend in Mesopotamien von den Sumerern erfunden wurde, hat die Wissenschaft schon seit längerer Zeit angenommen. Zwischen den beiden Weltkriegen hatten die Ausgrabungen von Sir Leonard Wooley die sogenannten »Königsgräber« von Ur I freigelegt, und unter den Leichen des Gefolges fanden sich auch Wagen mit angespannten Ochsen und Wagenlenkern! Zeitpunkt der Bestattung: um die Mitte des dritten Jahrtausends v. Chr. Zu jener Zeit muß der vierrädrige, von Ochsen gezogene Karren bereits wohlbekannt gewesen sein. Noch ältere Räder hat man in den Gräbern bei Kisch und Susa gefunden: sie stammen aus der zweiten Hälfte des vierten Jahrtausends v. Chr. All diese Räder wurden aus Längsbrettern zu Scheiben von nahezu neunzig Zentimeter Durchmesser zusammengefügt – die Baumstämme in Südmesopotamien waren nicht dick genug, um Querscheiben von der gewünschten Größe daraus zu schneiden. Kupferhaken hefteten die Bretter zusammen, das Mittelbrett hatte eine dicke Nabe, und die Räder wurden durch Achsennägel an der unbeweglichen Achse befestigt. Häufig wurden die Radränder mit Metallreifen eingefaßt, die dick mit Beschlägen versehen waren. Das Speichenrad wurde erst später entwickelt.

Der Grund für die ausführliche Beschreibung der bei Ausgrabungen gefundenen primitiven Urräder ist nicht nur die Tatsache, daß diese von Sumerern erfundenen Räder damals noch

etwas aufregend Neues und so Heiliges waren, daß man den Toten ein Rad mit ins Grab gab – sondern es ist in besonderem Maße die Beschreibung, nach der die äußeren Reifen manchmal mit dicht beschlagenen Metallklammern zusammengehalten wurden. Die jüdischen Überlieferungen, daß die heiligen oder lebenden Räder, die Gottesräder, »über und über mit Augen bedeckt« waren, fände so eine optische Erklärung im dichten Metallbeschlag der frühen Radreifen, die hoch oben in einem Zikkurat aufbewahrt wurden. Daß nach der Sage jedem Rad ein Wächter zugeteilt war, ist ein weiterer Hinweis darauf, daß das Rad noch nicht zum Allgemeinbegriff geworden war. Aber auch die nahe Verbindung zwischen »Gottesrädern« und »heiligen Tieren« hätte damit eine einleuchtende Erklärung gefunden, denn es waren die heiligen Tiere, die als Zugtiere für die Wagen verwendet wurden. Und die Überlieferung, daß am Anfang »die heiligen Tiere noch nicht da waren«, wäre ein glaubwürdiger Bericht darüber, daß die Sumerer das Rad nicht bei ihrer Einwanderung mitgebracht, sondern den Wagen, der Zugtiere erforderte, erst im Zweistromland entwickelt hatten. Wenn diese Überlegungen sich als richtig erweisen, so ist nicht nur der Report-Charakter der jüdischen Urzeit-Überlieferungen nachgewiesen, sondern zugleich ist eine annähernde Zeitangabe sowohl für den Herrschaftsbeginn der Sumerer wie für das Alter der Sagen möglich: das vierte Jahrtausend v. Chr. – wobei ein leiser Hoffnungsschimmer bleibt, daß neue Ausgrabungen in und um das alte Eridu eines Tages genauere Angaben ermöglichen.

Das Reich der Strenge

> Der Herr offenbarte den himmlischen Heerscharen nur, daß Gerechte von dem Menschen herkommen würden. Er sagte ihnen aber nicht, daß auch Böse von ihm herkommen würden. Hätte er es ihnen verraten, so wäre vom Reich der Strenge die Erschaffung des Menschen nicht zugelassen worden.
>
> (Aus einer jüdischen Sage)

Es ist eine überaus seltsame Überlieferung, nach der der Allmächtige der Zustimmung eines »Reiches der Strenge« bedurft haben soll, um einen Entschluß durchzuführen. Die Beschreibung erinnert geradezu an moderne Verhältnisse, bei denen einer regierenden Exekutive eine parlamentarische Legislative gegenübersteht, von deren Zustimmung die Ausführung abhängt. Und es scheint fast unglaublich, daß damals – wie heute – die Exekutive sich des Mittels der halben Wahrheit, des Verschweigens bedient haben soll, um die Zustimmung der Legislative zu erhalten. Micha Josef BinGorion, der diese Überlieferung in sein Sammelwerk ›Die Sagen der Juden‹ aufgenommen hat, gibt als ihre Quellen den ›Midrasch Bereschith Rabba‹ und den ›Midrasch Koheleth Rabba‹ an.

Es ist nur zu begreiflich, daß in der Bibel weder von einem »Reich der Strenge« noch von einem Engels-Parlament mit so hohen Kompetenzen die Rede ist. Jeder Zweifel an der Allmacht des Herrn ist zu allen Zeiten mit dem jüdischen wie dem christlichen Gottesbild unvereinbar gewesen. Dagegen gibt es einige spätere Bibelstellen, in denen von einer Mehrzahl von Göttern die Rede ist. Vor allem hat der Anfang von Psalm 82 den Exegeten und Übersetzern seit jeher große Schwierigkeiten bereitet. Die betreffende Stelle lautet in der Luther-Übersetzung: »Gott stehet in der Gemeinde Gottes und ist Richter unter den Göttern.« In der Zwingli-Bibel: »Gott steht da in der Gottesversammlung, inmitten der Götter hält er Gericht.« Im Talmud, der sich mehrfach mit diesem kurzen Psalm auseinandersetzt, vermeidet die deutsche Übersetzung den Ausdruck »Götter«, es heißt da: »Gott steht in der Gottesgemeinde, inmitten der Richter richtet er.« Erwähnt seien auch die Psalmen

136 und 138: »Danket dem Gott aller Götter, denn seine Güte währet ewiglich« und »Ich danke dir von Herzen, vor den Göttern will ich dir lobsingen.« Noch zu Salomos Zeiten also schien der Gedanke, daß Gott der oberste Herr einer Mehrzahl von Göttern war, für die Gläubigen keinen Widerspruch zu bedeuten. Also doch eine Form von Vielgötterei? Das würde allem widersprechen, was Adams Nachkommen als die Grundlage nicht nur ihres Glaubens sondern ihres Daseins ansahen und ansehen: ihres Glaubens an Elohim.

Über die Herkunft und Bedeutung des Wortes »Elohim« in der Bibel liegen heute zahlreiche Untersuchungen vor. Daß schon von der Schöpfungsgeschichte an Gott abwechselnd mit seinem Namen »Jahwe« oder aber mit »Elohim« bezeichnet wird, war der wichtigste Hinweis für die kritische Bibelforschung, daß die Bibel in ihrer endgültigen Form aus verschiedenen Quellen stammen mußte. Daß das Wort »Elohim« grammatikalisch eine Mehrzahl ist, wußte man natürlich seit langem, aber es wurde, ebenso wie im Wort »Lasset uns Menschen machen nach unserem Bild« als eine Art Pluralis majestatis angesehen. Erst in neuerer Zeit beginnen sich andere Deutungen durchzusetzen. Dazu Alfons Rosenberg in seinem schon früher zitierten Buch ›Engel und Dämonen‹: »Doch nicht minder bedeutsam als ihr Botenamt ist die Teilnahme der Engel an der himmlischen Ratsversammlung. Weil von Gott als seine Ratgeber geschaffen, werden sie in der Heiligen Schrift als ›Götter‹ (elohim), Gottwesen oder Göttersöhne (bene ha'elohim) bezeichnet.« Und dazu gibt der Autor ergänzend die Anmerkung: »Elohim ist ein Mono-Plural und hat vielfache Bedeutung: Gott, Götter, Gottwesen, Gottkraft und Richter.« Nach dieser Deutung, die auch andere Forscher teilen, hat die kleine Gruppe der el-Engel, das heißt der Engel, deren Namen auf »el« endeten, eine Art Oberhaus, einen Senat gebildet, eine Oligarchie also mit einem obersten Herrn, der als primus inter pares regierte. Dies wäre jedenfalls eine einleuchtende Erklärung dafür, daß spätere Generationen ihren Gott mit einem Plural bezeichneten.

Das Wort Elohim, Singular El, ist semitischen Ursprungs, verwandt mit dem Gottesnamen Allah. Über den Wort-Ursprung hat die religionsvergleichende Forschung interessante Feststellungen gemacht. »El« ist der Eigenname eines kanaanäischen, nicht monotheistischen Schöpfergottes, wobei mit »Kanaan« im Altertum im allgemeinen sowohl Palästina wie Phöni-

zien bezeichnet wurden. Erst die Ausgrabungen im nördlich gelegenen Ugarit, dem heutigen Ras Schamra, haben einige Rückschlüsse auf die alten religiösen Mythen auch des damaligen Kanaan und den Nachweis starker mesopotamischer Einflüsse gestattet. Dabei wurde ein direkter Zusammenhang zwischen dem Kanaan-Gott El, der als »Schöpfer der Geschöpfe« bezeichnet wird, und dem akkadischen Gott Ea, dem sumerischen Enki, nachgewiesen: Enki-Ea wohnte »über dem Abgrund«, im Mündungsgebiet von Euphrat und Tigris, der Kanaan-Gott El »an der Quelle der beiden Ströme inmitten der Flußbette«. Ea ebenso wie El werden als »weise« bezeichnet. Inwieweit die wechselseitigen Einflüsse zwischen Kanaan und dem Volk Abrahams die religiösen Traditionen der einen wie der anderen beeinflußten und veränderten, wird sich kaum mehr nachweisen lassen. Doch daß rein sprachlich die jüdische Gottesbezeichnung Elohim mit dem Kanaan-Schöpfergott El verwandt sein muß, ist unbestreitbar. Und obwohl die Juden im Lauf ihrer Wanderungen immer und immer wieder ermahnt werden mußten, keine fremden Götter anzubeten, bestanden zwischen ihnen und den Kanaanitern auch freundschaftliche Beziehungen, das beweist die Bibelstelle 1. Moses 14,18–19: »Melchisedek aber, der König von Salem, brachte Brot und Wein heraus; er war ein Priester des höchsten Gottes. Und er segnete ihn und sprach: Gesegnet ist Abram vom höchsten Gott, dem Schöpfer des Himmels und der Erde.« (Zwingli-Bibel) Auch wenn man mit einigen Forschern annimmt, daß die Aufnahme dieses Anspruchs in die Genesis erst zur Zeit von König David erfolgte und den legitimen Anspruch der Juden auf die Herrschaft über Kanaan bestätigen sollte, so zeigt der Wortlaut doch, daß der fremde Schöpfergott den frühen Juden vertraut gewesen sein muß. Wir können nicht wissen, ob die jüdische Religion im Lauf des langen Zusammenlebens manches von Kanaan übernommen hat oder ob beide auf gemeinsame Urüberlieferungen zurückgehen. So oder so: Adam-Nachkommen waren es in jedem Fall, die die Erinnerungen ihrer Ahnen an »Elohim« an ihre Nachkommen weitergegeben haben.

Micha Josef BinGorion hat in seinem Sammelwerk ›Die Sagen der Juden‹ die kurze Sage, der die Überschrift dieses Kapitels entlehnt wurde, mit den Worten ›Was der Herr verschwieg‹ überschrieben. Es ist eine der zahlreichen Sagen, die den Widerstand der Engel gegen den Menschen schildern. Der kurze Text lautet: »Zur Stunde, als Gott den ersten Menschen erschaffen

wollte, rief er die himmlischen Heerscharen herbei und sprach zu ihnen: Wir wollen einen Menschen nach unserem Bild machen. Sprachen die Engel: Dieser Mensch, den du schaffen willst, was soll er auf Erden? Sprach der Herr: Gerechte werden von ihm herkommen. Der Herr offenbarte ihnen nur, daß Gerechte von dem Menschen herkommen würden, er sagte ihnen aber nicht, daß auch Böse von ihm herkommen würden. Hätte er es ihnen verraten, so wäre vom Reich der Strenge die Erschaffung des Menschen nicht zugelassen worden.« Im Sinne der hier versuchten Deutung lag es natürlich nahe zu fragen, ob für dieses »Reich der Strenge«, für die kleine Gruppe der el-Engel, der Engelsfürsten, die spätere Generationen als Erzengel bezeichneten, irgendwelche Parallelen in den Strukturen der sumerischen Führung vorliegen. Bestand eine Oligarchie mit einem obersten Herrn, dessen Machtbefugnisse im Inneren begrenzt waren? Bildete diese Führungsgruppe die Spitze einer Pyramide in einer straff organisierten Hierarchie?

Die Hauptschwierigkeit eines solchen Nachweises besteht darin, daß für die Frühzeit, auf die die alten jüdischen Überlieferungen sich beziehen, also für das frühe vierte, vielleicht sogar das späte fünfte vorchristliche Jahrtausend noch keinerlei schriftliche Dokumente vorliegen – die ältesten stammen aus der zweiten Hälfte des dritten Jahrtausends, also aus einer Zeit, als bereits mehrere sumerische Stadtstaaten hunderttausend bis zweihunderttausend Einwohner hatten. Selbst diese frühesten schriftlichen Dokumente enthalten keine geschichtlichen oder vorgeschichtlichen Angaben. Trotzdem sind den Sumerologen wichtige Erkenntnisse über die Führungsstrukturen auch der frühen Sumerer gelungen. Einen aufschlußreichen Hinweis zu dem Problemkreis gibt der bekannte Sumerologe Samuel Noah Kramer in seinem Buch ›The Sumerians, Their History, Culture and Character‹, aus dem die nachstehenden Sätze übersetzt sind:

»Der Tempel war das größte, höchste und wichtigste Bauwerk der Stadt, in Übereinstimmung mit der Lehre, die von den sumerischen Religionsführern akzeptiert war und zweifellos auf sehr frühe Zeiten zurückgeht: daß die ganze Stadt Eigentum ihres Hauptgottes ist, dem sie am Tag, als die Welt erschaffen wurde, zugeteilt worden war. In der Praxis jedoch besaß die Tempelvereinigung nur einen Teil des Bodens, den sie an Pächter weitervermietete. Das übrige Land war Privateigentum einzelner Bürger. In der Frühzeit lag die politische Macht in den

Händen dieser freien Bürger und eines Stadtgouverneurs, des ›ensi‹, der nicht mehr als ein primus inter pares, ein Gleicher unter Gleichen war.« Im weiteren weist Kramer dann darauf hin, daß damals ein Zweikammer-System bestand, ein Oberhaus der »Älteren« und ein Unterhaus der »Männer«. Erst in einer späteren Epoche, als die kriegerischen Auseinandersetzungen zwischen den Stadtstaaten und die notwendige Abwehr räuberischer Überfälle der Gutäer immer häufiger wurden und eine militärische Führung erforderten, wurde ein König eingesetzt, ursprünglich durch Wahlen, später durch erbliche Monarchie.

Für die Hypothese, daß sich die Erzählungen der jüdischen Sagen von »himmlischen Heerscharen«, von Engeln, auf Sumerer der noch schriftlosen Frühzeit bezogen, ist vor allem die Feststellung von Gewicht, daß es eine Zeit gegeben hat, wo der sumerische »ensi« als Gleicher unter Gleichen wichtige Entscheidungen traf. Da sich die Angaben nicht auf eine bestimmte sumerische Stadt, sondern auf die sumerische Stadt als solche beziehen, auf eine Zeit also, wo bereits mehrere sumerische Stadtstaaten existierten, dürfte als möglicher Zeitpunkt die Jahrtausendwende vom vierten zum dritten vorchristlichen Jahrtausend angenommen werden. Die frühesten Überlieferungen des Adamsvolkes aber scheinen auf eine noch ältere Zeit zurückzugehen: als die Besiedlung des Landes durch die Neueingewanderten noch in ihren Anfängen war. Die Annahme, daß die Vorgänger des »ensi«, vielleicht bereits im alten Eridu, in noch verstärktem Maße nur die oberste Spitze der Führungspyramide bildeten, ist nicht von der Hand zu weisen. Leider haben die Sumerer keine Überlieferungen über Gründung und Aufbau ihrer Städte hinterlassen. Es lag daher nahe, in ihren religiösen Mythen nach möglichen Hinweisen auf den Aufbau, die Strukturen ihrer Staatswesen schon in der Frühzeit zu suchen. Eine solche Suche ist nicht ergebnislos: In der Götterversammlung des sumerischen Pantheons nämlich gibt es einen obersten Gott und »sieben Götter, die die Schicksale entscheiden« sowie die fünfzig »großen Götter«, die »Annunaki«, die Söhne des Himmelsgottes An. Ob die Früh-Sumerer ihre menschliche Führung nach dem Modell ihres Götterglaubens aufgebaut, ob sie umgekehrt ihren Glauben an die Götter-Hierarchie dem Modell ihrer eigenen Strukturen angepaßt hatten, werden wir niemals mit Sicherheit wissen.

Eine andere Beziehung zwischen Sumer und Adamsvolk aber

drängt sich in diesem Zusammenhang auf: In den jüdischen Überlieferungen über die höchsten Engel gibt es nicht nur ein »Reich der Strenge«, sondern in anderen Sagen »sieben (oder auch acht) Gewaltige, die mit dem Namen Gott nach dem Namen ihres Königs genannt werden« – also eine unverkennbare Parallele zu den sumerischen »sieben Göttern, die Schicksale entscheiden«. Daß Adams Nachkommen diesen Glauben direkt oder indirekt aus dem sumerischen Götterglauben übernommen haben, scheint wenig wahrscheinlich, und es wird durch das Verhalten einiger dieser »Gewaltigen« beim großen Engelssturz, von dem später zu sprechen sein wird, noch unwahrscheinlicher. Näher liegt die Deutung, daß das höchste sumerische Führungsgremium, mit dem Adam und seine Nachkommen in Berührung kamen, tatsächlich aus einer Spitze und einem Oberhaus, einem Senat bestand, die große Kompetenzen hatten. In der Überlieferung wurden sie zu hohen Fürsten, die »mit dem Namen ihres Königs genannt werden« und damit seine Stellvertreter waren: jene wenigen Engel also, deren Namen auf »el« endeten, und die in ihrer Gesamtheit die »Elohim« waren.

Wenn diese Zusammenhänge bestanden – wenn möglicherweise spätere Ausgrabungen oder Entzifferungen die Vermutungen bestätigen: dann könnten Adams Erinnerungen tatsächlich als die bisher fehlende Quelle für die Organisationsformen des frühen Sumerertums und die internen Vorgänge in der Führungsgruppe dienen.

Die sieben Himmel

> Der Herr, der Gott der Heerscharen ... der in den Himmeln sein Obergemach baut und sein Gewölbe über der Erde gründet.
>
> (Amos 9,5–6)

Der Gegenüberstellung von Engeln und Menschenkindern entspricht von den ersten Anfängen der Schöpfung an die Gegenüberstellung von Himmel und Erde. Ja es ist im Grunde diese Gegenüberstellung, die den Anfang unserer Bibel als eigentlichen Schöpfungsmythos charakterisiert, und es scheint nahezu vermessen, schon dafür eine rationale Deutung zu wagen.

Eine gewisse Einschränkung dieser mythischen Grundstimmung ergibt sich allerdings bereits, wenn wir wissen, daß im hebräischen Text »die Himmel« in der Mehrzahl erschaffen wurden. Aus dem Babylonischen Talmud erfahren wir beispielsweise, daß beim Streit zwischen zwei bekannten alten »Lehrhäusern« über die Frage, was Gott zuerst erschaffen habe, Himmel oder Erde, die vom Lehrhaus Schammais sagten: den Himmel, denn es heißt: »Am Anfang erschuf Gott die Himmel und die Erde.« Die vom Lehrhaus Hillels dagegen vertraten die Auffassung: »Die Erde wurde zuerst erschaffen und daraufhin die Himmel.« Beide führten zum Beweis ihres eigenen Standpunkts Bibelstellen (Amos 9,6 und Jesaja 66,1) an, wo im Hebräischen gleichfalls von »den Himmeln« in der Mehrzahl die Rede ist, im Gegensatz zu allen mir vorliegenden jüdischen und christlichen Bibelübersetzungen.

Ganz unbekannt ist uns die Mehrzahl »die Himmel« allerdings nicht. Dem bekannten Kirchenlied ›Die Himmel rühmen des Ewigen Ehre‹ von Christian Fürchtegott Gellert liegt der 19. Psalm von David zugrunde, der beginnt: »Die Himmel erzählen die Ehre Gottes, und die Feste verkündet das Werk seiner Hände.« Auch in anderen Psalmen ist von »den Himmeln« die Rede. An fast allen anderen Bibelstellen aber haben die Übersetzer sich für den Singular »der Himmel« entschieden, der abendländischem Denken und unserer Vorstellung vom Himmel über uns entspricht.

Sprachlich vertraut dagegen ist uns die Mehrzahl »die Him-

mel« vom Islam her: Allah schuf sieben Himmel übereinander in der vollendeten Harmonie, die keine Fehler hat. Daß der Koran häufig an frühe jüdische Überlieferungen anknüpft, ist bekannt. Mohammed (siebtes Jahrhundert n. Chr.) hatte bewußt auf alte Traditionen »von Abraham und Adam« zurückgegriffen in dem Bemühen, die politisch und religiös zersplitterten arabischen Stämme im Glauben an Allah und seinen Propheten zu einigen. Was jedoch heute fast vergessen ist: daß die Vorstellung von den sieben Himmeln auch zum alten jüdischen Glaubensgut gehört hatte. Zwar findet es sich nicht in der Bibel, wohl aber in den nebenbiblischen Überlieferungen, sogar wesentlich ausführlicher als im Koran.

Die Beschreibung der sieben Himmel in den jüdischen Sagen bildet einen wichtigen Schwerpunkt in der hier aufgestellten Hypothese, daß der Adam-Stamm unter den »Himmeln« den möglicherweise ersten sumerischen Stufenturm oder Zikkurat – und unter den »Himmlischen«, den »himmlischen Heerscharen« die Sumerer selber verstanden haben muß.

Wenn die Vermutung zutrifft, daß es sich dabei um das erste Zusammentreffen und Zusammenleben von dem schon früher eingewanderten semitischen Nomadenstamm Adams mit den neueingewanderten Sumerern handelte, um die Gründung der ersten aller sumerischen Städte also – dann muß für den Anfang oder die Anfänge ein sehr früher Zeitpunkt angenommen werden. Nach Adams gewissenhaft weitergegebenen Erinnerungen nämlich dienten »die Himmel« den Neueingewanderten zugleich als Wohnstätte, Schutz vor Überfällen, Vorratskammern, Arsenal, Zufluchtsort, Verwaltungs- und Kultstätten. Allerdings darf man sich nicht vorstellen, daß all diese Funktionen und die dafür geschaffene Form des Stufenturms von allem Anfang an den Umfang und die perfekte Form besessen haben, die die Zikkurat später zu einem eigentlichen Denkmal der sumerischen Kultur machen sollten. Es kann Jahrhunderte gedauert haben, bis die Sieben-Terrassen-Türme sich durchgesetzt hatten, und die Nachkommen Adams, die das Frühstadium ja nicht kannten, mögen die alten Überlieferungen durch ihre eigenen Eindrücke erweitert haben. Wir können also nicht wissen, welche Wandlungen Adams Bericht im Lauf der Generationen durchgemacht hat, um so mehr, als auch die Akkader, die die Sumerer sowohl bekriegten wie auch imitierten, in den von ihnen beherrschten Städten ebenfalls Zikkurats errichteten. Und als im letzten Jahrhundert des dritten Jahrtausends v. Chr., in

der sogenannten sumerischen Renaissance also, Gudea, der Stadtfürst von Lagasch, dem Hauptgott von Lagasch, Ningirsu, einen prächtigen Tempel, das Eninnu, errichtete und diesen Bau ausführlich, angefangen von einem prophetischen Traum über die Deutung, die Planung bis zum Bau und der Einweihung, in einer langen Hymne besang – da mag auch bei den Sumerern jener Zeit die ursprüngliche Zweckbestimmung ihrer Stufentürme nur noch eine ferne, dunkle Erinnerung gewesen sein.

Trotz dieser notwendigen Einwände aber ist das eigentlich Erstaunliche: daß die jüdischen Sagen über die Sieben Himmel, nachdem sie über eine unvorstellbar lange Zeitspanne hinweg ausschließlich in mündlicher Überlieferung weitergegeben worden waren, als sie endlich niedergeschrieben werden konnten, noch so viele konkrete Angaben über die ursprüngliche Zweckbestimmung der einzelnen »Himmel« enthielten. Allerdings waren diese im Lauf der Zeit teilweise auf meteorologische und Naturerscheinungen umgedeutet worden. Aber noch spürt man, daß es sich ursprünglich um tatsächliche Eindrücke gehandelt haben muß, die die frühen Beobachter mit ehrfürchtigem Staunen erfüllten. Die Phantasie dieser einfachen Nomaden wäre nicht imstande gewesen, solches zu erdenken. – Nachstehend einige dieser Beschreibungen, aus drei Sagen zusammengefaßt und auf das für uns Wesentliche gekürzt:

»Dort oben sind sieben Himmel, und ein jeglicher Himmel heißt mit seinem eigenen Namen. Da ist: Wilon, der Vorhang, Rakia, die Himmelsfeste, Schechakim, der Wolkenhimmel; Sebul, die Zuflucht, Maon, die Wohnstätte, Makhon, der Sitz, Araboth, die Weite.

Sieben Gewölbe schuf der Herr. Das allerunterste ist Wilon, der Vorhang. Gleich wie ein Vorhang eines Hauses Eingang verhüllt, daß die, welche drinnen sitzen, die draußen Vorbeigehenden sehen, die aber draußen sind, das, was drinnen ist, nicht sehen können, so verdeckt auch der Wilon die inneren Gewölbe. In dem Wilon sind Fenster, und die himmlischen Heerscharen schauen hindurch und sehen die Menschenkinder, wie sie auf Erden wandeln. Der eine geht auf gerechten Wegen, der andere schleicht auf bösen Pfaden. Aber sie lassen auch die Bösen ruhig ihres Weges gehen und lassen auch ihr böses Beginnen von Glück bescheinen, bis der Tag des Gerichts kommt.

Über dem Wilon ist Rakia, und in dem Rakia sind die Sterne und die Planeten. Und noch zwölf Fenster sind dort gegenüber den zwölf Stunden des Tages. Dreihundertfünfundsechzig En-

gel stehen im Dienste der Sonne und führen sie bedächtig von Fenster zu Fenster, auf daß sie die Welt nicht in einer Stunde umkreise. An denselben Fenstern führen sie in der Nacht bedächtig den Mond vorbei. Wenn der Mond am Gewölbe erscheint, tun sie ihren Mund auf und singen Lieder, und nicht eher hört ihr Gesang auf, als die Sonne am Himmel aufgeht.

Über dem Rakia ist Schechakim, der Wolkenhimmel. Dort steht die große Mühle, darin das Manna für die Gerechten gemahlen wird.

Über dem Schechakim ist Sebul, die Zuflucht, dort sind sieben Hallen in Feuer gebaut, und sieben Heere von Engeln stehen da. Da steht der oberste Fürst Michael an der Spitze der Scharen. Heilige Engel sind die Wächter des Sebul.

Hoch über dem Sebul liegt der Maon, die Wohnstätte. Darin sind die Heere von Engeln und Schwärme von Dienern und Legionen von Kriegern und feurige Scharen mit ihren Fahnen und flammende Schlachtreihen. Und aus ihren Kehlen ertönen am Tage Lieder und am Morgen Lobgesänge und Hymnen am Mittag und fromme Weisen am Abend. Heilige Engel und Fürsten sind die Aufseher des Maon.

Über dem Maon ist der Makhon, der Sitz. Da sind die Schneespeicher und die Hagelscheunen, da werden die schwülen Dünste gehalten, und Becken trüben Wassers stehen überall. Dort sind auch die Kammern, darin der Wirbelwind und das Ungewitter eingeschlossen sind, und Höhlen voll Dampf, deren Türen von Feuer sind. In dem Makhon fließen die Bäche von Balsamöl, die noch von der Schöpfung her für die Gerechten vorbereitet sind.

Über dem Makhon wölbt sich der Araboth, der oberste aller Himmel. Dies ist der Himmel, darin Recht und Gerechtigkeit geübt werden. Dort sind die Schatzkammern des Lebens und die Schatzkammern des Friedens und die Schatzkammern des Segens. Dort sind die Räder und die Seraphim und die heiligen Tiere und die Engel, die um den Herrn stets sind. Dort ist der Stuhl seiner Herrlichkeit, und der Herr, der lebendige Gott, der Hohe und Erhabene thront über ihnen und fährt hoch einher im Araboth. Aber fern von der Herrlichkeit des Herrn stehen die Engel und sehen nicht den Ort, da seine Herrlichkeit weilt. Und sie heiligen den Namen dessen, der auf dem erhabenen Throne sitzt, von »Anan« und »Arapel« umgeben. Wolken und Dunkel sind um ihn her. Recht und Gerechtigkeit sind seines Stuhles Festung.«

Aus einer anderen Sage erfahren wir: »Eine hohe Leiter steht auf der Erde, und ihr Ende erreicht den Himmel.« Auch bei der Beschreibung der einzelnen Himmel wird betont: »Auf dem Rakia (bzw. den anderen Himmeln) ist eine Leiter, die reicht bis zum Schechakim« und so fort.

Die beiden Wörter »Anan« und »Arapel« bedeuten nach einer Fußnote der Übersetzung »Wolken und Dunkel«. Ob die Etymologie des Wortes »Arapel« sprachlich verwandt ist mit dem Namen des siebenten Himmels »Araboth«, möglicherweise sogar mit den Namen der frühen Aramäer oder Araber, wäre zu untersuchen. Es dürfte ein semitisches Wort sein. In »Anan« dagegen ist das sumerische Wort »an«, »Himmel«, erkennbar sowie die in der sumerischen Sprache häufig verwendete Verdoppelung, die eine erweiterte Bedeutung gestattete: anan – Wolken. Ein sumerisches Wort also wie ein Findling in einer alten jüdischen Sage! Und dieses Wort bezieht sich auf den Sitz des Herrn, den Adam als seinen lebendigen Gott bezeichnet hatte.

Dies aber ist nur ein Detail, ein Signal für das Vorhandensein einer Verbindung. Viel bedeutsamer scheint die Schilderung der Sieben Himmel, die geradezu eine Beschreibung eines Zikkurat, eines jener sumerischen und später babylonischen Stufentürme sein könnte, die in der Blütezeit der sumerischen Stadtkultur zum eigentlichen Wahrzeichen jeder Stadt wurden, das Eanna, das »Himmelshaus« der Göttin Inanna, in jüngeren Texten auch des Gottes An in Uruk, das Ekur, der »Hausberg« des Gottes Enlil in Nippur – und all die anderen. Und in jedem befand sich ganz oben der Tempel, in dem der »En«, der Priesterherr, als Stellvertreter des Stadtgottes regierte, richtete, die heilige Hochzeit vollzog, den Göttern diente – jener »Siebente Himmel« im Islam, den die jüdische Überlieferung »Araboth« genannt hatte.

Von Adam ist in den Sagen über die Sieben Himmel nicht die Rede. Die Überlieferungen beziehen sich auf einen Zeitpunkt, als es bereits »Menschenkinder« in der Mehrzahl gab, die vom Inneren des untersten Himmels, dem »Wilon« aus beobachtet wurden. Jedoch deutet vieles in der Zweckbeschreibung der einzelnen Terrassen auf eine Frühzeit hin. Inzwischen ist durch Ausgrabungen festgestellt worden, daß sich die Zikkurats erst allmählich aus einer sehr frühen, einfacheren Tempelburg mit dem Tempel auf dem Terrassendach entwickelt haben, und es wäre nur natürlich, wenn die Sagen der unterworfenen Adams-

nachkommen diese allmähliche Veränderung mitgemacht haben, bis hin zu jenem denkwürdigen und unvergeßlichen Ereignis einer viel späteren Epoche, als »Menschen« sich zusammenschlossen, um im nördlich gelegenen »Land Sinear« einen Turm »so hoch wie der Himmel« – sagen wir es deutlicher: so hoch wie die Himmel, die sieben Himmel, zu bauen. Davon soll später die Rede sein.

Was uns an dieser Stelle beschäftigt, sind die seltsam exakten Angaben darüber, zu was jeder »Himmel«, jede Terrasse des Turmes diente. Daß die unterste zur Überwachung der Bevölkerung, der Eingeborenen diente, wird unmißverständlich erklärt und dabei noch besonders darauf hingewiesen, daß man nur von innen nach außen, nicht aber von außen nach innen sehen konnte. Auch fehlt nicht der Hinweis, daß diese unterste Terrasse nicht zu ebener Erde lag, sondern über eine hohe Leiter erreichbar war.

Die zweite Terrasse scheint zu einem späteren Zeitpunkt, vielleicht sogar erst in akkadischer Zeit, für astronomische Beobachtungen, die der Zeiteinteilung dienten, bestimmt gewesen zu sein. Die Angabe über die nächtlichen Gesänge der dort lebenden Engelsgruppen erinnert an die Beschreibungen der Seraphim und ihr Wächteramt.

Daß auf der dritten Terrasse die »große Mühle« stand, ist ein Hinweis darauf, daß hier die Verarbeitung des Getreides, Dreschen, Mahlen, vielleicht auch andere Tätigkeiten, die der Ernährung dienten, stattgefunden haben.

Deutlich ist der überlieferte Name der vierten Terrasse: Zuflucht. Bei den ständigen kriegerischen Auseinandersetzungen mußte ein Zufluchtsplatz für Flüchtende vorhanden sein. Die Überlieferung, daß der kriegerische Michael hier »an der Spitze der Scharen« stand, ist ein weiterer Hinweis darauf, daß der »Sebul« eine militärische Bedeutung hatte.

Die fünfte und sechste Terrasse, deren Reihenfolge von einzelnen Sagen ausgetauscht wird, dienten als Wohnstätte für die »Heere von Engeln und Schwärme von Dienern«, bei denen Aufseher für Ordnung sorgten, sowie für die wichtige Einlagerung von Notvorräten. Daß »Speicher« und »Scheunen«, »Kammern« und »Höhlen« nicht zur Aufbewahrung von Hagel und Schnee, Wirbelwind und Unwettern gedient haben, liegt auf der Hand, und wie durch ein Wunder sind die »Becken voll trüben Wassers«, die »überall stehen«, ohne Umdeutung überliefert worden, ebenso wie die »Bäche von Balsamöl«.

Die Beschreibung des »siebenten Himmels«, des Araboth, entspricht am deutlichsten der obersten Tempelterrasse der Zikkurat, der die oberste Leitung der religiösen wie der weltlichen Aufgaben vorbehalten war.

Daß in einer Frühzeit, als noch keine Sumerer außerhalb ihres Tempelbezirks lebten, die Bewohner der sieben Himmel von den übrigen Bewohnern »die himmlischen Heerscharen«, »die Himmlischen« genannt wurden, ist naheliegend. Es ist keine Sage, keine Überlieferung und auch kein Naturmythos, sondern echte Poesie eines namenlosen Nachkommen von Adam, die diesen alten Überlieferungen neue Worte verliehen hat. Hier die betreffenden Sätze, die von inniger Religiosität zeugen:

»Gott schuf die Himmel und die Erde und waren ihm beide gleich lieb. Aber die Himmel sangen und rühmten die Ehre Gottes, und die Erde war betrübt und weinte und sprach vor dem Herrn: O Herr der Welt! Die Himmel weilen in deiner Nähe und ergötzen sich an dem Glanz deiner Herrlichkeit. Auch werden sie von deinem Tisch gespeist, und nimmer kommt der Tod in ihr Reich, daher singen sie. Mich aber hältst du fern von dir, und meine Speise gabst du in des Himmels Hand, und was auf mir ist, ist dem Tode geweiht. Wie sollte ich da nicht weinen?

Da sprach der Herr: Es soll dir nicht bange sein, du Erde. Dereinst wirst auch du unter den Singenden sein, und Lobgesänge werden von deinem Ende erschallen!«*

* Aus: Die Sagen der Juden. Gesammelt und bearbeitet von Micha Josef BinGorion. Frankfurt a. M. 1913.

Der Garten in Eden

> Dann pflanzte Jahwe einen Garten in Eden gegen Osten.
>
> (1. Moses 2,8)

Zum Schauplatz, auf dem das große menschliche Drama seinen Anfang nahm, gehört der Garten, der als »Garten Eden«, als »Paradies« die Phantasie von Millionen Menschen in Jahrtausenden in Bewegung gesetzt hat. Dieser Garten mit seinen fruchttragenden Bäumen, mit dem ersten Menschenpaar, den friedlichen Tieren, dem Baum der Erkenntnis des Guten und Bösen und der Schlange gehört zu den großen Themen der Menschheitsgeschichte: der Mensch zwischen Unschuld, Sorglosigkeit, Versuchung und Sünde. Es findet sich in der Bibel auch kein anderer Text, in dem Mythos und Wirklichkeit, Traum und Erinnerung, Dichtung und Überlieferung einander so nahtlos durchdringen – kein anderer Text auch, das sei bereits hier hinzugefügt, in dem die Überlieferungen von Adamsvölkern und Sumerern so sehr zu einem neuen Ganzen zusammengewachsen und doch erhalten geblieben sind, ja sogar ihre Sprachspuren hinterlassen haben.

Von früher Kindheit an bildet die biblische Schöpfungsgeschichte in unserem Bewußtsein eine Einheit. Es hat uns niemals gestört, daß die Schöpfung sozusagen doppelt erzählt wurde, daß Adam und Eva, Mann und Weib, einmal zusammen erschaffen wurden, einmal zuerst Adam aus Erde geformt und erst später Eva aus einer Rippe des schlafenden Adam gebildet wurde. Erst die Forschung hat darauf hingewiesen, daß bereits die ersten Kapitel unserer Bibel aus zwei verschiedenen Überlieferungen zusammengefügt wurden, von denen, wie bereits früher erwähnt, die eine, die ›Priesterschrift‹, von Gott als »Elohim« spricht, während der »Jahwist« Gott beim Namen, Jahwe, nennt. In der ›Priesterschrift‹ erfolgt die Schöpfung durch das schöpferische Wort: Elohim sprach »Es werde!« Im Bericht des »Jahwist« dagegen heißt es nicht: »Gott sprach: Es werde ein Garten«, sondern schlicht und unfeierlich: »Jahwe pflanzte einen Garten.« Es sind wahrscheinlich diese einfachen, bildhaften Vorstellungen, die sich dem Gedächtnis des Menschen tiefer eingeprägt haben als die strenge, kühle Sprache der »Priesterschrift«.

Jahwe pflanzte einen Garten. Wo pflanzte er ihn? Das Merkwürdige an dieser Überlieferung ist die genaue Ortsangabe: »in Eden gegen Osten.« Das klingt nun wirklich wie der Bericht von Augenzeugen, die das, was sie beobachtet haben, an ihre Söhne weitergeben. Nur: wo liegt Eden? Ist es ein Ort, eine Landschaft? In der Bibel ist nirgends sonst die Rede von Eden. Das erklärt, wie im Lauf der Zeit im Sprachgebrauch aus dem biblischen »Garten in Eden« ein »Garten Eden« werden konnte. Und die zweite Frage: Was bedeutet »im Osten«? Heißt das »im östlichen Teil von Eden«? Von welchem Standort oder Punkt aus lag Eden in östlicher Richtung? Ist der Garten also doch ein Mythos, ein Traum vom Paradies, in den, wie zur Bestätigung seiner Wahrheit, solche genauen Ortsangaben eingewoben sind?

Wir können heute nicht mehr wissen, was die über lange Zeit mündlich weitergegebene, später zu verschiedenen Zeiten niedergeschriebene, noch später in andere Sprachen übersetzte Erzählung von einem Garten in Eden bedeutete. Aber zweifellos wußten Adam und seine frühen Nachkommen, was mit »Eden« gemeint war: es heißt »Ebene, Steppe« – und zwar in der sumerischen Sprache! Das sumerische Wort »edinu« ist später als Lehnwort ins Semitische übergegangen – ein wichtiger »Fundgegenstand« also für die These dieses Buches. In sumerischen Texten und Hymnen findet sich »edinu« verschiedentlich. In der Mitte des dritten vorchristlichen Jahrtausends führten die beiden Städte Lagasch und Umma einen sich über Jahre hinziehenden Krieg um »Guedina«, was wörtlich »Rand der Steppe« heißt und bei dem es um den Verlauf der gemeinsamen Grenze, die Nutzung der gemeinsamen Wasserader und um den Besitz des »Guedina«-Gebietes ging. Mit dem Wort »anedena«, wörtlich Hochsteppe, Hochebene (zusammengesetzt mit »an«, Himmel), bezeichneten die Sumerer ein höher gelegenes Gebiet, das die Städte Uruk, Larsa, Badibia, Umma und Zabalam umschloß. Und noch einige Jahrhunderte später, in der Zeit der sumerischen Renaissance, begegnen wir in der unendlich langen Tempelbau-Hymne des Gudea, des Stadtfürsten von Lagasch, dem »mi-eden«, »dem Garten, der im Hause gepflanzt ist«, einem kultischen Dachgarten des »Eninnu«-Tempels.

Die Wortbildung »Garten in Eden«, so viel ergibt sich aus den verschiedenen, zeitlich weit auseinanderliegenden Überlieferungen, stammt aus dem Sumerischen. Zu einem sehr frühen Zeitpunkt berichtete sie von einem Garten in der Steppe oder

am Rand der Steppe, und zwar in östlicher Richtung vom Wohnsitz des Herrn, vielleicht war es das alte Eridu, oder dem früheren Aufenthaltsort von Adam. Da die Genesis auch von einem »Wasserschwall« erzählt, der »aus der Erde hervorbrach« (1. Moses 2,6), wurde die Möglichkeit einer Oase in Erwägung gezogen. Dem scheint allerdings die Fortsetzung der biblischen Überlieferung zu widersprechen: »Es entspringt aber ein Strom in Eden, den Garten zu bewässern. Von da aus teilt er sich in vier Arme« (1. Moses 2,10). Wenn diese Überlieferung einen Wahrheitskern enthält, müßte der Garten in dem Gebiet, in dem Euphrat und Tigris damals zusammenflossen, gelegen haben, möglicherweise eingerahmt von Kanälen, was die Bewässerung der Bäume und Pflanzen in dem schwierigen Klima erleichterte oder überhaupt erst möglich machte. Und auch für diese Auslegung ergibt sich eine enge Beziehung zu alten, mesopotamischen, ursprünglich sumerischen Mythen: zum berühmten Gilgamesch-Epos, das im ganzen alten Orient verbreitet war. Auf der elften Tafel der zunächst entzifferten akkadischen Fassung gelangt Gilgamesch auf seiner Suche nach der Unsterblichkeit zu seinem Urahn Utnapischtim, dem sumerischen Noah. Dieser erzählt ihm, wie er von den Göttern vor der Sintflut errettet und in das Land »fern an der Ströme Mündung« gebracht wurde, in das »Land des Lebens«, wo es weder Tod noch Krankheit gibt. Zweifellos haben die Verfasser der biblischen Erzählung vom Garten Eden die Gilgamesch-Dichtung und das Land des ewigen Lebens an der Mündung der Ströme gekannt.

In den Urmythen und Religionen vieler Völker gibt es sehnsüchtige Erinnerungen an einen Göttergarten, den Garten der Hesperiden, die Gärten der Seligen, das iranische Paradies. Auch das Motiv von Baum und Schlange tritt in verschiedenen Formen an weit auseinanderliegenden Stellen auf. Aber es gibt zwei dieser uralten Überlieferungen, bei denen Göttliches und Menschliches, Glauben und Berichterstattung so untrennbar eng miteinander verbunden sind: das ist der biblische »Garten in Eden« – das Wort »Paradies« kommt in der Genesis nicht vor, es ist persischen Ursprungs – und das sumerische »Dilmun«.

Die Dilmun-Mythen hängen eng mit dem sumerischen Gott Enki, dem Herrn des Wassers und der Erde, zusammen. Dilmun ist das Land der Götter, es ist rein, sauber, hell, es kennt weder Krankheit noch Tod. Aber es fehlt ihm das frische Wasser. Mit Hilfe des Sonnengottes Utu verschafft ihm Enki Wasser, und nun wird es ein blühender Garten mit Fruchtbäumen und grünen

Wiesen. Der bedeutende Sumerologe Samuel Noah Kramer, der sich gründlich mit den Dilmun-Mythen beschäftigt hat, schreibt in seinem Buch ›The Sumerians‹ dazu: »Obwohl unser Mythos sich auf ein göttliches, nicht auf ein menschliches Paradies bezieht, bestehen zahlreiche Parallelen zu der biblischen Geschichte des Paradieses. Tatsächlich ist eine gewisse Begründung für die Annahme vorhanden, daß der eigentliche Gedanke eines Paradieses, eines Gartens der Götter, von den Sumerern ausgegangen ist. Das sumerische Paradies lag nach einer Dichtung in Dilmun, einem Land irgendwo östlich von Sumer. Es ist das gleiche Dilmun, das die Babylonier, das semitische Volk, das die Sumerer besiegte, später als ihr ›Land der Lebenden‹, die Heimat ihrer Unsterblichen betrachteten. Und es gibt gute Gründe dafür, daß auch das biblische Paradies, das als Garten im Osten in Eden beschrieben wird, von dessen Wassern die vier Weltströme, darunter Euphrat und Tigris, ausgehen, ursprünglich mit Dilmun, dem sumerischen Paradies identisch war.«

Wo lag dieser Göttergarten Dilmun? Verschiedene Forscher haben die Vermutung geäußert, daß damit das Industal oder Pakistan gemeint sind. Die Hypothese, daß die Sumerer ursprünglich aus dem Industal ausgewandert waren, das eine der ältesten Kulturen besitzt, und daß sie von einer Bevölkerung abstammten, die noch vor der großen indogermanischen Einwanderung im Industal ansässig war, deutet in die gleiche Richtung.

Aber – Dilmun war nicht nur ein Mythos, ein ferner Traum – Dilmun war für die Sumerer des dritten Jahrtausends v. Chr. ein wichtiger Handelspartner. Aus Dilmun wurden Gold, Kupfer, Lapislazuli, Halbedelsteine, Elfenbein, Datteln, Zwiebeln importiert. Es muß eines der fruchtbarsten und reichsten Länder der damaligen Zeit gewesen sein, und es war mit Sumer zur Zeit der Hochblüte der sumerischen Stadtstaaten auch geistig und religiös verbunden. Häufig wird heute die Insel Bahrein im Persischen Golf als das damalige Dilmun angesehen. Doch besteht daneben auch die Auffassung, daß Bahrein nur eine Zwischenstation zwischen Mesopotamien und dem Industal, für den Handel ebenso wie für die Neueinwanderung, gewesen sei. Zwei andere Länder, Magan und Meluhha, werden gleichzeitig mit Dilmun als Handelspartner in den schriftlichen Tafeln angeführt; sie sind mit einiger Wahrscheinlichkeit als Ägypten und Äthiopien identifiziert worden.

Kann man sich vorstellen, daß ein Widerhall dieser Handelsbeziehungen sumerischer Stadtstaaten in die naiv-gläubige Erzählung vom Garten in Eden Eingang gefunden hat? So unwahrscheinlich es klingt: einen solchen Hinweis gibt es! Die Rede ist von den vier Flüssen, die von Eden ausgehen: »Es entspringt aber ein Strom in Eden, den Garten zu bewässern. Von da aus teilt er sich in vier Arme. Der erste heißt Pison, das ist der, welcher das ganze Land Hawila umfließt, wo das Gold ist, und das Gold jenes Landes ist köstlich. Da findet man auch das Edellionharz und den Edelstein Soham. Der zweite Fluß heißt Gihon, das ist der, welcher das ganze Land Kusch umfließt. Der dritte Fluß heißt Hiddekel (Tigris), das ist der, welcher östlich von Assur fließt. Der vierte Fluß ist der Euphrat« (1. Moses 2,10–14).

Ähnliche Texte finden sich in den nebenbiblischen Überlieferungen, die Micha Josef BinGorion in seine ›Sagen der Urzeit‹ aufgenommen hat. In einer heißt es: »Es ging aus von Eden ein Strom und teilte sich von da in vier Hauptflüsse. Der erste ist Pison, auch Ganges genannt, der fließt um das ganze Inderland und bringt mit sich das Gold ... Der zweite Fluß heißt Gihon, dies ist der Nilus, der fließt um das Land Äthiopien. Dies ist der größte Strom der Welt.«

Daß mit den beiden erstgenannten Strömen Pison und Gihon der Ganges und der Nil gemeint waren, dürfte heute kaum mehr einem Bibelleser bewußt sein. Früher war das anders. Der mittelalterliche Raschi geht in seinem Kommentar zur Genesis darauf ein, und er erklärt sogar bestimmte hebräische Wortwendungen, die die Eigenschaften von Ganges und Nil charakterisieren! Das eigentlich Merkwürdige aber ist, daß diese Länder, mit denen die Sumerer, wie wir heute wissen, Handel trieben, und die Produkte, die sie von dort ins Zweistromland importierten, insbesondere das Gold, in die biblischen Überlieferungen aufgenommen worden sind – wenn auch in mythischer Verkleidung!

Aber nicht dieser in einem Mythos versteckte Hinweis auf weltweite Handelsbeziehungen hat den Garten in Eden unsterblich gemacht, sondern seine Bedeutung als kultischer Garten. Daß es sich um einen solchen handelte, das beweisen nicht nur die Namen der beiden heiligen Bäume »in der Mitte des Gartens«, Baum des Lebens und Baum der Erkenntnis des Guten und Bösen, sondern vor allem das Tabu-Verbot, das Adam bei Androhung der Todesstrafe untersagte, den Baum der Er-

kenntnis auch nur zu berühren, geschweige denn von seinen Früchten zu essen. Auch die Begründung der Austreibung nach dem Sündenfall: »... Nun aber, daß er nur nicht seine Hand ausstrecke und auch von dem Baum des Lebens breche und ewig lebe!« (1. Moses 3,22) ist ein eindeutiger Hinweis auf einen Baumkult, von dem der Gartenarbeiter Adam ausdrücklich ausgeschlossen war.

Es gibt zahlreiche alte Religionen, in denen ein Baumkult eine Rolle spielt, von der alten Induskultur des dritten Jahrtausends v. Chr. bis zur immergrünen Weltesche der nordischen Mythologie, Yggdrasil, an deren drei Wurzeln drei Brunnen quellen und an dem die Asen Recht sprachen. Es könnte in diesem Zusammenhang interessant sein zu untersuchen, woher trotz der unvorstellbar großen geographischen und zeitlichen Entfernung die unverkennbare Ähnlichkeit eines nordischen mit einem sumerischen Baummythos stammt. Bei den Sumerern brachte die Göttin Inanna einen »Huluppu-Baum«, der am Ufer des Euphrat gewachsen, aber vom Südwind entwurzelt worden war, in ihren Fruchtgarten bei Erech (Uruk). Der Baum wuchs, aber er blieb kahl, denn an seiner Wurzel hatte »die Schlange, die keinen Zauber kennt«, ihr Nest gebaut, in seiner Krone lebte der wilde Imdugud-Vogel, der löwenköpfige Adler, und in der Mitte befand sich die Behausung der Sturmdämonin Lilith. Erst Gilgamesch gelang es, die Schlange zu töten, worauf Vogel und Dämonin die Flucht ergriffen. – Im nordischen Mythos ist es die Weltesche Yggdrasil, Odins Baum, an dessen Wurzel der Drache Nidhögg nagt und wo so viele Schlangen hausen, daß niemand sie zählen kann. Hoch oben in den Zweigen sitzt der Adler, der sehr viel weiß, und zwischen seinen Augen hockt der Wind- und Wetter-Habicht Wedrfölnir, und das Eichhörnchen Ratatösk rennt am Stamm der Esche auf und ab. In den Ästen aber äsen vier Hirsche. Beim Weltende wird der Baum mit lautem Krachen zusammenstürzen. Die Weltesche wurde auch als »Thingplatz der Götter« angesehen, und im alten Uppsala soll nach Überlieferungen ein riesiger, immergrüner Baum an einer Quelle gestanden haben, wohl der erste Vorgänger der Gerichtslinden, die sich später überall im europäischen Norden fanden. – Daß ein Zusammenhang zwischen den beiden Baum-Mythen bestanden haben muß, drängt sich geradezu auf – stammen vielleicht beide ursprünglich aus der alten Mythologie des Industals?

Dieser Ausflug in die weit entfernte nordische Mythologie

dient hier allerdings nur dazu, die Verbreitung der Baumkulte, die häufig in irgendeiner Form mit Rechtsprechung verbunden waren, aufzuzeigen. In den sumerischen Überlieferungen, deren Epen und Hymnen aus der Spätzeit stammen, sind sie eher selten. Aber auf mehreren Rollensiegeln ist En, der Herr, sitzend oder stehend neben einem Baum zu erkennen, und auch die Verbindung mit einer oder zwei Schlangen ist festgestellt worden. Es gibt die ›Hymne auf den Johannisbrotbaum‹, die die Ankunft des Gottes Enki schildert: »Zur Zeit, da er segelte, da er segelte, / zur Zeit, da Enki zur Welt hin segelte / in jener Zeit war nur ein einziger Baum da. / Es gab nur einen einzigen Baum. / Der Johannisbrotbaum war der einzige Baum. / Auf die heiligen Ufer des Euphrat gepflanzt / trank er vom Euphrat, und der Südwind brach sich an seinem Stamm, rauschte in seinem Laub.« Ein Vergleich dieses poetischen Mythos mit der Schilderung des Gartens in der Genesis bringt einmal mehr den unmythischen Report-Charakter der Erzählung Adams ins Bewußtsein, was im Kapitel ›Der Sündenfall‹ noch deutlicher zum Ausdruck kommen wird.

Der gewissenhaften Berichterstattung Adams und seiner Nachkommen ist aber auch zu entnehmen, daß der Garten in Eden keineswegs nur kultischen Zwecken diente. »Und Gott ließ allerlei Bäume aus der Erde wachsen, lieblich anzusehen und gut zu essen« (1. Moses 2,9). Wenig später: »Von allen Bäumen im Garten darfst du essen« (1. Moses, 2,16). Der Garten sollte also auch – vielleicht sogar zur Hauptsache – der Erzeugung von Nahrung, von Früchten und Samen dienen. In einer der alten Sagen wird das sogar deutlich ausgesprochen: »Desselbigen dritten Tages öffnete Gott die Pforte des Gartens Eden und nahm von dort den Samen zu allerlei Bäumen, die sollten Frucht tragen nach ihrer Art, so auch zu den Gräsern und Kräutern, und streute den Samen auf die Erde. Also deckte er den Geschöpfen den Tisch, noch ehe sie da waren.« Diente der Garten, in den Adam gesetzt wurde, »daß er ihn bebaue und bewahre«, auch zur Zucht von ursprünglich wilden Pflanzen? Ein sumerisches Gedicht erinnert an die Frühzeit, »als die großen Götter das heilige Getreide und das Vieh nicht kannten / Als das Getreide mit den Ähren von dreißig Körnern nicht da war / Als das Getreide mit den Ähren von sechzig Körnern nicht da war / als weder kleine Gerste noch wilde Gerste noch Gerste der heiligen Bereiche da war ...«. Das deutet auf eine schon sehr frühe, zielbewußte Zucht der ursprünglich wild-

wachsenden Pflanzen »in den heiligen Bereichen« hin. Und es wäre möglicherweise sogar eine Erklärung für die sich hartnäckig erhaltenden Erzählungen von friedlichen Tieren im Paradiesgarten: daß hier auch Tierzucht konsequent betrieben worden ist, um durch Ertragssteigerungen die Versorgung der rapid wachsenden Bevölkerung mit Milch, Käse, Fleisch sicherzustellen.

An der Anlage des Gartens war noch kein Adam beteiligt gewesen. Bibel und nebenbiblische Überlieferungen betonen es mehrfach ausdrücklich: Gott pflanzte einen Garten. Der Garten wurde am dritten Tag erschaffen. Adam erst am sechsten Tag. Adam wurde in den fertigen Garten gesetzt. Der kultische Garten mit seinen heiligen Bäumen war dem Herrn und seinen Söhnen vorbehalten, und die Zulassung eines »Menschen«, eines Adam war etwas Unerhörtes. Wie wir wissen, hatte es nicht an warnenden Stimmen der »Engel« gefehlt, doch hatte der Herr sich mit seinen Argumenten durchgesetzt. In diesem Sinne durfte Adam sich in der Tat als den »ersten Menschen« betrachten, auch wenn es in erster Linie seine Arbeitskraft war, die ihm diesen Vorrang verschafft hatte. Ob damals bereits das erste Samenkorn des »auserwählten Volkes« in Adams Seele gelegt wurde – wer würde es wagen, das zu entscheiden?

Adam und Lilith

> Lilith kam zu ihm wider seinen Willen, sog seine Wärme ein und gebar von ihm Teufel, Geister und Kobolde. Den Menschenkindern gleichen sie von Angesicht und sind wie die Riesen mächtigen Wuchses, aber trübe ist ihr Sinn und voll Gram und Trauer, und ist keine Freude unter ihnen.
>
> (Aus einer alten jüdischen Sage)

Die biblische Schöpfungsgeschichte kennt Lilith nicht. Zwar hatte auch nach der Bibel Jahwe den Adam zunächst allein erschaffen und in den Garten gesetzt, damit er ihn bebaue und bewahre. Erst als Jahwe unter allen neu erschaffenen Tieren keine Hilfe für den Mann fand, bildete er die erste Frau aus der Rippe des Mannes: Adam und Eva, das Urmodell der Einehe, der Rollenverteilung zwischen Mann und Frau. Eine zweite Frau des Adam, die sogar noch vor Eva dagewesen wäre, würde diesem Bild widersprechen.

Aber hartnäckig haben sich alte Sagen gehalten, die wissen wollen, daß es noch vorher eine Lilith gab: Adams erste Frau. Daß auch Goethe von solchen Überlieferungen in den Midraschim Kenntnis hatte, ist in der ›Walpurgisnacht‹ des Faust nachzulesen:

FAUST: Wer ist denn das?
MEPHISTO: Betrachte sie genau!
Lilith ist das.
FAUST: Wer?
MEPHISTO: Adams erste Frau.
Nimm dich in acht vor ihren schönen Haaren,
vor diesem Schmuck, mit dem sie einzig prangt:
Wenn sie damit den jungen Mann erlangt,
so läßt sie ihn so bald nicht wieder fahren.«

Die Verführungskünste der Lilith hatten sich in den jüdischen Überlieferungen durch lange schriftlose Jahrtausende lebendig erhalten. Was unsere hier unternommenen Deutungen einerseits erschwert, andererseits aber erleichtert, das ist der Doppelcharakter dieser merkwürdigen Lilith. Denn Lilith ist in der sumerischen und babylonischen Mythologie zu finden. Dort ist

sie eine bösartige Sturmdämonin. Es sei daran erinnert, daß das sumerische Wort »lil« Wind, Sturm heißt und daß der Name des höchsten Gottes Enlil wörtlich »Herr des Sturmwindes« bedeutete. Im Kapitel über den Garten Eden sind wir bereits der Sturmdämonin Lilith begegnet, die in dem kahlen Baum, den die Göttin Inanna in ihren Garten gepflanzt hatte, wohnte und von Gilgamesch vertrieben wurde. Beim Nachfolgevolk der Akkader ist Lilith mehrmals in den abergläubischen Beschwörungen gegen böse Geister zu finden, ebenso wie Lilu, ein böser Sturmgeist.

An sich liegt der Schluß nahe, daß das Adam-Volk nicht nur den Namen Lilith, sondern auch die ihr im Mythos zugeschriebenen Verführungskünste von Sumerern oder Akkadern übernommen hatte. Diese Erklärung trifft auch auf einen Teil der jüdischen Sagen zu, in denen Lilith mit Semael, dem Verführer von Eva, zu einem Paar des »Urbösen« vereint wird und in denen Lilith »nachts in der großen, schrecklichen Wüste zu heulen beginnt« und »die Pfeiler des Himmels zittern und die Erde unter ihrem Geheul erbebt« – die Verwandtschaft mit der sumerisch-babylonischen Sturmdämonin ist deutlich. Es ist einer der wenigen echten Naturmythen, die sich in jüdischen Überlieferungen finden.

Aber es gibt in den jüdischen Sagen eine andere Lilith, deren Namensgleichsetzung mit der Sturmdämonin möglicherweise auf den Verführungskräften der beiden beruht. Auch die sumerische Lilith lauerte, wenn der Sturmwind wehte, den Männern auf und ließ ihre Liebhaber nicht mehr los. Am siebenten Tag ununterbrochenen Windes soll sie den Männern besonders gefährlich geworden sein – vom Mistral wird in der französischen Provence heute noch Ähnliches behauptet.

In dem unentwirrbaren Labyrinth, in dem Mythos, Sage und Bericht über tatsächliche Ereignisse sich häufig gegenseitig durchdringen, mag die Verführerin des kräftigen jungen Gartenarbeiters, Adam, mit der Zeit den Namen »Lilith« geerbt haben, was den Doppelcharakter der Sagen – Sturmdämonin und Verführerin – erklären würde. Für unser Thema ist Lilith, die Frau, von besonderer Bedeutung. Denn es ist eine Überlieferung – ja sagen wir, es ist die erste auf die Nachwelt gelangte Überlieferung einer Rassenmischung als Folge des nahen Zusammenlebens von »Eingeborenen« und »Kolonisatoren«, von Menschen völlig verschiedener Rassen, mit verschiedenem technischem und kulturellem Niveau. Bibel und nebenbiblische

Überlieferungen lassen keinen Zweifel daran zu, daß das Rassenproblem in Mesopotamien in den nächsten Generationen größeren Umfang anzunehmen begann; es ist in Ländern, in denen verschiedene Menschenrassen zusammenwohnen, auch heute noch nicht verschwunden – die Neger im Süden Afrikas und die Indianer auf dem amerikanischen Kontinent sind nur zwei besonders prägnante Beispiele aus einer langen Reihe.

Überall, wo das Problem auftauchte, haben die geistig oder machtmäßig überlegenen Völker versucht, eine bestimmte Rassenpolitik zu verfolgen. Diese war keinesfalls überall gleich. Von der Ausrottung ganzer Völker oder Stämme über das strikte Verbot jeder Rassenmischung bis zur konsequenten Bemühung um »Rassenverbesserung« der Primitiven, etwa durch das »ius primae noctis«, das Recht der Höhergestellten auf die erste Nacht mit einer jungen Frau, deren ältestes Kind dadurch zum Mischling wurde, gab es vielfältige Varianten. Da zudem die Neueinwanderer oder Eroberer fast überall ausschließlich oder vorwiegend Männer waren, nahmen die Geschlechtsbeziehungen zu Frauen der Eingeborenen und damit die Geburten von Mischlingskindern in solchen Ländern zu, wobei diese Kinder immer im Volk der Mutter aufwuchsen, der »ärgeren Hand folgten«, wie das im alten Sprachgebrauch genannt wurde. Von dieser Entwicklung im Zweistromland wird in späteren Kapiteln die Rede sein.

Eine völlig andere Einstellung aber nahmen (und nehmen) die andersrassigen Machthaber ein, wenn eine Beziehung zwischen einer Frau aus ihrem Volk und einem Eingeborenen entstehen sollte. Die Beziehung zwischen einer Lilith und einem Adam.

Natürlich ist dies nur eine Hypothese. Es gibt keinerlei Beweise dafür, daß die Sagen, die von einer solchen Verbindung erzählen, auf einem echten Bericht, wahrscheinlicher auf mehreren, später zusammengezogenen Berichten beruhen. Aber es gibt Indizien, die in diese Richtung deuten.

Da ist zunächst die Sage, aus der ein Zitat als Motto über diesem Kapitel steht und die Micha Josef BinGorion in seine ›Sagen der Urzeit‹ aufgenommen hat. Die Beschreibung der Mischlinge, die »den Menschenkindern (also dem Adamvolk, d. Verf.) von Angesicht gleichen« und »wie die Riesen mächtigen Wuchses«, aber psychisch belastet, trübe und freudlos sind, ist beklemmend. Man glaubt, die gramvollen Gesichter der Mischlinge, die weder auf die eine noch die andere Seite gehören, vor sich zu sehen.

Ein besonders wichtiges Indiz dafür, daß es vor Eva eine Frau anderer Abstammung in Adams Leben gegeben hatte, findet sich in der Genesis selbst. Denn als Adam, nachdem Lilith ihn verlassen hatte, aus tiefem Schlaf erwachte und Eva neben sich fand, sagte er: »Diese ist nun endlich Gebein von meinem Gebein und Fleisch von meinem Fleische. Die soll Männin heißen, denn vom Mann ist sie genommen« (1. Moses 2,23). Auch jüdische Bibelübersetzungen – zum Beispiel die Übersetzung zum Raschi-Kommentar – betonen es ausdrücklich: »Diese ist diesmal Bein von meinen Beinen und Fleisch von meinem Fleisch.« Den frühen Überlieferern muß es bewußt gewesen sein, daß es vor »dieser diesmal« eine »andere« gegeben hatte, die nicht Bein von Adams Gebein gewesen war.

Schließlich gibt es noch eine seltsame jüdische Sage, bei der man allerdings den Eindruck hat, daß mehrere Überlieferungen zusammengezogen, übernommen und teilweise von den Nachkommen falsch interpretiert wurden, während andere Sätze wie Findlingsblöcke im Text stehen blieben. Nach dieser Sage herrschte kein Friede zwischen Adam und Lilith, weil »eins nicht auf den Willen des anderen hörte«. »Und wie nun Lilith sah, daß kein Friede war, sprach sie den wahrhaften Namen Gottes aus und flog davon in die Lüfte. Da stand Adam und betete vor seinem Schöpfer und sprach: Herr der Welt! Das Weib, das du mir gegeben hast, es ist von mir gegangen. Da schickte der Herr drei Boten, um die Lilith zurückzubringen, und er sprach zu ihnen: Will sie zurückkommen, so ist es gut. Will sie es aber nicht, so muß sie es auf sich nehmen, daß täglich hundert von ihren Kindern sterben. – Und die Engel verließen den Herrn und gingen der Lilith nach und fanden sie im Meer, in reißendem Wasser stehen, an derselben Stelle, wo dereinst die Ägypter ertrinken sollten. Und die Engel erzählten Lilith, was der Herr gesprochen hatte. Aber sie wollte nicht zurückkehren. Da sprachen die Engel: Wir ertränken dich im Meer. Sprach Lilith: Lasset ab von mir, wisset ihr nicht, daß ich nicht umsonst erschaffen bin und daß es meine Bestimmung ist, Säuglinge zu verderben? Ist's ein Knabe, so habe ich bis zu seinem achten Tage über ihn Gewalt, ist es ein Mägdelein, so habe ich Gewalt bis zum zwanzigsten Tag. Doch schwor sie ihnen im Namen des lebendigen Gottes, daß sie allezeit, wenn immer sie ihre Gestalten oder ihre Namen erblicken wird, von dem Kinde lassen würde. Auch nahm sie es auf sich, daß täglich ihrer eigenen Kinder hundert sterben sollen. Das geschieht auch. – Die

drei Boten aber hießen mit Namen Senoi, Sansenoi und Samangelof. Und diese drei Namen schreiben wir auf die Amulette der Neugeborenen, damit sie Lilith sehe, an ihren Schwur erinnert werde und das Kind verschone.«*

Es ist eine sonderbare Sage. Auf viel spätere Überarbeitungen deutet natürlich der Hinweis auf »die Stelle des Meeres, wo dereinst die Ägypter ertrinken sollten«. Aber auch ohne diese theologische Anmerkung ergibt die Sage, in der sowohl der Herr wie Adam eher kläglich wirken, keinen Sinn, auch nicht vom Gesichtspunkt des unheimlichen Mythos aus, durch den die Schuld an den dramatischen Ereignissen auf die dämonische Lilith übertragen und die Männerverführerin nachträglich zur Kindsmörderin erklärt wurde.

Die hier angebotene Deutung geht von der Vorstellung aus, daß eine Tochter der »Himmlischen«, die erst später Lilith genannt wurde, entgegen dem strengen Verbot eine Beziehung mit Adam – gegen dessen Willen – eingegangen war. Daß es sich um eine Tochter aus dem Herrenvolk handelte, darauf deutet vor allem die Tatsache hin, daß sie »den wahrhaften Namen Gottes« aussprach, um sich in die Lüfte zu erheben. Dieser geheimgehaltene Name diente, wie später gezeigt werden soll, als »Paßwort«, als Losungswort, das den streng bewachten Eintritt in die Himmelsburg gestattete.

Hier nun scheinen einige Sagen, die sich auf ähnliche Vorgänge bezogen haben mögen, im Lauf der Zeit durcheinandergeraten zu sein. Nach zwei Sagen nämlich wurde Lilith, als sie in die Himmelsburg zurückkehren wollte, nicht eingelassen, obwohl sie den wahrhaften Namen Gottes aussprach: »Aber die zwei Himmelswächter ließen sie nicht hinein, und der Herr schrie sie an und warf sie in die Tiefe des Meeres.« Nach der oben wiedergegebenen Sage jedoch schickte der Herr drei Boten aus, »um sie zurückzuholen« – allerdings nicht zurück zu Adam, sondern zurück in die Himmelsburg. Offenbar wurde ihr in diesem Fall sogar Straffreiheit zugesichert: »Will sie zurückkommen, so ist es gut.« Andernfalls aber müsse sie es auf sich nehmen, daß ihre in Rassenschande gezeugten Kinder sterben müssen. »Aber sie wollte nicht zurückkehren.« Bedeutet das, daß die Drohung wahrgemacht wurde? Wurde sie selber von den drei Boten »im Meer ertränkt« und lebte nur noch als kindermordende

* Dazu als Fußnote von Micha Josef BinGorion: »Dieser Brauch besteht noch heute.«

Schreckgestalt im Volksglauben weiter? Sind es die Erinnerungen an diese strenge Apartheid-Politik an der Grenze zwischen Vorgeschichte und Geschichte, die in den Lilithsagen der Nachkommen Adams ihren Niederschlag fanden? Ist es dieser Report fernster Ereignisse, der dazu geführt hat, daß fromme Juden bis in die Neuzeit den Neugeborenen ein Amulett umhängen, das die Namen der drei Sendboten des Herrn trägt?

Der Herr selber aber zog eine Konsequenz aus dem Geschehenen, die Eingang in die Genesis fand. »Und der Herr sprach: Es ist nicht gut, daß der Mensch allein sei. Ich will ihm eine Gefährtin schaffen, die zu ihm paßt.«

Adam und Eva

> Und Gott der Herr baute ein Weib aus der Rippe, die er vom Menschen genommen hatte, und führte sie dem Menschen zu.
>
> (1. Moses 2,22)

Adam lebte als »Gastarbeiter« im Garten, und wir stellen uns vor, daß er kein paradiesisches Nichtstuerleben führte. Zur ihm übertragenen Arbeit des »Bebauens und Bewahrens« mögen viele verschiedene Tätigkeiten gehört haben. Aber bekanntlich lebt der Mensch nicht vom Brot beziehungsweise von den Früchten allein. Das unerfreuliche Zwischenspiel mit Lilith hatte seinen Herrn davon überzeugt: Es ist nicht gut, daß der Mann allein sei. Er braucht eine Frau, eine Gehilfin, eine Gefährtin, die zu ihm paßt, die aus seinem eigenen Volk stammt.

Soweit also ist es eine einfache Geschichte, die sich unter Menschen zutragen kann, sich vielleicht ähnlich an verschiedenen Orten und zu verschiedenen Zeiten zugetragen hat – auch heute noch führen ja an zahlreichen Orten die alleinstehenden Fremdarbeiter, die fern von ihrer Heimat, ohne ihre Frauen, in der Fremde arbeiten, zu der bitteren oder erbitterten Erkenntnis: Es ist nicht gut, daß der Mann allein sei! Stellen wir uns also vor, daß damals Boten des Herrn ein junges weibliches Wesen aus einem der nomadisierenden semitischen Schafhirtenstämme entführten – im Altertum bei allen Völkern eine übliche Methode bei der Beschaffung von Frauen, noch die Römer hatten sie beim Raub der Sabinerinnen angewendet. Das namenlose junge Geschöpf war dann dem schlafenden Gartenarbeiter zugesellt worden, der sie beim Erwachen neben sich fand. Und auch Adams bereits im vorhergehenden Kapitel zitierte Reaktion: »Diese ist nun endlich Gebein von meinem Gebein und Fleisch von meinem Fleisch. Die soll Männin heißen, denn vom Mann ist sie genommen« ist von dieser menschlichen Deutung her begreiflich, denn Lilith war nicht Bein von seinem Bein und Fleisch von seinem Fleisch gewesen. Diese junge Frau dagegen war seinesgleichen, sie war eine »Menschin« (für »Mensch« und »Mann« gibt es in fast allen Sprachen nur ein Wort!), sie paßte zu ihm.

Aber auch wenn diese oder eine ähnliche Geschichte sich in

der Frühzeit im Zweistromland zugetragen hat, liegt ihr tieferer Sinn für uns in der Bedeutung, die sie in der biblischen Schöpfungsgeschichte besitzt: in der Erzählung von der Entstehung des Menschengeschlechts, die für Jahrtausende von Judentum, Christentum und Islam als unumstößliche Abstammungsgeschichte des Menschen angesehen wurde.

Die Genesis enthält bekanntlich zwei verschiedene Erzählungen über die Erschaffung der Frau. Nach der ›Priesterschrift‹ »schuf Elohim die Menschen, nach dem Bilde Elohims erschuf er sie, als Mann und Frau erschuf er sie« (1. Moses 1,27). Aber obwohl in der Bibel diese Erzählung am Anfang, schon im ersten Kapitel, steht, ist sie niemals zu einem eigentlichen Teil des Glaubens geworden. Die bildhafte Erzählung des älteren »Jahwist« dagegen ist, man darf sagen zum Gemeingut der Menschheit geworden: »Da ließ Jahwe einen tiefen Schlaf auf den Menschen fallen, so daß er einschlief. Dann nahm er eine von seinen Rippen heraus und verschloß deren Stelle wieder mit Fleisch. Die Rippe aber, die Gott aus dem Menschen genommen hatte, gestaltete Jahwe zu einer Frau und führte diese dem Menschen zu« (1. Moses 2,21–23).

Die Frage, warum Gott die Frau gerade aus einer Rippe des Adam geschaffen habe, ist schon sehr früh gestellt worden. Es gibt sogar einen Midrasch-Text, nach dem der Herr sich überlegt habe, aus welchem Glied des Adam er Eva formen wollte. »Nicht aus dem Kopf, daß sie ihren Kopf nicht zu sehr erhebe. Nicht aus dem Auge, daß sie nicht überall hinspähe. Nicht aus dem Ohr, daß sie nicht jedem Gehör schenke. Nicht aus dem Mund, daß sie nicht allzuviel rede. Nicht aus dem Herzen, daß sie nicht hochfahrend werde. Nicht aus der Hand, daß sie nicht überall hingreife. Nicht aus dem Fuß, daß sie nicht überall hinschreite. Sondern aus einem keuschen Glied. Aus einem Glied, das auch zur Stunde, da der Mensch nackend dasteht, zugedeckt ist. Und bei jedem Glied, das der Herr dem Weibe formte, sprach er zu ihr: Sei ein frommes Weib! Sei ein züchtiges Weib! Wie heißt es aber nachher? Wie hat doch das Weib all mein Vorhaben vereitelt!«

Selbstverständlich ist dies keine Überlieferung oder Sage, sondern eine literarische Betrachtung des betreffenden Midrasch-Verfassers, der offenbar keine guten Erfahrungen mit den Frauen gemacht hatte. Immerhin zeigt sie, daß die Frage: »Warum gerade aus der Rippe?« oft gestellt worden ist. Heute nun gibt es eine Antwort auf diese Frage, und diese Antwort ist

eines der wesentlichen Beweisstücke für unsere hier aufgestellte These, daß zwischen dem Adamsvolk und den Sumerern sehr frühe und enge Zusammenhänge bestanden haben müssen, denn die »Rippe« deutet auf Sumer hin.

Dies konnte allerdings erst erkannt werden, als die ältesten Schrifttafeln der Sumerer ausgegraben und entziffert worden waren. Es handelte sich noch um eine Bilderschrift, die erste oder eine der ersten Schriften überhaupt. Die Schwierigkeit bei Bilderschriften besteht darin, daß es unmöglich ist, für jedes Ding, jedes Wort, jeden Begriff ein eigenes Bildzeichen zu schaffen. Infolgedessen wurde in allen Bilderschriften, die die Vorläufer der späteren Silben- und Buchstabenschriften waren, häufig ein und dasselbe Zeichen für mehrere verwandte oder ähnlich geformte Dinge oder auch für ähnlich klingende Wörter verwendet. Die Sumerer haben etwa 2000 solcher Bildzeichen erfunden – und auch das war noch zuwenig. Bei der Ausgrabung der ältesten Uruk-Schicht nun wurde eine Schrifttafel entdeckt und entziffert, die das Wort »enlilti« enthielt. Enlil – das war der Herr des Windes, der Hauptgott im sumerischen Pantheon. Neben dem Zeichen, das »enlil« bedeutete, befand sich ein kleiner, horizontaler Pfeil. Das sumerische Wort für »Pfeil« heißt »ti«. Ti heißt aber im Sumerischen auch »Leben« und es heißt »Rippe«. Wie das Pfeilzeichen zu der Bedeutung »Leben« gekommen war, können wir nicht wissen, es sei denn, daß der Pfeil im Sumerischen auch »Phallus« bedeutet haben sollte, womit die Beziehung zu »Leben« gegeben wäre. Jedenfalls übersetzten die Sumerologen das zusammengesetzte Bildzeichen »enlilti« mit »Enlil gibt Leben« und »Enlil erhalte am Leben«. – Für die Doppelbedeutung von Rippe und Leben gibt es aber noch einen zweiten Hinweis. Im Dilmun-Mythos, einer poetischen Schöpfungsgeschichte der Sumerer, wird von der Göttin Nin-ti erzählt, was wörtlich »Herrin der Rippe« bedeutet. Den Namen führte sie, seit sie die Rippe des erkrankten Gottes Enki geheilt hatte. Nin-ti heißt aber zugleich auch: »Herrin, die das Leben gibt«. – Die Überlieferung, daß der Herr, der lebendige Gott, der Eva aus einer Rippe des Adam Leben gegeben habe, muß uralt sein, und sie muß, das ist der Schluß, der sich nach dem jetzigen Stand unseres Wissens aufdrängt, unter unmittelbarem sumerischem Einfluß entstanden sein. Denn nicht in einer semitischen Sprache, wohl aber im Sumerischen wurden »Rippe« und »Leben« mit ein und demselben Wort bezeichnet.

Nun also gab es nicht nur Adam, es gab Adam und Eva, auch

wenn diese Bezeichnungen erst sehr viel später zu Eigennamen wurden und zunächst nur »Mann, Mensch« und »Mutter« bedeutet hatten. Ihre Nacktheit war für sie etwas völlig Natürliches – ebenso natürlich wie viel später noch für afrikanische Negerstämme vor ihren Kontakten mit dem bekleideten weißen Mann. Hat es jemals ein solches isoliertes junges Paar gegeben, dem die Pflege des Gartens ihres Herrn, in dem sich die beiden heiligen Bäume befanden, anvertraut war? Wir werden es niemals wissen. Denkbar wäre es, daß die integrierende Methode der Sage eine Gruppe personifiziert, zu einem einzigen Ur-Paar zusammengezogen hat.

Die Bedeutung von Adam und Eva ist jedoch so gewaltig und so universal, daß daneben ihre zufälligen historischen Vorgänger im mesopotamischen Steppengarten zur Winzigkeit zusammenschrumpfen und sogar die Schöpfer der ersten Hochkultur der Menschheit als Nebenfiguren erscheinen. Ja, der Ausdruck »Religiosität« wirkt, bezogen auf das erste Menschenpaar, zu starr, eng, einschränkend. Denn hier geht es um die Frage nach dem Sinn des Lebens überhaupt, nach Leben und Tod, nach der Sehnsucht des Menschen nach einem höheren Wesen, einer höheren Macht und nach einer bleibenden Verbindung mit dieser Macht. Es geht um den Konflikt zwischen freiem Willen und Schicksal, und es geht letztendlich um die Existenz und den Fortbestand dieses seltsamen Wesens Mensch auf der Erde, der die Krone aller lebendigen Geschöpfe ist und doch jeden Augenblick diese Sonderstellung verrät und in Frage stellt. Daß diese Urfragen der Menschheit in einer so schlichten, naiven Erzählung, mit so einfachen Worten über viele Jahrtausende hinweg Menschen der verschiedensten Rassen, Völker, Kulturstufen nahegebracht werden konnten, ist ein unerklärtes Wunder. Darin liegt die eigentliche Bedeutung der Geschichte von Adam und Eva, deren Farben heute noch leuchten wie am ersten Tag. Auch die hier gegebene historisch-rationale Deutung der Adamsgeschichten und ihrer Entstehung kann und will das Gewicht dieser Fragen nach der Urexistenz und nach dem Sinn des Menschenlebens nicht zerstören.

Nach dieser Feststellung, die wir Adam und Eva schuldig sind, blenden wir noch einmal zurück: Da also waren sie im Garten, die beiden ersten Menschen, Mann und Frau, Adam und Eva. Das menschliche Drama konnte beginnen.

Eva und Semael

Siehe zu und begreife die verborgenen Geheimnisse. Kain geriet seiner Mutter nach, Abel aber war Adams Sohn.
(Aus einer jüdischen Sage)

Adam und Eva waren die ersten Menschen, der erste Mann und die erste Frau, der Vater der Menschen und die Mutter aller Lebenden. So steht es in der Bibel, und so haben wir es gelernt. Wie viele Generationen von Heranwachsenden mögen sich mit der verwirrenden Frage herumgeschlagen haben, die ihnen niemand beantworten konnte: Wie es denn möglich gewesen sei, daß von diesem ersten Menschenpaar all die verschiedenen Rassen in der Welt abstammen konnten, die Weißen und die Schwarzen, die roten Indianer und die gelben Chinesen? Von dieser unbeantworteten Frage zum Entschluß, die Schöpfungsgeschichte als Gleichnis, als fromme Legende aufzufassen, war der Weg für jeden einzelnen der Gläubigen weit, und dies gewiß nicht erst, nachdem die Ausgrabung von Neandertalern und Vormenschen die viele hunderttausend Jahre umspannende, vielschichtige Entwicklung des Menschengeschlechts nachgewiesen hatte.

Für den Kenner alter nebenbiblischer Überlieferungen dagegen mag der Schock weniger schwer gewesen sein. Denn er kannte die Sagen, nach denen es auch Kinder von Adam und Lilith gegeben hatte. Und er hatte die eindrucksvolle Erzählung von dem Eva-Sohn Kain gelesen, dessen Vater nicht Adam, sondern Semael war:

»Semael, der Schlange Reiter, ging zu Eva ein, und sie ward schwanger und gebar den Kain. Sie blickte in sein Angesicht, und siehe, er glich nicht den Irdischen, sondern den Himmlischen. Sie sah ihn an und sprach: Ich habe einen Mann gewonnen mit dem Boten des Herrn. Alsdann erkannte Adam sein Weib, und sie gebar von Adam den Abel.«

Das ist die Sage von der Abstammung des Knaben Kain, so wie sie in der Pirke des Rabbi Elieser steht und von Micha Josef BinGorion in seiner Sammlung ›Die Sagen der Juden‹ wiedererzählt wird. Sie ist von ungeheurer Eindrücklichkeit. Man glaubt, die junge Mutter vor sich zu sehen, die ihr eben gebore-

nes Kind betrachtet und auf den ersten Blick gewisse Rassenmerkmale der »Himmlischen« wiedererkennt. Welches aber, das ist die natürliche Frage, war das Merkmal, an dem Eva auf den ersten Blick erkennen mußte, daß das neugeborene Kind, das sie neun Monate in ihrem Körper ausgetragen hatte, nicht von Adam abstammte, sondern von einem »Himmlischen«? Es gibt ein einziges Merkmal, das schon unmittelbar nach der Geburt mit Sicherheit erkennbar ist: die Hautfarbe. Evas Erstgeborener war dunkelhäutig – ein Nachkomme der »Schwarzköpfigen«, ein Mischling und, fügen wir bereits hier hinzu, Stammvater der »Kainsvölker«, der Mischlingsstämme, die, wie die »Coloured« in Südafrika, eine Gruppe für sich bilden.

Es ist begreiflich, daß die Verantwortlichen für die Endredaktion der Genesis die Auswahl aus den zahlreichen, ihnen vorliegenden Überlieferungen gewissenhaft so trafen, daß das Bild der ersten Menschen, der Stammeltern des Menschengeschlechts, nicht beeinträchtigt wurde. Die Beziehung von Eva zu Semael durfte daher ebensowenig erwähnt werden wie die Beziehung von Adam zu Lilith. Im Grunde dürften wir daher in der Bibel keine Bestätigung der oben zitierten, außerbiblischen Überlieferung erwarten. Trotzdem ist eine solche, oder sagen wir vorsichtiger: eine deutliche Verbindung zwischen dem Bibeltext und der nebenbiblischen Sage vorhanden. Sie besteht in der sprachlichen Parallele, mit der der Sinn des Namens von Kain erläutert wird. In der Sage heißt es: »Ich habe einen Mann gewonnen mit dem Boten des Herrn« – wobei das Wort »Mann« den männlichen Nachkommen bezeichnet. Den gleichen Ausdruck hat Luther in seiner Bibelübersetzung verwendet: »Ich habe einen Mann gewonnen mit dem Herrn« (1. Moses 4,1). Andere Übersetzer der Genesis haben das hebräische Verbum »kaniti«, von dem der Eigenname »Kain« abgeleitet wird, anders wiedergegeben: »Ich habe einen Mann geschaffen mit dem Ewigen« (Die Heilige Schrift, Kauffmann Verlag), »Ich habe mir geeignet einen Mann vom Ewigen« (Der Pentateuch), während es in der Zwingli-Bibel heißt: »Ich habe einen Sohn bekommen mit des Herrn Hilfe.« Welcher deutsche Ausdruck der Urbedeutung am nächsten kommt, wissen wir nicht. Fest steht indessen, daß nicht Adam – wie später bei Seth – dem ältesten Sohn den Namen gab, sondern Eva, und dieser Name bezog sich darauf, daß sie »mit dem Herrn« (Genesis), »mit dem Boten des Herrn« (nach der Sage) einen Sohn geschaffen, erworben, gewonnen hatte. Und noch eines wird

deutlich: Eva war stolz darauf, die Mutter dieses dunkelhäutigen Sohnes zu sein. Über die Spätfolgen, die den dunklen, düsteren Kain zum Brudermörder werden ließen, wird später zu berichten sein.

Je mehr man sich mit der biblischen Schöpfungsgeschichte und den entsprechenden nebenbiblischen Überlieferungen beschäftigt, um so mehr verstärkt sich der Eindruck, daß das Problem der Rassenmischung in der Frühzeit des Zusammenlebens mehrerer Rassen in einem geographisch begrenzten Gebiet eine zentrale Bedeutung besitzt, vor allem natürlich dort, wo eine machtmäßig überlegene, aber zahlenmäßig unterlegene Rasse sich der Herrschaft bemächtigt hatte. Dies gilt keineswegs nur für Mesopotamien. Die Mythen anderer antiker Völker, die von Nachkommen aus der Verbindung von Göttern und Menschen erzählen, von Halbgöttern, von Herakles und Achilleus beispielsweise in der griechischen Mythologie, mögen in ihren Ursprüngen auf frühe Vorgänge und Erlebnisse während der Völkerwanderungen zurückgehen. Was unser Thema von solchen Mythen unterscheidet, ist die einmalige, gewissenhafte Kontinuität der mündlichen Überlieferungen des Adamsvolkes und die ganz und gar unmythische Glaubwürdigkeit der Berichterstattung, die später den Geschichtscharakter der Bibel bestimmen sollte.

Um die Eva-Überlieferungen zu verstehen, muß man allerdings darauf verzichten, Adam und Eva als Vorbilder der Ein-Ehe, als Urbilder der Zweierbeziehung von einem einzigen Mann mit einer einzigen Frau anzusehen. Im ganzen Orient hat die patriarchalische Mehr-Ehe, die Bindung mehrerer Frauen an den gleichen Mann, eine lange Tradition und ist niemals ganz verschwunden. Auch im Judentum sind die Gesetze über eheliche Treue und Ehebruch erst von Moses formuliert worden. Die Monogamie war keineswegs die Regel, vom Patriarchen Abraham bis zu den Königen David und Salomo. Eheliche Treue wurde natürlich von der Frau verlangt und durch strenge Gesetze, Kleidervorschriften, Verbote bis hin zur Einschließung im Harem unter Bewachung von kastrierten Haremswächtern erzwungen. Das in der Frühzeit weit verbreitete »ius primae noctis« jedoch, das gesetzlich festgelegte Recht des Fürsten und Hochgestellten auf die »erste Nacht« mit den Frauen seiner Untergebenen und Hörigen, ist Jahrtausende lang ausgeübt worden und findet sich sogar in den jüdischen Sagen aus der Urzeit: »Ward eine Jungfrau ihrem Manne geschmückt, so kam

der Fürst und beschlief sie zuerst.« Daß auch im Zweistromland ein »Himmlischer« mit einer »Menschenfrau« einen Sohn zeugte, dürfte keine Ausnahme gewesen sein. Wäre dies die ganze Geschichte, so wäre ihr Echo vielleicht niemals bis zu uns gedrungen. Aber es ist nicht die ganze Geschichte. Denn Semael war nicht irgendein »Himmlischer«, irgendein »Bote des Herrn«. Semael war, was wiederholt und eindringlich betont wird, der höchste Fürst unter den Elohim, den »Gewaltigen«, die mit dem Namen ihres Herrn genannt werden. Und dieser Semael war der Anführer des Aufstandes gegen den Herrn. Daß es Semael gelang, über Eva, die Mutter seines Sohnes Kain, auch »den Menschen«, Adam, in den Aufstand einzubeziehen, mag für spätere Moralmaßstäbe unbegreiflich sein. Aber der Mensch kann den höchsten Fürsten der Elohim, der Gottwesen, niemals als Nebenbuhler betrachtet haben. Im Gegenteil: auch er mag Stolz darüber empfunden haben, daß der Sohn, den Eva von dem hohen Boten seines Herrn, des lebendigen Gottes, empfangen oder gewonnen hatte, mit seinen eigenen Kindern aufwuchs.

Der Aufstand, den die späteren Nachkommen Adams als »Sündenfall« bezeichneten, mißlang, und die verführten Mitläufer mußten den Garten verlassen, was ihnen zu ewigem Ruhm verhalf. Adam aber »zeugte einen Sohn, ihm selbst ähnlich, nach seinem Bild. Den nannte er Seth« (1. Moses 5,3). Der Nachdruck, mit dem hier – und nur hier – betont wird, daß ein Sohn von seinem Vater gezeugt wurde, nach seinem Bild, ihm ähnlich, erinnert noch einmal an jenen Eva-Sohn, auf den dies alles nicht zutraf. Und wie zur Bestätigung ist es Adam, der Vater, und nicht Eva, der dem Sohn den Namen Seth gibt. Mit Seth, nicht etwa mit Kain, beginnt das Geschlechtsregister von Adam bis Noah, in dem jeweils der älteste Sohn als Stammbaumbewahrer gilt.

Das Motto aber, das am Anfang dieses Kapitels steht und aus einer alten jüdischen Sage stammt, klingt aus einer Urzeit, als von Seth noch nicht einmal die Rede war, in spätere Jahrtausende hinüber: »Siehe zu und begreife die verborgenen Geheimnisse. Kain geriet seiner Mutter nach. Abel aber war Adams Sohn.«

Der Sündenfall

> Da sprach die Schlange zum Weib: Mitnichten werdet ihr sterben. Sondern Gott weiß, daß, sobald ihr davon esset, euch die Augen aufgehen werden, und ihr werdet wie Gott sein und wissen, was gut und böse ist.
>
> (1. Moses 3,5)

Es ist auch heute noch ein heikles Unterfangen, offen über die Verbotsübertretung von Adam und Eva zu sprechen oder zu schreiben – heikel vor allem dann, wenn man auch das dritte Kapitel der Genesis als »Report«, Echo einer uralten Überlieferung von Vorgängen betrachtet, die sich im südlichen Mesopotamien unter Menschen abgespielt haben. Noch einmal sei darum hier ausdrücklich betont: Es ist nicht die Absicht dieser Deutung, den religiösen Glauben von Juden, Christen und Mohammedanern anzutasten oder zu erschüttern. Dieser Glaube an die Allmacht Gottes hat die Erkenntnis der Wissenschaft überstanden, daß – im Widerspruch zur biblischen Schöpfungsgeschichte – die Erde nicht den Mittelpunkt des Weltalls bildet und nicht in sieben Tagen erschaffen wurde. Er hat sich bewährt, als die Abstammungslehre und Archäologie immer neue Beweisstücke dafür lieferten, daß Vorläufer des homo sapiens vor ein bis zwei Jahrmillionen an weit auseinanderliegenden Punkten des Erdballs, China, Australien, Europa, Afrika, gelebt haben. Er hat die Schöpfungsgeschichte der Genesis nicht mehr als eine wortwörtliche Offenbarung, aber als das Werk von besonderen Auserwählten betrachtet, die die göttliche Schöpfung und die Rätsel des Daseins in einer Weise deuteten, die dem damaligen Wissen und dem Fassungsvermögen der Menschen entsprachen. Ein solcher Glaube ist so stark, daß er auch in den Ereignissen, die wir als Sündenfall bezeichnen, das göttliche Wirken erkennen wird, sogar wenn einmal nachgewiesen werden könnte, daß Gott sich sterblicher Menschen, Angehöriger eines anderen Kulturkreises bediente, um in einer Welt des Polytheismus, der Vielgötterei-Religionen, den Glauben an einen einzigen, lebendigen und allmächtigen Gott zu verankern.

Noch nicht als ein solcher Beweis, sondern erst im Stadium der Hypothese wird in diesem Sinne hier die Auffassung vertre-

ten, daß dem Sündenfall der Genesis ein größeres Ereignis zugrunde lag, bei dem der Ungehorsam von Adam und Eva, gemessen am Aufruhr der »Himmlischen«, nur eine nebensächliche Bedeutung für ihren Herrn und seine Getreuen gehabt haben kann. Für Adam selber und seine Nachkommen aber stand seine eigene Rolle, wie die Überlieferung es beweist, im Mittelpunkt und wurde dadurch zum Ausgangspunkt für die ungeheuren Spätfolgen: Der Gottglauben in drei Weltreligionen war durch Adams Ungehorsam geprägt von dem Begriff der Sünde, der Erbsünde, die die Ungeborenen für die Sünden der Väter bestraft. Die Religiosität der Nachkommen Adams war nicht nur durch ihren Gottesglauben bestimmt, sondern durch den Glauben an den Teufel, den Satan, der – im Gegensatz zu den unbeeinflußbaren, dunklen Unterweltgöttern, die sich in fast alle polytheistischen Religionen finden – eine moralische Dimension besitzt: das ewig Böse, das dem Guten entgegenwirkt. Adam aber, Angehöriger eines unbedeutenden semitischen Nomadenstammes, wurde im Lauf der Jahrtausende nicht nur als Stammvater des sich nach Abrahams Auswanderung ausbreitenden jüdischen Volkes angesehen, das neben anderen semitischen Völkern der Antike, etwa den Akkadern, Babyloniern, Assyrern, Phöniziern lange eine eher bescheidene Rolle spielte – dieser Adam wurde vielmehr zum Urvater der ganzen Menschheit im naturwissenschaftlichen Sinne erklärt.

Es war eine schwere moralische Last, die Adams Nachkommen und den Millionen Gläubigen der auf ihn zurückgehenden Religionen damals aufgebürdet wurde. Bei den ersten Religionsunterweisungen durch die Mutter oder die Schule will das Kind es nicht begreifen, warum Adam und Eva denn gerade von jenem verbotenen Baum eine Frucht nehmen mußten, da es doch so viele andere Fruchtbäume im Paradies gab. Dem Heranwachsenden macht es Mühe zu verstehen, warum eine so läßliche Sünde, das Essen einer verbotenen Frucht, so hart bestraft und die Strafe auf alle künftigen Generationen ausgedehnt wurde. Christliche Kinder erhalten den Trost, daß Jesus ihnen die Sünden abgenommen und sich aufgeladen habe. Trotzdem beharren sie oft genug: Wenn sie an Adams Stelle gewesen wären, hätten sie dies nicht getan – ein Beweis für die auch heute noch vorhandene farbige Lebendigkeit dieser Erzählung.

Warum haben Adam und Eva es wirklich getan? Warum hat Eva als erste das Verbot gebrochen? Warum hat sie Adam beeinflußt, dies ebenfalls zu tun? Welche Rolle spielte die Schlan-

ge in dieser merkwürdigen Erzählung? Gewiß, wir können dies alles als Mythos, als uralte Legende ansehen, als den Versuch eines Volkes, sich die Rätsel von Leben und Tod, die Widersprüche des menschlichen Daseins zu erklären. Das eigentlich Erstaunliche aber an den biblischen und nebenbiblischen Überlieferungen ist auch in der Geschichte vom Sündenfall das spürbare Bemühen, Wirklichkeit zu schildern. Die Wanderungen, die all diese Erzählungen im Lauf von vielen Jahrhunderten gemacht haben, und die Einflüsse, denen sie dabei ausgesetzt waren, vermögen den Charakter des Berichts nicht zu verwischen. Die gewissenhafte Berichterstattung über den Sündenfall, seine Vorgeschichte und seine Folgen ist eines der eindrucksvollsten Beispiele dafür.

Kein Zweifel besteht mehr daran, daß ein solcher Garten im südlichen Mesopotamien existiert haben muß, auch wenn die Erinnerung an ein noch früheres Vorbild, den »Garten der Götter« in Dilmun, bei seiner Anlage mitgewirkt haben dürfte. Über den kultischen Charakter des Gartens, insbesondere über den Baum-Kult, wurde bereits im Kapitel ›Der Garten in Eden‹ ausführlich gesprochen. Der einzige Baum, dessen Früchte Adam und Eva verboten waren, ja den sie nicht einmal berühren durften, weil schon die Berührung ihnen den Tod bringen würde: dieser Baum war nach der Genesis der Baum der Erkenntnis des Guten und Bösen – für den Baum des ewigen Lebens bestand kein solches Verbot. Welche Früchte der Baum trug, wissen wir nicht. Von einem Apfel ist nirgends die Rede, nur von einer »Frucht«. Aber die Schlange, die nach der biblischen Erzählung als Anstifterin zum Ungehorsam wirkte – die Bibel nennt kein Motiv, nur ihre »Listigkeit« –, verlockte Eva nicht mit dem köstlichen Wohlgeschmack der Frucht. Vielmehr sagte sie, das Verbot sei nur ausgesprochen worden, um zu verhindern, daß der Mensch selber wisse, was gut und böse, was recht und unrecht ist. Der Baum der Erkenntnis verlieh, bevor es Gesetzbücher gab, in verschiedenen Kulturen auf magische Weise dieses Wissen und damit den Anspruch, zu richten und zu strafen. Aber strenge Tabu-Verbote und Strafdrohungen waren notwendig, damit nicht »Unbefugte« in den Besitz solchen Wissens gelangten und sich dem Richterspruch der Wissenden entzogen. Daß es nicht nur einen einzigen Richter, sondern eine Mehrzahl von Richtern gab, daran erinnert die mehrfach zitierte Übersetzung aus dem Kauffmann-Verlag, deren Anliegen »die unbedingte Treue zum Urtext« ist. Sie über-

setzt den hebräischen Text: »Ihr werden wie Gottwesen, wissend um Gut und Böse.«

Daß dem Knecht des Herrn, dem Gartenarbeiter und seiner Gehilfin, den einzigen Eingeborenen im Garten, die strengsten Strafen angedroht wurden, wenn sie den Baum berührten oder von seinen Früchten aßen, dafür gab es also eine einleuchtende Begründung. Von sich aus wäre Adam, der Mann, auch nicht auf den Gedanken gekommen, dieses Verbot zu übertreten. Es war, wir wissen es, die Frau, Eva, die ihn dazu verführte und dadurch für alle Zeiten die Evastöchter zu Verführerinnen abstempelte. Aber auch Eva versicherte, nicht sie von sich aus sei ungehorsam gewesen, sondern sie sei verführt worden, verführt von der Schlange. Hier beginnt die eigentliche Geschichte, das große Drama, von dem in der Genesis selbst nur eben als schwacher, mythischer Abglanz die rätselhafte Schlange übrigblieb, das aber in Sagen und Legenden weiterlebte und die menschliche Phantasie auf Jahrtausende hinaus mit Teufelsglauben und abergläubischen Angstvorstellungen aller Art belastete.

Schon früh haben Menschen die Schlange mit dem Teufel gleichgesetzt, die Schlange als Personifizierung des Bösen schlechthin angesehen. Später hat das zu manchen theologischen Auseinandersetzungen geführt, denn auch die Schlange ist ja ein Geschöpf Gottes, und Gottes Wille war es, den Gehorsam des Menschen auf die Probe zu stellen. In irgendeiner Form werden diese Fragen immer den Menschen beschäftigen. Mit der hier gegebenen rationalen Deutung der Schlange sind sie nicht aus der Welt geschafft.

Mit dem Wort »Schlange« verbinden wir die bestimmte Vorstellung des langen, sich »schlängelnden« Kriechtiers ohne Gliedmaßen aus der Gruppe der Reptilien. So wird die Schlange in fast allen künstlerischen Paradies-Darstellungen wiedergegeben, wobei meistens eine Schlange in den Zweigen des Baumes oder sich um den Stamm ringelnd gezeigt wird. Aber in frühen Mythen verschiedener Völker, auch in Mesopotamien, ist die Schlange häufig gleichbedeutend mit dem Fabeltier, dem Drachen, mit Ungeheuern, die möglicherweise ursprünglich auf menschliche Erinnerungen an ausgestorbene Riesenechsen zurückgehen.

Durch die Doppelbedeutung, Schlange und Drache oder auch Drachenschlange, die sogar noch in frühchristlicher Zeit nachweisbar ist, wird das rätselhafte Verhalten sowohl der Schlange wie der Frau, Eva, in der biblischen Geschichte vom Sündenfall

plötzlich verständlich. Denn die Drachenschlange war das Tier des Semael, der in späteren Überlieferungen häufig mit seinem Tier gleichgesetzt wird. Und dieser Semael war der Anführer der Auflehnung gegen den Herrn, und er war der Vater des Eva-Sohnes Kain. Wie stark die Identifikation des Semael oder auch Satanael mit der Schlange noch im späteren Altertum gewesen sein muß, das zeigt jene Stelle in der Offenbarung des Johannes (12,9), die uns im Kapitel ›Der große Engelssturz‹ noch ausführlich beschäftigen wird. Dort heißt es: »Und es ward ausgeworfen der große Drache, die alte Schlange, die da heißt der Teufel und Satanas, der die ganze Welt verführt.«

Vom Aussehen, der Gestalt und der Größe der »Schlange« geben die verschiedenen Sagen der Urzeit kein einheitliches Bild. Eine Sage nennt Semael »den Engel, den Reiter der Schlange«. Eine andere erzählt: »Die Schlange war listiger denn alle Tiere des Feldes und glich von Gestalt einem Kamel. Da bestieg Semael die Schlange und ritt auf ihr.« Noch eine andere Sage weiß: »Sie stand aufrecht wie ein Schilfrohr und hatte Füße« – was sich auf die in der Genesis überlieferte Strafe zu beziehen scheint, daß sie von nun an »auf dem Bauch kriechen« solle. Auch der mittelalterliche Raschi betont es in seinem Kommentar: »Die Schlange hatte Füße und ging aufrecht, büßte sie aber ein«, und es findet sich ein Hinweis des Übersetzers darauf, daß auf alten Abbildungen die Schlange mit Füßen dargestellt wurde. Das Echo des vorgeschichtlichen Dramas ist, so scheint es, durch Mythos, Angst und Aberglauben verdunkelt worden.

Das Dunkel wird jedoch dort aufgehellt, wo die führende oder verführende Rolle nicht der Schlange, sondern des Schlangenreiters selbst sichtbar wird. »Und Semael ging und verband sich mit allen obersten Heerscharen gegen seinen Herrn. Und er versammelte sein Heer um sich und stieg mit ihnen hinab und begann, auf Erden einen Genossen zu suchen.« – Daß sich der Schlangenreiter zunächst an Eva wandte und es ihr überließ, auch Adam zum Ungehorsam gegenüber dem Herrn zu gewinnen, ist verständlich, denn die Beziehung Semael-Eva war ja bereits vorhanden. Begreiflich ist es andererseits aber auch, daß Eva sich von Semael dafür gewinnen ließ – woher hätte sie die Anmaßung nehmen sollen, einem Auftrag des hohen Fürsten der Himmlischen zu widersprechen oder zuwiderzuhandeln?

Plötzlich wird aber auch ein weiteres Rätselwort des Herrn, das Urteil über die Schlange verständlich: »Auf deinem Bauch sollst du kriechen und Staub fressen dein Leben lang. Und ich

will Feindschaft setzen zwischen dir und dem Weibe und zwischen deinem Samen und ihrem Samen« (1. Moses 3,14–15). Die gleiche Geschichte, nur wesentlich ausführlicher, erzählt eine Sage, und sie liefert auch die in der Genesis fehlende Begründung dazu: »Es sprach der Herr zur Schlange: Ich habe dich zum König gemacht über Vieh und Tier, und du hattest nicht Genügen daran. Verflucht seist du nun von allem Vieh und allem Tier. Ich habe dich gemacht, daß du stolz einhergehen solltest wie ein Mensch, und das war dir nicht genug, nun sollst du auf deinem Bauch kriechen. Ich habe dich gemacht, daß du des Menschen Speise essen solltest, und du gabst dich nicht zufrieden, nun sollst du Staub essen alle deine Tage. Du wolltest den Adam töten und dir sein Weib nehmen, nun will ich Feindschaft setzen zwischen dir und dem Weibe.« Aber erst, wenn man auch die andere Überlieferung kennt, nach der Eva einen Sohn vom Boten des Herrn gewonnen hatte, kann man den mythisch klingenden Fluch ganz begreifen: »Ich will Feindschaft setzen zwischen dir und dem Weibe und zwischen deinem Samen und ihrem Samen.« Es muß die Ankündigung einer verschärften Rassentrennung gewesen sein, des strikten Verbots der Rassenmischung zwischen Gottessöhnen und Evatöchtern.

Semael – das ist die hier vorgeschlagene Deutung – war der Führer einer größeren Schar von Unzufriedenen, die zu den obersten Heerscharen gehörten. Es muß eine jener internen Auseinandersetzungen gewesen sein, wie sie in der Geschichte Sumers immer wieder vorgekommen sind. Semael versuchte, auch die Eingeborenen in den Aufstand gegen den Herrn einzubeziehen, indem er ihnen versicherte, sie würden »mitnichten sterben«, sondern würden, wenn sie selber wüßten, was gut und böse ist, dem Richterspruch des Herrn nicht mehr unterworfen sein. Als Adam und Eva das Baum-Tabu gebrochen hatten und nicht gestorben waren, zweifelten sie nicht mehr daran: Jetzt waren sie wie Gott, wie die Gottwesen. Als äußerstes Merkmal dieser Gleichheit – und nicht aus Scham über ihre Nacktheit – machten sie sich Kleider aus großen Blättern, für die vielleicht der sumerische Netzrock das Vorbild war.

Der Aufstand scheiterte. Als der Herr in den Garten kam, versteckten sich Adam und Eva: Angst und schlechtes Gewissen waren stärker als ihr neues Bewußtsein, jetzt den Himmlischen zu gleichen. Vielleicht rief der Herr: Adam, wo bist du? Vielleicht fragte er ihn, warum er sich verstecke und was der

seltsame Blätterrock bedeute. Vielleicht entgegnete Adam, daß er nicht mehr nackt sein wollte, und vielleicht stellte der Herr die überlegene und unsterblich gewordene Frage: Wer hat es dir gesagt, daß du nackend bist?

Jedermann kennt das unglückliche Ende, soweit es Adam und Eva betraf. Sie wurden aus dem Garten gewiesen in die Dornen und Disteln der unfruchtbaren Steppe, und der Zugang zum Garten wurde ständig durch einen Wächter mit dem bloßen, hauenden Schwert bewacht. Die Genesis hat uns die Entdekkung und die anschließende Bestrafung anschaulich und unvergeßlich geschildert, und sie hat auch die künftige Rollenverteilung zwischen Mann und Frau neu formuliert: »... Er soll dein Herr sein« und »Weil du auf deines Weibes Stimme gehört hast ...« Es war die Geburtsstunde des Patriarchats.

Über die Bestrafung der Hauptschuldigen, der Aufrührer und ihres Anführers, schweigt die Genesis. Aber das gewaltige Ereignis des großen Engelssturzes lebte in den Überlieferungen weiter.

Der große Engelssturz

> Und es entstand ein Krieg im Himmel, und Michael und seine Engel führten Krieg mit dem Drachen. Und der Drache führte Krieg und seine Engel. Und sie vermochten nicht standzuhalten, und eine Stätte war im Himmel für sie nicht mehr zu finden. Und geworfen wurde der große Drache, die alte Schlange, genannt der Teufel und der Satan, der den ganzen Erdball verführt, geworfen wurde er auf die Erde, und seine Engel wurden mit ihm geworfen.
>
> (Offenbarung des Johannes 12,7–9)

Noch bevor das Kind lesen kann, hat es gelernt, daß es die Schlange war, die Adam und Eva im Paradies zum Ungehorsam verführt hat. Aber vom »Krieg im Himmel«, von der Meuterei von Engeln gegen ihren obersten Herrn wird in der Genesis nirgends gesprochen. Trotzdem haben sich Erinnerungen an dieses Urweltdrama mit seltener Hartnäckigkeit erhalten. Der Nachhall des für das Adamsvolk unfaßbaren Ereignisses war so gewaltig, daß noch Jahrtausende später vom großen Engelssturz erzählt wurde. Aus einer Sage über den Sündenfall: »Da brachte der Herr sie alle drei (Adam, Eva und die Schlange, d. Verf.) vor sein Gericht ... Er stürzte Semael und seine Schar von dem Orte der Heiligkeit und warf sie vom Himmel herunter.« Was für ein gewaltiges Ereignis einer noch schriftlosen, noch geschichtslosen Vergangenheit muß es gewesen sein, das über Jahrtausende hinweg immer wieder in Überlieferungen, Visionen, biblischen Texten auftaucht? Was war es, das in einer Zeit, in der kriegerische Überfälle, Machtkämpfe, Verwüstungen und Zerstörungen ganzer Städte keine Seltenheit waren, einen so tiefen Eindruck hinterließ? Was unterscheidet den Engelssturz grundlegend von den Mythen über gewaltsame Auseinandersetzungen zwischen den Göttern in frühen Religionen anderer Völker, etwa dem Kronos-Zeus-Kampf der griechischen Mythologie oder dem Wanen-Asen-Krieg oder dem Streit zwischen Odin und Loki in den nordischen Göttersagen – oder auch den Auseinandersetzungen im sumerischen Pan-

theon unter Enlil, Inanna, Utu und anderen Göttern, die häufig entgegengesetzter Meinung waren?

Im Zweistromland waren es Außenstehende, vielleicht Knechte oder Hörige, die die Vorgänge in den Himmeln, die internen Kämpfe unter ihren Herren bestürzt und erregt rapportierten, ohne ihre Hintergründe und Ursachen zu begreifen. In mündlicher Tradition gaben sie das Unglaubliche von Generation zu Generation weiter: Der oberste Fürst der himmlischen Heerscharen, der höchste unter den Gottwesen, hatte einen Aufstand gegen den Herrn unternommen – der Aufstand war niedergeschlagen worden – die Schuldigen wurden hart bestraft.

Bereits früher wurde im Zusammenhang mit dem »Reich der Strenge« und der Hierarchie innerhalb der Engelsgemeinschaft auf interne Machtkämpfe der Führungsspitze hingewiesen. Die jüdischen Überlieferungen, die darüber berichten, geben als Ursache meistens die »Eifersucht« der Engel auf den Menschen an, modern ausgedrückt die »Eingeborenenpolitik« der Führung. Hier eine dieser Sagen: »Zur Stunde, da der Herr daranging, den Menschen zu erschaffen, teilten sich die himmlischen Heerscharen in verschiedene Gruppen. Die einen sprachen, er möge kommen, die andern sprachen, er möge nimmer kommen ... Noch führten die Engel miteinander Streit und redeten für und wider, da hatte der Herr inzwischen den Menschen erschaffen. Und die Engel sahen den Menschen, als er erschaffen wurde, und wollten ihn verbrennen, aber der Herr breitete seine Hand über ihn aus und schützte ihn, und dann machte er Frieden unter ihnen ... Der Herr wies Adam einen Raum zu, der inwendiger war denn der, darin die Engel saßen.«

Die Probleme, die sich beim Zusammenleben verschiedener Rassen und insbesondere bei der Neueinwanderung eines machtmäßig überlegenen Volkes ergeben, scheinen vor sechstausend Jahren – und möglicherweise noch früher – ähnliche gewesen zu sein wie in späteren Kolonialreichen. Ein Beispiel aus unserer eigenen Gegenwart: Südafrika, wo eine technisch, geistig und machtmäßig überlegene Minderheit die andersrassige, große Mehrheit beherrscht und auf Distanz hält – wo aber auch innerhalb der weißen Minderheit heftige Meinungsverschiedenheiten über die Formen des Zusammenlebens und die Rechte, die der schwarzen Mehrheit einzuräumen wären, bestehen.

Mesopotamien muß im vierten Jahrtausend v. Chr. unseres Wissens eines der ersten Beispiele solchen Zusammenlebens gewesen sein, wobei sich die Konflikte ständig durch Neueinwanderungen sowohl von sumerischen wie semitischen Volksgruppen und durch Gründung neuer Siedlungen oder Eroberung von bereits bestehenden Siedlungen noch vermehrten und verschärften. Neben diesen Auseinandersetzungen mögen immer wieder auch persönliche Machtkämpfe innerhalb der Führungsspitze ausgetragen worden sein, was durch eine nur nach außen absolute, nach innen parlamentarische Führungsform mit Zwei-Kammer-System wahrscheinlich noch unterstützt wurde. Einer der frühesten, gewaltigsten und folgenreichsten dieser Kämpfe, dessen Ort, Zeitpunkt und Anlaß wir nicht kennen, endete mit dem großen Engelssturz. Daß sein Echo über so lange Zeiträume hinweg zu hören war, ist darauf zurückzuführen, daß der Führer des Aufstandes, nachdem er sein Heer um sich versammelt hatte, »begann, auf Erden einen Genossen zu suchen«. Es gelang ihm, wie wir wissen, Adam zum Abfall vom Herrn zu verführen, was diesem die Vertreibung aus dem Garten eintrug, der Nachwelt aber zu dem Bericht verhalf, denn es war der gleiche Adam, der die Erinnerung an Ereignisse, die ihn und seine Nachkommen betrafen, in mündlicher Überlieferung vom Vater auf den Sohn weitergab. Das unheimliche Drama des Engelssturzes sollte nie mehr aus dem Bewußtsein des Adamsvolkes verschwinden.

Vielleicht waren zwei Jahrtausende, vielleicht auch mehr vergangen, als der Prophet Jesaja im achten Jahrhundert v. Chr. in einem Triumphlied den Sturz des Königs von Babylon mit dem Sturz des Semael verglich: »Wie bist du vom Himmel gefallen, du strahlender Morgenstern! Wie bist du zu Boden geschmettert, du Besieger der Völker! Du hattest bei dir gesprochen: Zum Himmel empor will ich steigen, hoch über den Sternen Gottes aufrichten meinen Sitz, will thronen auf dem Götterberg im äußersten Norden. Ich will über Wolkenhöhen emporsteigen, dem Höchsten mich gleichstellen. Doch ins Totenreich wirst du hinabgestürzt, in der Grube tiefsten Grund« (Jesaja 14,12–15).

Zäh hat sich über die langen Zeiträume hinweg die Überlieferung erhalten, daß es Semael gelungen war, nicht nur »alle obersten Heerscharen« für seinen Aufstand zu gewinnen, sondern einen Drittel sämtlicher Engel. Die betreffende Stelle in der

Offenbarung des Johannes, in die viele Überlieferungen aus der Vergangenheit hineingeheimnist worden sind, lautet in der verschlüsselten Bildersprache: »Und es erschien ein anderes Zeichen am Himmel, und siehe da, ein feuerroter Drache, der sieben Köpfe und zehn Hörner und auf seinen Köpfen sieben Kronen hatte. Und sein Schwanz zog den dritten Teil der Sterne des Himmels nach sich, und er warf sie auf die Erde« (Offenbarung 12,3–4). Exegeten haben schon frühzeitig erkannt, daß mit dem »Drachen« der Aufrührer Semael-Satanael gemeint war und mit den »Sternen des Himmels» die Engel, von denen er ein Drittel nach sich zog, die dann im großen Engelssturz hinabgestoßen wurden.

Allerdings können wir nicht wissen, ob es sich um eine einzige, riesengroße Revolte gehandelt hat oder ob mehrere mißlungene Aufstände in den Überlieferungen allmählich zu einem Urereignis verschmolzen sind. Die merkwürdig schillernde, facettenreiche Gestalt des Semael aber und die seines Gegenspielers Michael deuten auf tiefgreifende Gegensätze innerhalb der Führungsgruppe der Elohim, der Cherubim und der Seraphim, der Boten und der Heerscharen hin.

Semael, auch Satanael genannt, war nach den Sagen von himmlischer Schönheit. Er war der oberste Fürst, stand noch über den »sieben Gewaltigen, die mit dem Namen Gott genannt werden nach dem Namen ihres Herrn«, und nur der Herr selber stand über ihm. Er war der »Lichtbringer«, lateinisch Luzifer, der Morgenstern. Er war – und blieb es im Volksglauben auch nach seinem Sturz – der »Fürst der Ankläger«, der die Menschen vor dem Herrn anklagte. Im Zusammenhang mit dem »Sündenfall« wurde bereits darauf hingewiesen, daß einige Sagen ihn als »Reiter der Schlange« bezeichnen, wobei »Schlange« und »Drachen« gleichbedeutend sind und entweder ihm zugeordnet waren oder – siehe auch das oben wiedergegebene Zitat aus der Offenbarung – als Bezeichnungen für ihn selber galten. Der Verfasser des Buches Hiob läßt den Satan mehrfach, zusammen mit den Gottessöhnen, vor den Thron des Herrn treten, ein Motiv, das Goethe bekanntlich im ›Vorspiel im Himmel‹ zum ›Faust‹ aufgegriffen hat. Spätere Dämonengeschichten haben Semael und Lilith, die beiden Verführer zum Bösen, zu einem Paar vereinigt, ja den Semael zu einem »Geist« oder »Dämon« erklärt. Mythos, Glauben, Aberglauben, Einflüsse von Priestern und Propheten, dunkle Erinnerungen und undeutliche Ängste müssen zu-

sammengewirkt haben, und es scheint ein kühnes Unterfangen, in ihnen heute noch die Spuren früher Ereignisse auch nur zu suchen, um so mehr, als schon von Enos' Zeiten an »gefallene Engel« zu einer häufigen Erscheinung und zu einem Dauerproblem im Zusammenleben der »Söhne Gottes« mit den Menschen zu werden begannen.

Es ist die eigenartige Rolle des Erzengels Michael, die hier vielleicht doch einen Fingerzeig zu geben vermag. Einmal mehr ist es die ›Pirke der Rabbi Elieser‹, eine wahre Fundgrube für die Urzeit-Überlieferungen, in der sich folgende Sage findet: »Der Engel Michael ist der Fürst der Welt, wie es auch heißt: Der Fittiche hat, der wird verkünden. Warum aber nennt man ihn den Entronnenen? Zur Stunde nämlich, da der Herr Semael und seine Rotte von der Höhe ihrer Heiligkeit gestürzt hatte, da erfaßte Semael die Flügel Michaels, um ihn mit sich herabzuziehen. Da rettete ihn der Herr aus der Hand Semaels. Darum heißt Michael mit seinem Namen der Entronnene.« Hat Michael, so könnte man sich fragen, den Aufstand anfangs unterstützt, dann aber, als er die Niederlage voraussehen mußte, sich rechtzeitig auf die Seite des Herrn gestellt? Es gibt eine seltsame Sage, die noch mehr weiß. Michael, so erzählt sie, hieß ursprünglich Micha und gehörte zur Gruppe der Cherubim. Er war dem Herrn treu geblieben, hatte den Aufstand des Semael nicht unterstützt, und er erhielt nach der Niederschlagung des Aufstands den Auftrag, den Semael »hinabzustoßen«. Aber Semael, immer noch der höchste Fürst, besaß die Machtmittel, sich zu wehren, er »versehrte den Micha mit Feuer«, wie es die Sage ausdrückt. Möglicherweise ist das sogar ein Hinweis darauf, daß Semael ursprünglich zur Gruppe der Seraphim gehörte, den »Feurigen« und zugleich »Schlangen«. Da entzog der Herr dem Semael das »el« in seinem Namen und damit die Zugehörigkeit zu den »Elohim«, zur Gruppe der höchsten Fürsten, die den Namen ihres Herrn tragen. Und das »el« verlieh der Herr dem Micha, der damit zu Michael, dem mächtigen, kriegerischen Erzengel befördert wurde. Daß ihn spätere Geschlechter als den »Drachentöter« bezeichneten, den Semael aber als den »Drachen, die alte Schlange«, läßt vermuten, daß es einmal eine Zeit gegeben hat, in der diese Zusammenhänge sehr wohl bekannt waren. »Darauf befahl der Herr dem Michael, den Aufrührer mit seinem Zepter zu schlagen, mit dem Gottesfeuer zu blenden und ihn mit seinen aufrührerischen Engeln aus dem Himmel zu stürzen. Wie ein Feuerblitz fiel der Satan vom Him-

mel und verbrannte.«* Wie lebendig sich diese Überlieferung erhalten hatte, das zeigt zum Beispiel der zweite Petrusbrief, in dem es heißt: »Denn hat Gott Engel, die gesündigt hatten, nicht verschont, sondern sie in finstere Höhlen der Unterwelt hinabgestoßen und zur Aufbewahrung für das Gericht übergeben ... so sieht man: Es weiß der Herr Fromme aus der Versuchung zu erretten« (2. Petrusbrief 2,4).

Welche Strafe die aufrührerischen Engel und ihr Anführer wirklich erlitten, wissen wir nicht. Daß sie mit Gewalt aus den Himmeln gestoßen und verstoßen wurden, darüber bestand kein Zweifel. Wurden sie aus höchster Höhe, dem obersten Himmel zu Tode gestürzt? Es gibt andere Sagen, nach denen sie zerhackt wurden, ein Blutbad angerichtet wurde, »und ihr Geschrei erfüllte die Welt«. Nach anderen Sagen wurden sie in eine tiefe Grube gestürzt und zum Tage des Gerichts »aufgespart«, und der Herr kam mit siebzig Richtern vom obersten Himmel herab, um sie zu richten.

Unheilvoller aber als diese Rache an den Aufrührern, die sich kaum von der Bestrafung der Urheber eines mißlungenen Militärputsches in einer modernen Diktatur unterscheidet, viel einschneidender waren die Spätfolgen. Denn mit dem großen Engelssturz war etwas in die Welt gekommen, was es vorher nicht gegeben hatte: das Böse, der Teufel, die Hölle.

Sozusagen alle Religionen der Welt kennen ein Totenreich. Aber keines dieser Totenreiche, keine dieser Unterwelten ist eine Hölle, in der der Mensch für seine Sünden büßt – es ist vielmehr das Bewußtsein der tragischen Unabänderlichkeit des Todes, mit dem der Mensch seine als unsterblich empfundene Seele in Einklang zu bringen sucht. Eine moralische Wertung seines Erdenlebens findet also nach dem Tode nicht statt, allenfalls eine Wertung seiner irdischen Stellung, was die frühen Grabbeigaben für Hochgestellte und Fürsten, die Einbalsamierung, das Begraben von Dienern mit ihren Herren beweisen. Sogar der sumerische Gilgamesch, der Held des ersten großen Epos der Menschheit, muß auf seiner verzweifelten Suche nach dem ewigen Leben erkennen: Alle Bemühungen, die Unsterblichkeit zu erlangen, sind vergeblich – nicht weil der Mensch ein Sünder ist, sondern weil die Unsterblichkeit nur den Göttern vorbehalten ist.

* Nach einer 1925 in Sofia erschienenen Sammlung früher jüdischer Sagen, zitiert nach Alfons Rosenberg: Engel und Dämonen. München 1967.

Nun aber gibt es das: die Hölle. Es gibt das Jüngste Gericht, an dem über die Lebendigen und die Toten Gericht gehalten wird. Es gibt Satan, den Teufel, Luzifer, zu dem die Sünder nach dem Urteilsspruch gelangen und für ihre Sünden schreckliche Qualen erdulden müssen, für deren Ausführung ein ganzes Teufelsheer aufgeboten wird. Abergläubische Vorstellungen vom Teufel mit dem Pferdefuß, von Beelzebub, von Hexen, die einen Pakt mit dem Teufel geschlossen haben, beginnen sich im frühen Christentum zu entwickeln und gelangen im europäischen Mittelalter zu einem unheilvollen Höhepunkt. Parallel zum Teufelsglauben entwickelte sich aber auch das lichte Engelsbild des Christentums, mit dem die Vorstellung von Gott ungehorsamen Engeln, von Gott abtrünnigen Engeln, von »Teufelsengeln« unvereinbar, ein Widerspruch in sich selbst sein mußte. Engel waren Mittler zwischen Gott und dem Menschen, Verkünder seiner Botschaften, Schutzengel. Die Vorstellung, daß »die Engel Michaels« mit »den Engeln des Drachens« Krieg im Himmel führten, ragte aus einer unheimlichen Vorzeit in das Zeitalter des beginnenden Christentums hinein.

Von der hier vertretenen These her stellt sich die Frage, ob irgendwelche Überlieferungen aus der sumerischen und möglicherweise der akkadischen Frühgeschichte auf eine dem »Engelssturz« vorhergehende größere Revolte, einen niedergeschlagenen Aufstand, bedeutende interne Machtkämpfe hindeuten. Die Antwort lautet: Solche Anhaltspunkte gibt es nicht und kann es wahrscheinlich auch nicht geben. Das »Land Sumer« bestand aus selbständigen Stadtstaaten, die keine eigentlichen geschichtlichen Überlieferungen hinterlassen haben. Zahlreiche Hymnen und Klagelieder über zerstörte Städte und Tempel und die Überfälle der wilden Bergvölker stammen aus der Spätzeit. Über die Anfänge Sumers in Mesopotamien gibt es nichts, was sich etwa mit der Genesis und den jüdischen Sagen der Urzeit vergleichen ließe. Die beiden wichtigsten Mythen vom »Göttergarten im Land Dilmun« und von Ziusudra, dem sumerischen Noah, dem Urahn des Gilgamesch, der »an der Mündung der Ströme lebt«, enthalten keine Hinweise. Das einzige »Dokument« über die sumerische Frühgeschichte sind die »Königslisten«, nach denen acht mythische »Könige vor der Sintflut« in insgesamt fünf Städten 241 200 Jahre regiert haben sollen. Aus dem Anfang erfahren wir, daß die Stadt Eridu, als »das Königtum vom Himmel herabstieg«, Sitz des Königtums wurde. Sonst aber enthalten die Listen außer Namen und unverständli-

chen Zeitangaben immer nur die Formel: »Dann wurde die Stadt X verlassen, und das Königtum ging auf die Stadt Y über.« Das deutet zwar auf häufige frühe Machtkämpfe zwischen den ersten sumerischen Stadtstaaten hin, aber einzelnes erfährt man darüber nicht – abgesehen davon, daß die auf den Listen genannten Könige, wie man heute weiß, einander nicht ablösten, sondern zum Teil gleichzeitig in verschiedenen Städten regiert haben.

Der Engelssturz jedoch blieb kein einmaliges Ereignis. Aufstände und interne Machtkämpfe scheinen, wenn wir den zahlreichen Überlieferungen Glauben schenken, immer häufiger geworden zu sein, ja geradezu zur schnellen Verbreitung technischer und kultureller Kenntnisse im gelehrigen Adamsvolk beigetragen zu haben.

Kain und Abel

> Und wahrlich, Kain und sein Same, sie waren stark und mächtig und hatten in sich etwas von der Art der höheren Geschöpfe.
> (Sagen der Juden – Urzeit)

Das zweite große Drama der Genesis, das dem ersten, dem Sündenfall, unmittelbar folgt, die seltsame Geschichte der Brüder Kain und Abel, bildet in gewissem Sinn den Schlüssel nicht nur zu den nachfolgenden, sondern auch zu den vorhergehenden Ereignissen. Von Kain her gelangen wir zu einer Vorstellung des Frühstadiums im Zusammenleben von Völkern verschiedener Rasse, von Herren- und Hörigenvölkern und von den sich dabei unausweichlich ergebenden Konflikten.

Dabei ist das, was die Genesis selbst zu erzählen weiß, wenig genug. Auf knapp bemessenem Raum, in nur fünfzehn kurzen Abschnitten wird die Geschichte Kains von der Zeugung bis zur Verbannung (1. Moses 4,1–15) erzählt. Kein moderner Schriftsteller wäre imstande, in so gedrängter Form auch nur das Exposé eines solchen Dramas so eindrucksvoll zu formulieren. Der Begriff des Kains-Zeichens und das Wort des Mörders: »Soll ich meines Bruders Hüter sein?« sind heute noch geistiges Allgemeingut nicht nur der Bibelgläubigen, sondern aller abendländischen Menschen. Möglicherweise hat gerade diese holzschnittartige, scheinbare Geradlinigkeit der dramatischen Erzählung mit dazu beigetragen, daß die Widersprüche und unbeantworteten Fragen der Kains-Geschichte niemals von Grund auf untersucht worden sind. Im folgenden wird der Versuch unternommen, das in seiner Düsterkeit erregende Ur-Drama aus dem Text der Genesis und kleinen und größeren nebenbiblischen Überlieferungsfetzen zum Mosaik zusammenzufügen.

Immer wieder fragen junge Christen, die das Kains-Drama vom Religionsunterricht und aus der Bibel kennen: Warum hat Gott das Opfer von Kain nicht angenommen? An was konnte Kain erkennen, daß Abels Opfer angenommen, sein Opfer aber, Früchte seines Ackers, nicht angenommen war? Stieg, wie es Illustratoren noch in meiner Schulzeit darstellten, der Rauch von Abels Altar kerzengerade gen Himmel, der Rauch von Kains Altar aber wurde verweht? War Kain deshalb neidisch

auf Abel? Hat er ihn aus diesem Grund erschlagen? Aber warum machte Gott dann dem Brudermörder ein Schutzzeichen, damit ihn niemand erschlagen sollte? Niemand wußte befriedigende Antworten auf diese bedrängenden Fragen zu geben, die Kinder und einfache Menschen seit jeher beschäftigen.

Auf genau diese Fragen aber geben die nebenbiblischen Überlieferungen einleuchtende, ja exakte Antworten. Für die Menschen der Frühzeit, die diese Erzählungen von Generation zu Generation weitergetragen haben, muß das Urzeit-Drama von besonderer Bedeutung gewesen sein. Es bot ihnen die Erklärung dafür, warum das Volk der Kainskinder mit ihnen, den Nachkommen Adams, verfeindet und in ständige kriegerische Auseinandersetzungen verwickelt war. Ob es wirklich zwei Söhne der einen Urmutter Eva waren, der Adamssohn Abel und der Semaelsohn Kain – ob nicht die Sage im Lauf der mündlichen Überlieferung zeitlich auseinanderliegende Vorgänge zu einer einzigen Urzeit-Erzählung verschmolzen hat – das werden wir kaum je mit Sicherheit feststellen können. Einfacher ist es, auch hier mit der integrierenden Methode der Sage, deren Gestalten jedermann bekannt sind, die ursächlichen Zusammenhänge, so wie sie sich nach unserer Deutung darstellen, an den Brüdern Kain und Abel aufzuzeigen.

Kain war anders. Plastisch und scharf umrissen steht seine düstere Gestalt vor unseren Augen, während das Bild, das wir uns von dem sanften Abel machen, eher blaß und verschwommen ist. Schon der Neugeborene war von anderer Art gewesen. Im Kapitel ›Eva und Semael‹ wurde bereits jene Sage zitiert, nach der Eva nach dem ersten Blick auf den Sohn, den sie soeben geboren hatte, erkannte: »Er glich mehr den Himmlischen als den Irdischen« – über die Vaterschaft des Semael aus dem Volk der Schwarzköpfigen war kein Zweifel mehr möglich. In der Genesis selbst weist zwar nur die Namengebung durch die Mutter und der gewählte Name, Kain, das ist »Gewinn«, auf die Vaterschaft eines Himmlischen hin, und dieser ursprüngliche Sinn ging mit der Zeit verloren. Aber neben den Sagen, die die Geschichte erzählten, gab es in alten Überlieferungen Anspielungen, die auf das Geheimnis der Geburt von Kain hinwiesen. Neben den früher zitierten Beispielen sei hier noch die apokryphe ›Apokalypse des Moses‹ angeführt, die in griechischer und armenischer Sprache vorliegt und auf eine hebräische Grundlage zurückgeht. Es wird dort geschildert, wie Adam und Eva nach einem unheilverkündenden Traum den

von Kain erschlagenen Abel finden. Dann heißt es: »Und Gott sprach zu dem Erzengel Michael: Sag jetzt zu Adam: Erzähl nicht deinem Sohne Kain das Geheimnis, das du weißt. Er ist ein Sohn des Zornes.«*

Je älter Kain wurde, um so mehr unterschied er sich von seinen Geschwistern, nicht nur durch seine dunkle Hautfarbe, sondern auch durch sein Wesen. In der Umgebung, in der er aufwuchs, fiel er aus dem Rahmen, war er ein Sonderfall, der erste und vorläufig einzige Vertreter einer Minorität, die erst einige Generationen später eine Rolle spielen sollte. Daß sein Erzeuger der Anführer des Aufstandes gegen den Herrn gewesen war, mag seine Isolierung noch verstärkt haben: Der Knabe, den seine Mutter stolz »Gewinn« genannt hatte, war der Sohn des Ausgestoßenen. Darüber sagt die Überlieferung zwar nichts. Dagegen betont sie, daß Kain ein Ackerbauer wurde, sein Bruder aber Schafhirte, also in der Tradition des väterlichen Nomadenstammes blieb. Für uns heute ist es eine Selbstverständlichkeit, daß Brüder verschiedene Berufe ergreifen. Auf der kulturellen Entwicklungsstufe der Frühzeit aber muß diese Betonung als Hinweis darauf gelten, daß Kain nicht dem Adamsvolk angehörte. Zugleich treten damit die starken Interessengegensätze zwischen Ackerbauern und Viehzüchtern zum ersten Mal in der überlieferten Geschichte der Menschheit offen zutage.

Schafhirten sowohl wie Ackerbauern hatten dem Herrn, dem obersten Führer der Himmlischen, eine Steuer zu entrichten, die etwa dem »Zehnten« späterer Zeiten entsprochen haben dürfte. In einer nebenbiblischen Überlieferung wird dies genau beschrieben: »Kain liebte es, das Feld zu bebauen, Abel aber liebte es, das Vieh zu weiden, und es gab ein jeder von seiner Arbeit Früchten dem anderen. Da kam der Abend des Passahfestes, und Adam sprach zu seinen Söhnen: In dieser Nacht wird künftighin Israel dem Herrn Opfer darbringen. Bringet auch ihr eine Gabe vor euren Schöpfer. Da brachte Kain von den Resten seiner Speise, welches gerösteter Leinsamen war. Abel aber brachte von den Erstlingen seiner Schafe und ihrem Fett, auch waren's alles ungeschorene Lämmer. Aber Kains Opfer ward verschmäht, und Abels Opfer ward gnädiglich angenommen.« – Und nach einer anderen Quelle: »Kain brachte dem Herrn ein Opfer von den Früchten der Erde. Aber es waren

* Zitiert nach Paul Riessler: Altjüdisches Schrifttum außerhalb der Bibel. Augsburg 1928.

Abfälle, die er opferte, gleichwie ein schlechter Pächter selber die geratensten Früchte ißt und seinem Herrn die kümmerlichen Spätlinge abgibt. Abel aber brachte ein Opfer von den Erstlingen seiner Schafe und ihrem Fett, und es waren alles ungeschorene Lämmer, die er seinem Herrn opferte. Und Gott sah gnädig auf Abel und sein Opfer und nahm es an, auf Kain aber und sein Opfer sah er nicht hin und sah es auch nicht an. Und dies verdroß den Kain überaus.« Diese Deutung als Naturalabgabe scheint heute noch einleuchtend, während die Erklärung (nach Sefer Hajaschar): »Und Gott wendete sich Abel und seinem Opfer zu, es kam ein Feuer vom Himmel herab und fraß es auf« bereits einen theologischen Stempel trägt.

Alle Fragen nach dem nicht angenommenen Opfer, nach der Form und dem Grund der Ablehnung sind einfach zu beantworten, sobald man diese Opfer nicht in religiösem Sinn versteht, sondern als Naturalsteuer oder Pachtzahlung ansieht. Übrigens findet sich im Genesis-Bericht nicht ein Wort, das einer solchen Deutung widersprechen würde. Eher hat man den Eindruck, daß durch Weglassungen im Wortlaut der ursprünglichen Berichte einer der Schlüssel zu der Erzählung verlorengegangen ist. Es wäre zu wünschen, daß zukünftige Forscher gerade diesen Punkt der verschiedenen Überlieferungen genau untersuchen, Dubletten vergleichen und auch Texte, die Bin-Gorion nicht in seine Sagen-Sammlung aufgenommen hat, heranziehen. Nicht auszuschließen ist, daß wir auf diese indirekte Weise neue Einblicke und Aufschlüsse über die frühzeitliche Form des Zusammenlebens der Sumerer mit den von ihnen unterworfenen Völkern und Stämmen und die verschiedenen Arten der Hörigkeit, Zwangsarbeit, Sklaverei, Tributpflicht gewinnen: das Ur-Modell eines theokratischen Wirtschaftssystems, das auf der Basis von Naturalabgaben und Gerichtsoberhoheit die notwendige Ernährungs- und Arbeitsgrundlage für die Führungsschicht schuf.

Über das Motiv des Brudermordes, nach der Bibel des ersten Mordes in der Geschichte des Menschen, ist die Genesis wortkarg. Wir erfahren dort, daß die Nichtannahme seines Opfers Kain verdrossen habe und daß sein Gesicht sich verfinsterte, worauf er vom Herrn ermahnt wurde, sich zu bessern oder – in der Übersetzung aus dem Kauffmann Verlag – »die Gabe gut zu wählen«. Dann aber folgt eine Angabe, die meist überlesen wird, aber auf die tiefere Ursache des Bruderzwistes hindeutet. »Darauf sprach Kain zu seinem Bruder Abel: Laß uns aufs Feld

gehen! Und als sie auf dem Felde waren, erhob sich Kain wider seinen Bruder Abel und schlug ihn tot« (1. Moses 4,8). Was in diesem kurzen biblischen Text nur angedeutet wird, das wird in mehreren nebenbiblischen Überlieferungen deutlich und ausführlich ausgesprochen: Das »Feld« war nicht einfach der Schauplatz, sondern das Hauptmotiv des tragischen Bruderstreits. Hier werden wir unmittelbare Zeugen eines jener Kämpfe zwischen wandernden Hirtenvölkern und den seßhaft gewordenen, Ackerbau treibenden Siedlern, die von den beiden Halbbrüdern verkörpert werden – Kämpfen, die sich vielleicht über Jahrhunderte hinzogen und immer wieder aufflackerten. Hier eine solche Sage:

» ... Da geschah es eines Tages, daß Kain und sein Bruder Abel ins Feld hinausgingen, um ihre Arbeit zu verrichten. Es pflügte Kain seinen Acker und Abel weidete seine Schafe. Da lief auf einmal die Herde Abels auf den Acker, darauf Kain seinen Pflug führte. Da erzürnte Kain darob, und er ging auf seinen Bruder Abel zu und sprach zu ihm: Was sind wir miteinander, daß du mit deiner Herde hierherkommst zu wohnen und zu weiden auf meiner Erde? Da erwiderte Abel und sprach: Was sind wir miteinander, daß du von den Gaben meiner Schafe zehrst und dich mit ihrer Wolle bedeckst? Gib mir die Wolle zurück, mit der du dich bekleidest, und zahle den Preis ihrer Gaben und ihres Fleisches, was du alles gegessen hast. Und tust du das, so will auch ich dein Land verlassen, wie du es haben willst, und will in den Himmel steigen, wenn ich es vermag.

Da sprach Kain zu seinem Bruder Abel: Siehe, wenn ich dich heute erschlage, wer wird da dein Blut von mir zurückfordern? Abel erwiderte und sprach: Der Gott, der uns beide erschuf, der wird mich rächen und mein Blut von dir zurückfordern, wenn du mich tötest, denn er richtet und rechtet und er vergilt dem Bösen seine Bosheit und dem Frevler seinen Frevel, den er auf Erden tut. Gott kennt alle Verstecke, und er wird dich richten für das Übel, welches du an mir begehen willst. Und es geschah, als Kain dies hörte, da lohte in ihm der Zorn auf wider seinen Bruder Abel um seiner Reden willen, und er erhob sich und ergriff das Eisen, welches sein Ackergerät war, und schlug damit plötzlich auf seinen Bruder ein und tötete ihn. So vergoß Kain das Blut seines Bruders Abel, und das Blut rann auf die Erde, wo die Schafe weideten.«

Die Überlieferung muß ursprünglich aus einer Zeit stammen, für die Ackerbau und Viehzucht noch Gegensätze, nicht zwei

Tätigkeiten der Landwirtschaft waren. So erklärt es sich, daß das Ackergerät, der Urpflug, zur Mordwaffe wird und das Blut des Ermordeten auf die Erde rinnt, wo die Schafe weiden. Und da es sich um Überlieferungen des Adamsvolkes handelte, konnte es auch nicht zweifelhaft sein, wem die alleinige Schuld an den Streitereien zwischen seßhaften Bauern und Wanderhirten zugeschrieben wurde: dem Stammvater des Kainsvolkes. Dabei ist nicht auszuschließen, daß auch hier mehrere ähnliche, zeitlich auseinanderliegende Vorfälle zu einer einzigen Sage zusammenwuchsen und erst im Lauf der Zeit einer einzigen Urgestalt, dem Mischling Kain, angelastet wurden.

Neben dem Hauptmotiv für den Bruderstreit, dem Kampf um die verschiedenartige Ausnützung des Bodens, gab es noch ein zweites Motiv, das in den Überlieferungen eine bedeutende Rolle spielt: die Auflehnung des Kain gegen den Herrn, gegen die Herren, gegen die geforderten Abgaben, gegen das Gericht, dem er unterstellt war. Kain, der Sohn des Aufrührers Semael, war selber ein Aufrührer. In den eindrucksvollen Sagen, die davon handeln, spürt man von neuem das Wehen eines Sturmes, der dem Sündenfall vorausging. Hier besteht ein Zusammenhang zwischen dem aus »Abfällen« bestehenden Opfer, der Wut auf den sich servil unterwerfenden Bruder Abel und der Auflehnung gegen die »Himmlischen«, von denen er abstammte und die ihn als Knecht behandelten. Vor allem sei eine Sage hier zitiert, die Micha Josef BinGorion aus verschiedenen Quellen kompiliert und unter dem Titel ›Der Fluch‹ in den Urwelt-Sagen veröffentlicht hat:

»... Darnach (nach der Ablehnung des Opfers, d. Verf.) sprach Kain zu seinem Bruder Abel: Wir wollen uns aufmachen und wollen ins Feld hinausgehen. Und als sie beide auf dem Feld waren, sprach Kain zu seinem Bruder Abel: Es ist kein Gericht und ist kein Richter und ist keine andere Welt jenseits dieser. Nicht wird dem Gerechten sein Lohn und nicht wird dem Bösen seine Strafe. Nicht auf Milde ist die Welt aufgebaut und nicht mit Barmherzigkeit wird sie geleitet. Warum nur ist dein Opfer angenommen worden und meines nicht? Da erwiderte Abel und sprach: Wahrlich, es gibt ein Gericht, es gibt einen Richter, es gibt jenseits dieser eine andere Welt. Es gibt einen Lohn für die Gerechten und eine Strafe für die Gottlosen. Wohl ist die Welt auf Milde aufgebaut und durch Milde wird sie geleitet. Dein Opfer lehrt dich's ja. Dieweil du dem Herrn ein unschickliches Opfer brachtest, ist's auch nicht angenommen

worden. Aber meine Taten waren besser als deine, so ist auch meine Gabe empfangen worden. Da Kain dies hörte, ward er noch zorniger und schmähte seinen Bruder, und sie stritten miteinander. Alsdann sprach Kain zu Abel: Du sprichst, es gibt noch eine andere Welt, wohlan, wir wollen alles untereinander teilen. Ich für mein Teil nehme das Diesseits, und du für dein Teil bekommst das Jenseits. So entspann sich aus der Mitte dieser Worte eine Fehde, und es erhob sich Kain und tötete seinen Bruder Abel.«

Wir können heute nicht mehr wissen, wie die Urüberlieferung lautete, die dieser mit viel späteren Begriffen wie »Milde«, »Barmherzigkeit«, »Diesseits« und »Jenseits« angereicherten Sage zugrunde lagen. So viel aber wissen wir noch heute: daß jener Ur-Kain nicht willens gewesen war, sich der Gerichtsbarkeit des Herrn zu unterwerfen. Hatte er, wie die hier wiedergegebene Sage vermuten läßt, den Versuch unternommen, auch Abel zum Widerstand aufzustacheln? Können wir hieraus folgern, daß von den frühen Mischlingsstämmen her, deren Verkörperung Kain war, ein Widerstand gegen die Herrschaft der »Himmlischen« ausging? Daß sie nur widerwillig Tribut zahlten und daß ihre Abgabe nur aus »Abfällen« ihrer Ernte bestand? Vielleicht erscheinen solche Deutungen zu weitgehend. Aber da gibt es noch eine andere Sage, die weitergeht und die erst dann einen Sinn erhält, wenn wir sie auf Auseinandersetzungen von Menschen mit Menschen beziehen: »Wisse, Kains Sinn war darauf gerichtet, den Bau der Oberwelt zu zerstören. Als er sah, daß sein Opfer nicht empfangen wurde, wollte er Aufruhr stiften, denn er dachte bei sich: Wird der Bau der unteren Welt zerstört, so fällt auch der obere Bau zusammen.«

Gewiß ist dies keine Sage oder Überlieferung wie die anderen. Eher könnte man es als intellektuelle Deutung bezeichnen, als den Versuch eines Menschen, der nicht bibelgläubig im Wortsinne war und der das Bedürfnis empfand, die Hintergründe hinter der Geschichte des düsteren Brudermörders und seines Herrn zu erkennen. Es ist ein ungeheuer moderner Gedanke, der da zum Ausdruck gebracht worden ist: die Abhängigkeit des »Oberbaus«, einer herrschenden Minderheit, von der arbeitenden und tributpflichtigen Mehrheit der Bewohner. Die Kolonialgeschichte der Erde ist seit Jahrtausenden und bis zum heutigen Tage voll von Beispielen nicht nur für das Verhalten von mächtigen Minderheiten, die die technisch unterentwickelten Mehrheiten beherrschen und ihnen ihr Gesetz aufzwingen,

sondern auch für die internen Auseinandersetzungen unter den Herrschenden wie den Beherrschten, deren selbstbewußteste Stämme oder extremste Führer zunächst gegen ihre eigenen Brüder kämpfen, in der Erkenntnis: »Wird der Bau der unteren Welt zerstört, so fällt auch der obere Bau zusammen.«

Der obere Bau fiel nicht zusammen. Der Brudermord wurde entdeckt, die Auflehnung des Kain mißlang, ebenso wie früher die Meuterei des Semael mißlungen war. Kain wurde vor das Gericht des Herrn gestellt und des Landes verwiesen: er sollte »unstät und flüchtig sein auf Erden«, wie Genesis und Sagen übereinstimmend berichten.

Jedoch auch die scheinbar geradlinige Erzählung von der Verurteilung des Brudermörders wirft Fragen auf, die unbeantwortet bleiben. Die wichtigste: Warum stellte der Herr Kain unter seinen Schutz? »Kain aber sprach zu dem Herrn: Meine Sünde ist größer, denn daß sie mir vergeben werden möge. Siehe, du treibst mich heute aus dem Lande, und ich muß mich vor deinem Angesicht verbergen und muß unstät und flüchtig sein auf Erden. So wird mir's gehen, daß mich totschlage, wer mich findet. Aber der Herr sprach zu ihm: Nein; sondern wer Kain totschlägt, an dem soll es siebenfältig gerächt werden: Und der Herr machte ein Zeichen an Kain, daß ihn niemand totschlüge, wer ihn fände« (1. Moses 4,13–15).

Auch die Sagen erzählen von dieser Schutzmaßnahme, die manchen unbegreiflich erschienen sein mag – so unbegreiflich, daß das »Kainszeichen« im Volksmund noch heute als Brandmal zur Kennzeichnung des Bösen gilt. Frühe Exegeten kamen aus ähnlichen Gründen auf den sonderbaren Gedanken, daß die Drohung: »Wer Kain totschlägt, an dem soll es siebenfältig gerächt werden« so auszulegen sei, daß die eigentliche Bestrafung des Kain erst in der siebenten Generation erfolgen solle und schließlich durch ein Mißgeschick des blinden Methusalem-Sohnes Lamech auch erfolgte – eine weit hergeholte Deutung! Wurde Kain verschont, weil er »etwas von der Art der höheren Geschöpfe« hatte, ein Nachkomme aus dem eigenen Volk der Richter war? War das Kainszeichen, das als Schutzmarke gedacht war, eine Tätowierung? Oder bestand das eigentliche »Kainszeichen« für die Nachkommen Adams in der Hautfarbe des Mischlings, der heute als ein »coloured« bezeichnet würde?

Die wichtigste Frage aber war: Wie ist die Bestrafung »unstät und flüchtig sollst du sein auf Erden« zu verstehen? Keinesfalls

kann die ganze Erde im heutigen Sinn damit gemeint sein, aber auch nicht die ganze damals bewohnte Erde. Der Richterspruch bezog sich offenbar nur auf das eigentliche Herrschaftsgebiet des Herrn, auf das Gebiet, das dem Adamsvolk zugewiesen war. Außerhalb dieses Gebietes war Kain nicht »unstät und flüchtig«, denn wir erfahren: »Also ging Kain von dem Angesicht des Herrn und wohnte im Lande Nod, jenseits Eden, gegen Morgen. Und Kain erkannte sein Weib, die ward schwanger und gebar den Henoch. Und er baute eine Stadt, die nannte er nach seines Sohnes Namen Henoch« (1. Moses, 4,16–17). Auch eine der Sagen hat den Bericht vom Lande Nod aufgenommen und fügt hinzu: »Also flüchteten sich auch alle, welche andere unversehens totschlugen, in die Freistädte, welche im Osten des Landes Israel liegen.«

Aber dieses »Land Nod« war kein Land der Flüchtigen. In der namentlichen Aufzählung der Nachkommen Kains (1. Moses 4,17–23) werden insbesondere Jabal als »der Vater derer, die in Zelten und bei Herden wohnen«, Jubal als »der Vater derer, die Zither und Schalmei handhaben« und Thubal-Kain als »der Vater aller derer, die Erz und Eisen schmieden« genannt – ein deutlicher Hinweis darauf, daß eine Verbindung zwischen den Nachkommen Adams und dem Kainsvolk auch weiterhin bestanden haben muß. In einer der alten Kains-Sagen, deren philosophische Gedanken allerdings dem Sagencharakter widersprechen, kommt noch bei der Selbstverteidigung Kains der Aufrührer zu Worte. Die betreffende Stelle lautet: »Es sprach Kain vor dem Herrn: Wohl habe ich meinen Bruder erschlagen, aber du warst es, der den bösen Trieb in mir erschaffen hat. Du bist der Hüter aller Geschöpfe und ließest mich, daß ich den Abel töte. Du bist es nunmehr, der ihn getötet hat, denn hättest du meine Gabe wie die seine empfangen, nie wäre der Neid in mir erwacht.«

Die Entscheidung zwischen freiem Willen und Prädestination gehört nicht zum Thema dieses Buches und war den Menschen der Urzeit bestimmt fremd. Aber spätestens seit den Zeiten von Moses, seit mehr als drei Jahrtausenden also, hat es immer wieder Menschen gegeben, die sich mit dem Konflikt auseinandersetzten, daß sie Schuldgefühle hatten und zur Verantwortung gezogen wurden, obwohl Gott vorausbestimmt hatte, daß sie so handeln sollten. Zu ihrem ersten Wortführer hat der Verfasser der hier zitierten Sage den Kain gewählt!

In Enos' Tagen

> Als die Menschen anfingen, sich auf der Erde zu mehren und ihnen Töchter geboren wurden, sahen die Gottessöhne, daß die Töchter der Menschen schön waren, und sie nahmen sich zu Weibern, welche sie nur wollten ... In jenen Tagen, und auch nachmals noch, als die Gottessöhne zu den Töchtern der Menschen sich gesellten und diese ihnen Kinder gebaren, waren die Riesen auf Erden. Das sind die Recken der Urzeit, die hochberühmten.
>
> (1. Moses 6,1, 2 und 4)*

Über die Rolle, die das Rassenproblem von den frühesten Zeiten an in Südmesopotamien gespielt hat, wüßten wir wenig ohne die von den Nachkommen Adams in mündlicher Tradition weitergegebenen Berichte, die später in die Genesis und die nebenbiblischen Überlieferungen aufgenommen wurden. Daß bereits der erste Menschenmann, der in nächster Nähe der Himmlischen ihren Garten pflegte, von einer Frau erkoren wurde, die »nicht zu ihm paßte« und nicht »Bein von seinem Bein« war, und daß deren in Rassenschande gezeugte Kinder sterben mußten, davon erzählt das Kapitel ›Adam und Lilith‹. Daß später ein Bote des Herrn, der höchste Fürst unter den Himmlischen, mit der Menschenfrau Eva einen Sohn zeugte, der auf den ersten Blick als Mischling zu erkennen war und den seine Mutter Kain nannte – und daß in der Folge den »Kainsvölkern«, den Mischlingsvölkern also, eine bestimmte Gegend im Osten des Landes als Wohngebiet zugewiesen wurde –, auch das wurde in den entsprechenden Kapiteln behandelt.

Dies waren nach der Überlieferung die ersten individuellen Fälle von Rassenkreuzung gewesen, die sich beim engen Zusammenleben der völlig verschiedenen Völker zugetragen hatten. Aber schon in der übernächsten Generation, nach der Genesis in der Zeit des Seth-Sohnes und Adam-Enkels Enos, haben, so die zahlreichen Überlieferungen, die Verbindungen

* Zwingli-Bibel

zwischen Gottessöhnen und Menschenfrauen immer größere Dimensionen angenommen.

Der Bibeltext, der als Motto über diesem Kapitel steht, ist eine knappe Zusammenfassung dieser aufregenden Zeit. Er ist in der fast trockenen Report-Sprache der Adam-Nachkommen abgefaßt, und er muß nicht nur vielen Lesern, sondern auch den Übersetzern Rätsel aufgegeben haben. Die »Recken der Urzeit« der hier zitierten Zwingli-Bibel übersetzt die Luther-Bibel »Gewaltige in der Welt«, nach der Übersetzung aus dem Kauffmann Verlag waren es »die Helden«, nach dem Pentateuch »die Starken«. Welcher Ausdruck auch immer der urspünglichen Bedeutung am nächsten kommt – immer ist der bewundernde Unterton spürbar, der den frühen Mischlingen gilt. Alfons Rosenberg kommentiert in seinem Buch ›Engel und Dämonen‹: »Dieser Text der Genesis, der zweifellos zu deren ältesten Stükken gehört, mag uns Heutigen befremdlich klingen, und dies schon darum, weil nach kirchlicher Lehre die Engel geschlechtslos sind. Doch die Weisen des Altertums wußten anscheinend um seitdem verlorengegangene Überlieferungen, die in dieser rätselhaften Genesis-Stelle durchschimmern.«

Noch merkwürdiger mag es scheinen, mit welcher Beharrlichkeit sich die Überlieferungen am Leben erhalten konnten, die erzählten, daß schon »in Enos' Tagen« die Menschen Aufruhr gegen den Herrn stifteten, ihm ungehorsam waren, fremden Göttern dienten. In der Genesis selbst steht nur ein einziger knapper Satz über diese Zeit: »Und Seth zeugte auch einen Sohn und nannte ihn Enos. Damals fing man an, den Namen des Herrn anzurufen« (1. Moses 4,26). Und man muß schon mit den biblischen Vorschriften gut vertraut sein, um sofort zu erkennen, daß eben dies eine schwere Sünde war, denn es war ja streng verboten, den Namen des Herrn anzurufen.

In nebenbiblischen Überlieferungen dagegen ist die Zunahme von Aufruhr, Götzendienst und Rassenmischungen »in Enos' Tagen« mehrfach geschildert worden. Aus solchen Sagen: »In Enos' Tagen wurden die Menschenkinder der Zauberkunst und der Hexerei kundig und lernten es, die Kräfte des Himmels zu bezwingen ... Mit Enos beginnt die Beschäftigung mit der Zauberei, daher heißt es in der Schrift: In Enos' Tagen fing man an, den Namen des Herrn anzurufen.« – »Sie sahen, daß die Welt in die Hände der Aufseher empfohlen war. Sie wußten, daß von den Engeln etwelche über das Feuer zu befehlen hatten und etwelche über das Wasser, aber sie vermochten es, die Engel zu

hindern, das Urteil an ihnen zu vollstrecken.« – »Es waren zu jenen Zeiten Riesen auf Erden. Denn da die Kinder Gottes zu den Menschentöchtern eingingen und ihnen Kinder zeugten, wurden daraus Helden und Gewaltige ... Welche von ihnen stellten den Fuß auf einen Brunnen der Tiefe und deckten damit den Brunnen zu. Welche legten ihre Hand auf ein Fenster des Himmels und deckten das Fenster zu.« – »Und die Engel, welche herabfielen von der Höhe ihrer Heiligkeit, sahen nach den Töchtern Kains, wie sie mit aufgedeckter Blöße gingen und ihre Augenbrauen färbten gleich den Huren und wurden von ihnen verwirrt und nahmen sich von ihnen Weiber. Aber die Engel, die sind doch Feuerflammen – wenn sie sich mit den Menschentöchtern zusammentun, verbrennen da nicht deren Leiber? Doch nicht, denn da sie von der Höhe ihrer Heiligkeit herabfielen, wurden sie den Menschen gleich an Kraft und an Gestalt und wurden in irdische Leiber gehüllt.« – »Die Menschenkinder gingen hin und dienten fremden Göttern und vergaßen den Gott, welcher sie schuf auf Erden. Sie machten sich Bilder aus Kupfer und aus Eisen, aus Holz und aus Stein und bückten sich vor ihnen und dienten ihnen. Ein jeder machte sich seinen Gott und betete ihn an. So verließen die Menschenkinder den Herrn in den Tagen, da Enos und seine Kinder lebten.« Anschließend wird in mehreren Sagen erzählt, daß der Zorn Gottes entbrannte und daß eine erste Überschwemmung stattfand, durch die »ein Dritteil der Welt« zerstört wurde. »Dennoch kehrten die Menschenkinder nicht um von ihren Wegen.«

Beeindruckend und auffallend beim Vergleich dieser Sagen ist, daß es von nun an und weiter bis zu den sündigen Geschlechtern der Sintflut drei Gruppen sind, denen Ungehorsam, Aufruhr, Götzendienst und Sittenlosigkeit vorgeworfen wird: die »Menschenkinder«, die abgefallenen Engel und die zahlreichen Mischlinge, zu denen sowohl die »Riesen und Gewaltigen« wie die »Kainsvölker« zu rechnen sind: »Sie schauten zur Sonne und zum Mond und trieben Wahrsagekünste mit ihnen. Sie waren von denen, von denen es heißt: Sie sind abtrünnig geworden von dem Licht. Sie waren hartherzig und widerspenstig und sprachen vor dem Herrn: Hebe dich von uns, wir wollen von deinen Wegen nichts wissen. Wer ist der Allmächtige, daß wir ihm dienen sollten? Was sind wir gebessert, so wir ihn anrufen?« – »Welche von ihnen, heißt es, stellten ihre und ihrer Nachbarn Betten zusammen und tauschten ihre Weiber

miteinander aus. Und auch von den Frauen heißt es: Ging eine auf den Markt hinaus und sah nur einen Jüngling, nach dem es sie gelüstete, so legte sie sich zu ihm, und was sie gebar, ward wie der Erzeuger zu einem der Gewaltigen.« – Zur Zeit von Lamech, der nach dem Stammbaum der Genesis ein direkter Nachkomme von Kain in der sechsten Generation war, muß der Sittenverfall eine ungewöhnliche Höhe erreicht haben. Eine Sage erzählt: »Dazumal begannen die Menschen wider den Herrn zu sündigen und verstießen wider sein Gebot, welches dem Menschen befahl, sich zu vermehren und fruchtbar zu sein. Sie gaben einem Teil ihrer Weiber einen Trank zu trinken, der unfruchtbar machte, auf daß sie ihre Gestalt bewahrten und ihre Schönheit und Anmut nicht schwände. Es waren die Weiber, welche Kinder gebaren, ihren Männern zuwider und sahen schon bei ihren Lebzeiten wie Witwen aus, an den unfruchtbaren aber hingen die Männer.«

Verschiedene Sagen berichten von Anführern der Engelsgruppen, Aza, Azael, Semjaza, die den Herrn baten, auf die Erde hinabsteigen zu dürfen. »Der Herr sprach: Offen ist es vor mir und klar, wohntet ihr auf Erden, der Satan hätte auch euch beherrscht und ihr wäret noch verstockter denn die Menschen sind. Sprachen die Engel: Herr der Welt, so gib uns die Freiheit, wir wollen mit den Geschöpfen wohnen, und du sollst es sehen, wie wir deinen Namen heilighalten werden. Sprach der Herr: So steiget hinab und wohnet mit ihnen. Alsbald versündigten sich die Engel mit den Menschentöchtern, welche schön waren, und konnten ihre Gelüste nicht bezähmen.« Diese und noch eine andere Sage erzählen dann, daß ein Mädchen die Bedingung stellte: »Nicht eher will ich auf dich hören, als bis du mich lehrst, den wahrhaftigen, unverstellten Namen Gottes auszusprechen, durch den du in den Himmel fährst, so du ihn nur anrufst.« Im Kapitel über ›Die Namen Gottes‹ wird noch einmal auf diese Bedingung, die aus uralten Zeiten stammen muß, eingegangen ... »Aber wenn die Engel, die in den Tagen Enos' von ihrer Höhe herabfielen, wieder aufsteigen und sich an den Vorhang vor dem Thron Gottes heranwagen, um etwas zu vernehmen, werden sie mit feurigen Ruten gepeitscht und müssen nach ihrem Ort zurückkehren.«

Eine ausführlichere Schilderung dieser Vorgänge findet sich in dem apokryphen Buch Henoch, für dessen endgültige Fassung allerdings ein sehr später Zeitpunkt, ein bis höchstens drei Jahrhunderte von der Zeitwende angenommen wird, also später

als das Alte Testament der Bibel. Daß aber für das literarische Buch Henoch uralte Überlieferungen, Sagen und mündliche Tradition herangezogen wurden, ist unverkennbar. Im Kapitel ›Der merkwürdige Henoch‹ wird uns dieses Thema noch einmal beschäftigen. Hier nur einige aufschlußreiche Abschnitte.

»Als sich die Menschenkinder vermehrten, wurden ihnen schöne und liebliche Töchter geboren. Als die Engel, die Himmelssöhne sie erblickten, gelüstete es sie nach ihnen, und sie sprachen zueinander: Wir wollen uns Weiber aus den Menschenkindern wählen und uns Kinder erzeugen. Da sprach ihr Anführer Semjaza zu ihnen: Ich fürchte nur, daß ihr dies nicht ausführen wollet, und dann müßte ich allein die Strafe für eine große Sünde bezahlen. Da antworteten ihm alle: Wir wollen alle einen Eid schwören und uns durch gegenseitige Verwünschungen verpflichten, diesen Plan nicht aufzugeben, sondern ihn auszuführen. Da schworen alle zusammen und verpflichteten sich dazu durch gegenseitige Verpflichtungen. Es waren in allem zweihundert ...« Es folgen dann die Namen von neunzehn Anführern. In den beiden darauffolgenden Kapiteln wird geschildert, daß alle sich Weiber nahmen und diese schwanger wurden und Riesen gebaren, »die alle Vorräte der anderen Menschen verzehrten«. Dann aber folgen interessante Angaben darüber, welche »Geheimnisse des Himmels« den Menschen verraten wurden:

»Und sie lehrten sie (die Frauen, d. Verf.) Zaubermittel, Beschwörungen und Wurzelschneiden und machten sie mit Pflanzen bekannt ... Azazel lehrte die Menschen Schwerter, Messer, Schilde und Brustpanzer machen und zeigte ihnen die Metalle und die Art ihrer Verarbeitung, Armspangen, Schmucksachen, den Gebrauch der Augenschminke und das Verschönern der Augenlider, alle Arten von Edelsteinen und allerhand Färbemittel. So herrschte viel Gottlosigkeit; sie trieben Unzucht, gerieten auf Abwege und waren auf all ihren Pfaden verderbt ...«

In den folgenden Kapiteln wird dann geschildert, wie »Michael, Uriel, Raphael und Gabriel« den Herrn mahnten, daß er etwas unternehmen müsse: »Du siehst, was Azazel getan, wie er auf Erden allerlei Ungerechtigkeit gelehrt und die ewigen Geheimnisse des Himmels geoffenbart hat, die kennenzulernen die Menschen bestrebt waren ... Du siehst dies und lässest sie gewähren. Du sagst uns nicht, was wir deswegen zu tun ha-

ben ...«[*] Auf dieses Drängen seiner »Falken« entschließt sich dann der Herr zu handeln, und die harte Strafe bleibt nicht aus.

Der Ungehorsam, ja der Aufstand von Engeln gegen den Herrn war begreiflicherweise für die offiziellen Kirchen ein besonders heikles Thema. Das hat man schon frühzeitig erkannt. In der zweiten Hälfte des vierten Jahrhunderts n. Chr. untersagte das Konzil von Laodizea in Phrygien, von den Engeln und den himmlischen Hierarchien zu sprechen. Und schon im dritten Jahrhundert hatte Origenes, einer der ganz großen Kirchenväter und Bibelforscher, in einem Brief an Africanus daran erinnert, daß die jüdischen Schriftgelehrten alles wegzulassen pflegten, was bei den Gläubigen Zweifel, Ablehnung oder Anschuldigungen von Dogmen, Priestern, Königen und Richtern hätte herbeiführen können. »Das hindert sie nicht daran«, setzte Origenes hinzu, »selber Werke dieser Art in ihren Apokryphen und geheimen Büchern sorgfältig aufzubewahren.« Aber alle Zensurbemühungen konnten nicht verhindern, daß die frühen Überlieferungen über die ungehorsamen Engel sich zäh am Leben hielten. Das lange verschwundene Henochbuch ist keineswegs die einzige Quelle dieser Art, ja Spuren finden sich sogar in der Genesis, wie das Motto zu diesem Kapitel gezeigt hat.

Daß in dem sicher Jahrhunderte umspannenden Zeitraum aller dieser Überlieferungen die Person des obersten Herrn, nach unserer Deutung des sumerischen »en« oder »ensi«, des sumerischen Priesterfürsten, mehrmals gewechselt hat, ja daß Überlieferungen aus Eridu, Ur, Uruk, Lagasch nebeneinander existierten und vom Adamsvolk ausgetauscht wurden, ja daß möglicherweise sogar Kämpfe zwischen Sumerern und Akkadern die Führungsspitze veränderten – all das konnte in den Urzeitsagen, die einen naiv-religiösen Charakter haben, nicht zum Ausdruck kommen. Für diese Sagen muß der Schöpfer der Welt, der Adam mit seinen Händen nach seiner Gestalt geformt hatte, immer noch der gleiche Herr der Welt sein, wie in den Tagen des Enos, als man anfing, »den Namen des Herrn anzurufen«, das heißt den geheimgehaltenen Namen zu entweihen oder, wie es wörtlich heißt, »zum Falschen zu gebrauchen«. Wenn die Deutung zutrifft, daß dieser Herr der oberste Führer eines sumerischen Stadtstaates, und das heißt ein sterblicher Mensch gewesen ist, dann muß es auch individuelle Unterschie-

[*] Zitiert nach Paul Riessler: Altjüdisches Schrifttum außerhalb der Bibel. Augsburg 1928.

de zwischen mehreren »ensi« gegeben haben, Führernaturen und andere, wie zu allen Zeiten in allen Völkern. Allerdings darf man kaum erwarten, in den Überlieferungen des Adamsvolkes einen Widerhall solcher Führungsunterschiede zu finden, für sie blieb »der Herr« der Herr, auch wenn sie selber ungehorsam waren. Aber merkwürdigerweise gibt es in den jüdischen Sagen eine, die erzählt, daß der Herr selber, zum Mißfallen seines obersten Stabes, zu den Menschenkindern herabgestiegen sei. Hier der Schluß dieser Sage:

»Alsbald fingen die Engel an Klage zu führen vor dem Herrn und sprachen vor ihm: O Herr aller Welten! Was hast du an dem Menschen? Ist er doch aller Götzendiener Haupt! Warum verließest du den Himmel da oben, deines Ruhmes Sitz, standest vom Thron auf, dem hohen und erhabenen, der in den Höhen des Araboth war, und schlugst deine Wohnstätte auf unter den Menschenkindern, welche Götzendienst treiben und dich ihren Götzen gleichstellen? Jetzt bist du auf der Erde, und die Götzen sind auf der Erde. Was sollst du nun unter den Erdenbewohnern, welche die Götzen anbeten?

Alsbald nahm auch der Herr seine Herrlichkeit von der Erde hinweg. In dieser Stunde kamen die Diener des Herrn und Scharen von Zebaoth und Krieger von Araboth und noch eine große Heeresmacht. Sie ergriffen die Posaunen und die Blashörner, umringten die Herrlichkeit des Herrn und geleiteten sie mit Lobgesängen nach oben; wie es auch heißt: Gott fahret auf in Kriegsgeschrei, der Herr in Hörnergeblase.«

Ein Wahrheitskern, das glaubt man zu spüren, liegt dieser Sage zugrunde, an deren Anfang es heißt: »Aber da kam das sündhafte Enos-Geschlecht.« Und wenn wir auch nicht wissen können, wie der Name des Herrn lautete, der damals seine Wohnstätte unter den Menschenkindern aufgeschlagen hatte, so drängt sich doch der deutliche Eindruck auf, daß die Heimkehr in den obersten Himmel nicht freiwillig erfolgt, sondern von einer »großen Heeresmacht«, die den Herrn »umringt« hatte, erzwungen werden mußte. Nicht nur die Menschenkinder, sondern auch die Engel und sogar ihr oberster Herr hatten sich seit Adams Tagen verändert.

NEUE ZEICHEN UND STRUKTUREN

Das Zeitalter der Schrift beginnt

> Der Herr blickte in die Schrift hinein und baute danach seine Welt, wie es auch geschrieben steht: Der Herr hat mich gehabt am Anfang seiner Wege, ehe er etwas schuf, war ich da ... Es ist offenbar, die Welt ist durch die Schrift begründet.
>
> (Aus einer jüdischen Sage)

Über die Entstehung der Schrift gibt es heute zahlreiche und sehr gründliche wissenschaftliche Untersuchungen. Im allgemeinen hat sich die Ansicht durchgesetzt, daß die älteste Schrift zunächst als Bilderschrift in der zweiten Hälfte des vierten Jahrtausends v. Chr. in Südmesopotamien von den Sumerern geschaffen wurde, als Hilfsmittel, um ihre komplizierte Tempelbuchhaltung übersichtlich darzustellen. Die Bezeichnung »Keilschrift« bezieht sich auf das Erscheinungsbild, das durch ihre Schreibtechnik, das Eindrücken des Griffels in weiche Tontafeln, entstand. Von Mesopotamien aus, so nimmt man an, breitete sich die Kunst des Schreibens sehr bald nach Ägypten aus, dann ins Industal, nach Kreta, nach Anatolien – ja es wird nicht ausgeschlossen, daß die chinesische Bilderschrift auf sumerische Impulse zurückgeht, wobei diese ersten Bilderschriften nie direkt übernommen, sondern überall neu gestaltet wurden. Auch über die Entwicklung der Bilderschrift zur Silbenschrift sind wir dank der großartigen Leistungen der Archäologen und der Entzifferungs-Spezialisten inzwischen weitgehend orientiert – ja über die Existenz der »vergessenen« Sumerer, ihre Hochkultur und Literatur wüßten wir ohne die Entzifferung ihrer zahlreichen Schriftdenkmäler nichts.

Aber alle diese bewundernswerten historischen Forschungen beziehen sich auf die Schrift im modernen Sinn des Wortes, auf Schriftzeichen irgendwelcher Art, die es gestatten, einen Text, eine Botschaft, eine Rechnung, einen Gedanken durch Zeichen festzuhalten, sie einem anderen Menschen zu übermitteln. Das gilt schon für Kerbhölzer und Knotenschnüre, für Handschriften, Druck- und Maschinenschriften, und es gilt für die frühesten uns bekannten Bilderschriften bis hin zu den Silben- und Buchstabenschriften. Dagegen bezieht es sich noch nicht auf die

merkwürdigen Zeichen, die sich auf Höhlen- und Felszeichnungen befinden. Diese sind sehr viel älter. Die ältesten uns bekannten wurden schon vor fünfzig- bis sechzigtausend Jahren mühsam in harten Stein geritzt, neben die Darstellungen von Tieren und menschlichen Gestalten. Solche Zeichen enthielten keine Botschaft oder Mitteilung an andere Menschen, sondern sie dienten als eine Art von Beschwörung, als Magie, als kultische Handlung, vielleicht als Gebet, Bitte um Jagdglück, zur Verhütung von Unglück aller Art. Auf den kultischen, magischen Charakter der Felszeichnungen ist schon von verschiedenen Seiten hingewiesen worden. Trotzdem wird aber immer noch von der »Erfindung« der Schrift gesprochen, so als wäre dies eine einmalige Handlung eines bestimmten Volkes gewesen, während es sich in Wahrheit um eine wahrscheinlich nicht Jahrhunderte, sondern Jahrtausende umfassende Entwicklung gehandelt hat, deren frühe Formen während einer längeren Entwicklungsepoche vor allem aus religiösen Bedürfnissen entstanden sind. Dabei hätte dieser Gedanke nahegelegen: die Bezeichnung »Hieroglyphen« (heilige Schrift) für die vordynastische ägyptische Bilderschrift und auch für andere frühe Schriften sowie unser Ausdruck »Die Heilige Schrift« hätten als Gedankenwegweiser in diese Richtung dienen können.

Welche Zeitspanne die Entwicklung vom magischen Zeichen zum Schriftzeichen umfaßt, wird sich wohl nie feststellen lassen, da aus der Frühzeit keine Dokumente vorliegen. Aber so viel wissen wir: Es kann sich nicht um die Ablösung eines religiös motivierten Magieglaubens durch ein praktisches Übermittlungs- und Buchhaltungs-Werkzeug gehandelt haben, um keinen Vorgang, der sich mit der modernen Bekämpfung des Analphabetismus in Entwicklungsländern durch Unterricht in Lesen und Schreiben vergleichen ließe. Vielmehr hatte die Schrift in einer langen Übergangszeit in erster Linie religiösen Charakter, was die Anwesenheit eines Gottes der Schreibkunst im Götterpantheon beweist. Im frühen Ägypten war es ein männlicher Gott, Thot, eine Menschengestalt mit Ibiskopf, Gott des Wissens, Beschützer der heiligen Schriften und der Schreiber, der durch seine Kenntnis der »Worte« und Geheimnisse als Zauberer unter den Göttern galt. Bei den Sumerern war es eine weibliche Göttin der Schreibkunst, Nisaba, Tochter des Himmelsgottes An, deren Symbol der Schreibgriffel war. Wie wichtig den Sumerern die Schrift gewesen sein muß, das zeigen sogar noch in ihrer Spätzeit, Ende des dritten, Anfang

des zweiten Jahrtausends v. Chr., verschiedene Hymnen auf Könige und Tempel. König Schulgi von Ur, gegen 2000 v. Chr.: »Der weise Schreiber der Nisaba bin ich.« – König Iddindagan von Isin, um 1930 v. Chr.: »Die große Weisheit, die dir die Tafeln der Nisaba gegeben, möge im ›Tafelhaus‹ auf dem Ton nie ein Ende finden ... Dem ›Kleinschreiber‹ möge Nisaba, die strahlende Herrin, die Klugheit verleihen, ihm die Hand führen, ihn an der Stätte der Schreibkunst wie die Sonne strahlen lassen.« – König Lipitischtar von Isin, ab 1896 v. Chr.: »Nisaba, die Frau, die mit Schönheit üppig geziert, die Rechte, die Schreiberin, die Frau, die alles weiß, hat dein Wort recht auf Tafeln gebracht, hat dir auf den Tafeln das Wissen ausgebreitet, hat es mit goldenem Griffel zierlich eingedrückt, Nisaba hat dir das Rohr, die Tafel, die das Wissen schenkt, verliehen.« Und nochmals in einer Hymne: »Der Schreiber der Nisaba, der die Zahlen kennt ... bin ich.« – In einer Hymne auf das E'engurra, den berühmten Enki-Tempel in Eridu heißt es: »E'engurra, das Enki mit dem heiligen Schreibrohr entworfen hat ...« – Gudea schließlich, um 2100 v. Chr. Stadtfürst von Lagasch, läßt sich in seiner großen Tempelbau-Hymne einen prophetischen Traum von der Göttin Nansche deuten: »... Die Jungfrau, die ein Schreibrohr aus leuchtendem Metall hielt, die auf eine Tafel die ›Sterne des guten Himmels‹ setzte, das war fürwahr meine Schwester Nisaba. Den reinen Stern für den Bau des Hauses hat sie dir verkündet.« – Als dann die Akkader-Babylonier die Sumerer immer mehr und schließlich ganz verdrängten, gehörte Nisaba zu jenen sumerischen Göttergestalten, die, ebenso wie der Gott Enki-Ea, ins akkadische Pantheon aufgenommen wurde: Nisaba, sumerische Göttin der Schreibkunst, wurde zur Frau des Nabu, des babylonischen Gottes der Schreibkunst erklärt – auch dies ein Zeichen für den hohen religiösen Wert, den die Schrift in Mesopotamien besessen haben muß.

Vieles von dem, was heute über die Frühzeit der Schrift in Mesopotamien bekannt ist, verdanken wir einem leidenschaftlichen Sammler, dem neu-assyrischen König Assurbanipal (668 bis 627 v. Chr.), dessen riesige Keilschrift-Bibliothek in Ninive bereits 1854 entdeckt und nach und nach entziffert wurde. Daß dieser Assurbanipal sich schon früh mit den ältesten Schriftdenkmälern befaßt hat, erzählt er selber in einer »Königsinschrift« über seine Ausbildung zum Kronprinzen: »Ich lese die kunstvollen Tafeln in Sumerisch, das verdeckte Akkadisch, das

schwer zu meistern, ich verstehe den Wortlaut von Steininschriften von vor der Sintflut, die völlig rätselhaft.«

Mehr als zwei Jahrtausende trennten König Assurbanipal von den frühesten Schriftdenkmälern in Mesopotamien. Es ist ein faszinierender, ein aufregender Gedanke, daß sich Überlieferungen über die Frühzeit der Schrift erhalten haben, Beobachtungen über die Rolle, die die geheimnisvolle, magische Schrift in ihren Anfängen gespielt haben muß. Und einmal mehr sind es Adam und seine Nachkommen, die Ereignisse und Veränderungen, die sich in ihrer nächsten Nähe, bei ihrem Herrn und den Gottessöhnen zutrugen, in mündlicher Überlieferung von einer Generation an die nächste weitergaben.

Was ein primitiver Adam sich unter dem Begriff »Schrift« vorstellte, können wir nicht wissen. Der erste aus dem Adam-Volk, der diese Kunst erlernte, war wahrscheinlich der späte Adamsnachkomme Henoch, von dem in einem späteren Kapitel ausführlich die Rede sein wird. Adams eigene Beziehung zur Schrift war, um es einmal so auszudrücken, abergläubischer Natur. Sie bezog sich auf den magischen, kultischen Charakter der Schrift, auf die enge und direkte Beziehung zwischen dem Herrn und der Schrift. Das aber bedeutet: die ältesten Überlieferungen gehen auf eine Zeit zurück, in der die Schrift noch keine Selbstverständlichkeit geworden, noch nicht die Beschäftigung besonders ausgebildeter Schreiber war. Das Motto zu diesem Kapitel ist nicht die einzige jüdische Urzeitsage, die sich auf die Schrift bezieht. Eine der langen Sagen über die Schöpfung, die allerdings deutliche Spuren späterer Überarbeitung unter Einbezug wichtiger Ereignisse trägt, berichtet: »In der Dämmerung des sechsten Tages schuf der Herr noch folgende Dinge: die Sprache der Eselin Bileams, den Mirjam-Brunnen, der mit Israel durch die Wüste rollte, das Manna, den Regenbogen, die Schriftzeichen, den Griffel, die Tafeln des Gesetzes, den Moses-Stab, den Wurm Schamir, welcher Felsen sprengt.« Nach anderen Sagen jedoch »ging die Schrift der Schöpfung voran«: »Und ehe der Herr an die Schöpfung ging, hielt er Rat mit der Schrift, ob er die Welt erschaffen sollte. Da erwiderte ihm die Schrift: Herr, schaffe lieber Engel, welche ohne Sünde sind, und gib mich nicht in die Hände der Menschen, die Unrecht trinken wie Wasser.« Nachdem dann der Herr ausführlich erklärt, warum er die Welt schaffen will, unter anderem: »Die Schrift ist da, auf daß sie (die Menschen) in ihr forschen«, ist die Schrift beschwichtigt. – »Die Schrift rühmte sich: Ich war das

Werkzeug des Herrn ...« Anderswo heißt es: Mit Weisheit hat der Herr die Welt gegründet. Das will eben sagen, daß der Herr beim Erschaffen der Welt in allem die Schrift zu Rate zog und daß sie ihm zur Richtschnur war. Mit ihr dehnte er den Himmel und gründete das Erdreich. Durch sie setzte er dem Ozean seine Grenzen, auf daß er nicht die Erde überschwemme, und durch sie versiegelte er die Abgründe, auf daß sie die Welt nicht verschlingen.« – »Als der Herr gedachte, die Welt zu schaffen, da beriet er sich mit der Schrift ... Und er nahm sie und legte sie vor sich hin und blickte in sie hinein.«

Die Sage antwortet auch auf die Frage, worauf denn – noch vor der Schöpfung – die erste Schrift geschrieben war, da alles, worauf man sie hätte schreiben können, noch nicht erschaffen war. Die erstaunliche Antwort lautet: »Worauf war denn nun die Schrift geschrieben? Auf dem Arm des Herrn selber ward sie geschrieben, schwarze Flammen auf weißem Feuer.« Und in einer anderen Sage: »Die Lehre war geschrieben auf schwarzem Feuer, und weiße Flammen waren die Schriftzeichen. Und darin waren die dreiundsiebzig Namen des Herrn eingegraben.« Es ist eine kühne Deutung, eine solche Überlieferung auf eine mögliche sehr frühe Erinnerung zurückzuführen, die durch das Tätowieren kultischer Zeichen auf den Armen entstanden sein könnte, wobei es einmal »schwarze Flammen auf weißem Feuer«, ein anderes Mal »weiße Flammen auf schwarzem Feuer« sind. Wäre es möglich, daß diese anschauliche Beschreibung mit der Deutung heller magischer Zeichen auf einer dunklen Haut zu erklären wären: Auf einer Gudea-Statue im Louvre in Paris finden sich Schriftzeichen nicht nur, wie vielerorts, auf den Kleidungsstücken, sondern auch auf dem nackten rechten Oberarm, möglicherweise ein später Hinweis auf den frühen Gebrauch des Tätowierens, von dem allerdings in der mir zugänglichen Literatur zur Frühgeschichte Sumers nirgends gesprochen wird. Wahrscheinlich dagegen scheint es, daß das sogenannte »Kains-Zeichen« eine Tätowierung gewesen sein muß: »Und der Herr machte ein Zeichen an Kain, daß ihn niemand erschlüge, wer ihn fände« (1. Moses 4,15). Noch deutlicher sagt es eine der Sagen: »Was tat der Herr? Er nahm ein Zeichen von den zweiundzwanzig Zeichen der Schrift und schrieb es auf den Arm von Kain, auf daß er nicht sollte getötet werden.« Das Bemerkenswerte dabei sind nicht die zweiundzwanzig Zeichen, die eine spätere Zeit beigefügt haben muß, sondern die im Genesis-Text fehlende Angabe, daß das

Zeichen »auf den Arm von Kain« geschrieben wurde, die Beschreibung einer Arm-Tätowierung also, die jedem, der sie sah, eine Botschaft übermitteln sollte, mit anderen Worten eine »Schrift« war. Daß in Mesopotamien eine solche »Botschaft« verstanden wurde, zeigt die guterhaltene Statue eines Gouverneurs von Mari aus dem Anfang des zweiten Jahrtausends v. Chr., die im Archäologischen Museum von Aleppo steht: auf dem nackten Oberarm, unterhalb der Schulter, wurde ein Viereck mit Schriftzeichen angebracht.

Daß die Schrift von frühen Zeiten an eine Doppelfunktion besaß, dem religiösen Kult wie der praktischen Verständigung und Berechnung diente, ist unbestritten. Schon bald rückte dann allerdings ihre praktische Seite immer mehr in den Vordergrund, nahm immer größeren Umfang an. Poesie und Literatur, Rechtsprechung, Schulung entwickelten sich neben der Tempelbuchhaltung zum Teil in erstaunlich kurzer Zeit und leiteten damit ein neues Zeitalter ein.

Daß jedoch auch die andere, die religiöse Seite niemals ganz verschwunden ist, ja daß sie eine große eigene Entwicklung durchgemacht hat, dafür gibt es einen unwiderlegbaren Beweis: die Tatsache, daß Juden und Christen bis auf den heutigen Tag ihre Bibel als ›Die Heilige Schrift‹ oder auch nur als ›Die Schrift‹ bezeichnen. Dieser Ausdruck ist uns so vertraut, daß kaum jemand, der von der ›Heiligen Schrift‹ spricht, sich noch Gedanken über den Ursprung dieser Bezeichnung macht. Aber welche Schrift mag ursprünglich gemeint gewesen sein, wenn es in einer Sage über die Schrift in den ›Sagen der Juden‹ heißt: »Und der Herr gab Israel die Schrift, auf daß sie sich ständig mit ihr befassen sollten und ihre Gesetze befolgten. Und er hat gleich an die Schöpfung die Bedingung geknüpft: So Israel auf sich die Schrift nimmt, so ist es recht. Nimmt sie es aber nicht, so mache ich die Welt wieder wüst und leer.«

Mit dieser Sage ist gewiß nicht das eigene Schriftsystem der Juden, die hebräische Buchstabenschrift, die sich aus dem Phönizischen entwickelt hatte, gemeint, aber natürlich auch kein anderes Schriftsystem. Offenbar hatte das Volk Adams schon früh die heilige Schrift beim Wort genommen, hatte die Heiligkeit der Schriftzeichen und des Inhalts als Einheit erkannt und anerkannt und hatte später den besonderen Stand der »Schriftgelehrten« geschaffen, die den genauen Sinn jedes einzelnen Wortes, das in der Schrift steht, exakt erläutern und auslegen mußten. Und es waren die Nachkommen des Adamsvolkes, die

den Begriff der ›Heiligen Schrift‹ dann auch an das Christentum weitergegeben haben.

Das Wort »Bibel«, vom Griechischen abgeleitet, bedeutet schlicht und einfach »Bücher«. Unter den »heiligen Büchern« verstehen die Juden die fünf Bücher Moses, die Geschichtsbücher, die Lehrbücher bis zu den Apokryphen, während für die Propheten, die Psalmen, die Sprüche, das Hohelied das Wort »Buch« nicht verwendet wurde. Man sollte meinen, daß die Sagen, die sich auf die Urzeit beziehen, zum Thema »Buch« nichts beizutragen hätten, da die »Bücher« ja aus einer viel späteren Zeit stammen. Merkwürdigerweise aber gibt es Sagen, die von frühen Büchern erzählen, die möglicherweise nie existiert haben, aber vom Bedürfnis der Adamiten, am überlegenen Wissen ihrer Herrn teilzuhaben, beredtes Zeugnis ablegen und zugleich die Tatsache unterstreichen, daß es der Herr war, der dem Adamsvolk »die Schrift« gegeben hat. Denn es sind Boten des Herrn, die diese Bücher auserlesenen »Menschen« bringen und erläutern, das »Adam-Buch«, das »Noah-Buch«, das »Henoch-Buch« (von dem das wahrscheinlich um die Zeitwende herum entstandene apokryphe Buch Henoch den Namen entlehnt hat). Hier einige Zitate aus diesen Sagen:

»Ein heiliges Buch von zweiundzwanzig Schriftzeichen ward Michael, dem obersten Fürsten, gegeben ... Und Michael gab daraus Adam, dem ersten Menschen, die Grundlage des Wissens, und Adam ward weise.« – Nach der Vertreibung aus dem Garten Eden: »Nachdem Adam drei Tage gefleht hatte, kam zu ihm der Engel Raziel. Er hielt in der Hand ein Buch und sprach zu ihm: Adam, weshalb bist du so verstört? Weshalb bist du in Kummer und Betrübnis? ... Ich bin gekommen, dir Worte der Reinheit einzugeben und viele Weisheit. Ich will dich weise machen durch die Worte dieses heiligen Buches. Daraus wirst du erfahren, was dich treffen wird bis zu dem Tage, da du stirbst ... Und der Engel Raziel öffnete das Buch und las daraus vor Adams Ohren ... Und er sprach zu ihm: Nimm das Buch aus meiner Hand und behüte es wohl, denn daraus wirst du Weisheit und Wissen schöpfen, und du magst es kundtun jedem, der des würdig ist, daß es sein Teil werde. Und Adam hielt das Buch in Heiligkeit und in Reinheit.« – »Als Seth, der Sohn Adams, zehn Jahre alt war, da führte ihn Adam seine Wege und ließ ihn die eingegrabenen Zeichen des heiligen Buches erkennen. Er erzählte ihm von der Stärke des Buches sowie, worin seine Kraft und seine Wunder bestünden ... Und Adam be-

schwor Seth, daß er nicht mit Übermut an das Buch herangehe und nicht mit Leichtsinn, sondern in Demut und Ehrfurcht, in Reinheit und Heiligkeit, wie der Weg aller ist, die von dem Buch wissen und die seine Zeichen erkennen.« – »Heil dem Menschen, dem es beschieden ist, daß das heilige Buch in sein Teil fällt, und dessen Los es wird, das Buch zu erkennen und daraus weise zu werden. Denn nicht einem jeden kommt es zu, und nicht ein jeder vermag es zu verstehen und zu erfassen ... So einer in der Furcht des Schöpfers wandelt und geht in Reinheit und in Heiligkeit mit dem Buch um, dann wird ihm vieles beschieden sein, ein jegliches Beginnen wird ihm glücken.«

Diese Sagen – die hier wiedergegebenen Ausschnitte sind nur eine kleine Auswahl – haben einen weiten und langen Weg zurückgelegt, bevor sie zu uns gelangt sind. Man spürt, daß viele Generationen und zahlreiche verschiedene Einflüsse daran gefeilt oder Zusätze beigefügt haben: nach Sumer sicherlich akkadische Bräuche und Mythen, babylonische, kanaanäische, ägyptische und samaritanische Einflüsse. Dazu kamen die strengen religiösen Vorschriften, die Entstehung der eigenen hebräischen Schrift, die schriftlichen Überlieferungen, die die mündlichen aber niemals ganz verdrängt haben. Es mögen mindestens zwei Jahrtausende gewesen sein, die zu den Veränderungen der Sagen beigetragen haben. Und doch hat man den Eindruck, daß den Kern der Schrift- und Buch-Sagen Urerlebnisse aus sehr früher Zeit gebildet haben müssen – die »eingegrabenen Zeichen«, die dem, der sie verstand, Wissen, Macht und Glück verliehen – ja die noch vor der Schöpfung da waren und danach sozusagen die Herrschaft des Schöpfers über die Menschen für alle Zeiten festgeschrieben hatten. Der frühe Wunsch, der sich in den Sagen spiegelt, selber in den Besitz der heiligen Zeichen zu gelangen, sich ihre Bedeutung erklären zu lassen, ist für die Entwicklungsfähigkeit des Adamsvolkes bezeichnend – jenes Volkes, das die Niederschrift der Gebote auf Steintafeln als den eigentlichen Anfang seiner eigenstandigen Geschichte als Volk betrachtet, und das die Erklärung, Ausdeutung und Auslegung seiner heiligen Schrift durch verschiedene Lehrhäuser, Kommentatoren und Schriftgelehrte bis ins kleinste Detail hinein mit einmaliger, an Besessenheit grenzender Leidenschaft betrieben hat. Das Samenkorn dieser Sucht, aus der Schrift selber den wahren Willen des Herrn zu erkennen, mag vor fünftausend Jahren, schon bald nach der Erfindung der

Schrift, im Zweistromland in der Seele eines Adamssohnes zu keimen begonnen haben.

Noch stärker beeindruckt und beeinflußt hat möglicherweise eine Folge der Erfindung der Schrift die Nachkommen Adams: die Erfindung der Schule durch die Sumerer. Das sumerische »edubba«, das Tafelhaus, gehörte in der Anfangszeit zum Tempel, später wurde es eine stadtstaatliche Institution. Hier wurden die Schreiber und Buchhalter ausgebildet, die späteren Priester, die künftigen Lehrer, aber auch die Söhne der Vornehmen, die das Tafelhaus mehrere Jahre besuchten. Um die Mitte des dritten Jahrtausends v. Chr. gab es bereits eigentliche »Schulbücher« und Wörterlisten – zehntausende solcher Tafeln sind bereits ausgegraben worden. Wie es in der Schule zu- und herging, beschreiben Lehr-Epen, die den Gesamttitel ›Sohn des Tafelhauses‹ tragen – so wurden die Schüler genannt, während der Lehrer »Vater des Tafelhauses« hieß. Das sumerische Tafelhaus wurde in der Antike zum Urbild und Vorbild aller späteren Schulen, ohne die die geistige und technische Entwicklung des Abendlandes nicht möglich gewesen wäre.

Nicht nur der große Zeitabstand trennt das jüdische »Lehrhaus« vom sumerischen »Tafelhaus«, sondern auch die völlig andere Zielsetzung. Die Lehrhäuser waren keine »Schule« im eigentlichen Sinn, sondern eher Diskussionsgruppen von Erwachsenen, die sich von einem »Wissenden« die »Mischna«, die talmudische Sammlung der mündlichen Tradition, erklären und auslegen ließen, wobei häufig Bibelzitate zur Begründung angeführt wurden. Aber das ungewöhnlich starke Bedürfnis der Juden nach Schulung auf religiösem Gebiet und exakter Auslegung von Lehrsätzen muß weit zurückgehen. Wörter wie »Weisung«, »Lehre«, »Lehrhaus«, »Talmud«, ein Wort, das urspünglich ebenfalls »Lehre« bedeutete: sie alle weisen auf einen wahren Hunger nach Belehrung, nach Schulung hin. Im ›Babylonischen Talmud‹, der als »Sammelwerk eines Jahrtausends« bezeichnet worden ist, finden sich zudem zahlreiche Aussprüche, die sich auf Lehrer, Schüler, das Lernen beziehen, beispielsweise: »Raw Katina sagte: Jeder, der seinen Sohn in die Schule gehen läßt, bevor dieser sechs Jahre alt ist, der läuft ihm nach, erreicht ihn aber nicht.« – »Aufbau der Welt: Wer sind die Bauleute? Rabbi Jochanan sagte: Das sind die Gelehrten, denn sie befassen sich ihrer Lebtage mit dem Aufbau der Welt.« – »Abbaje sagte: Mutter sagte zu mir: Als Sechsjähriger zur Schrift, als Zehnjähriger zur Mischna, als Dreizehnjähriger

zum ganztägigen Fasten.« – »Raw Jehuda sagte, Raw habe gesagt: Jeder, der vor einem Schüler eine Lehrentscheidung zurückhält, ist wie einer, der ihm das Erbe seiner Väter raubt.«

Das neue Zeitalter, das mit der Erfindung der Schrift und der Erfindung der Schule in Mesopotamien begonnen hatte, hat verschiedenartige Entwicklungen eingeleitet. Die ursprünglichen Erfinder, die Sumerer, wurden als Volk ausgelöscht, aber ihre großen Erfindungen, darunter die Schrift und die Schule, überlebten sie und veränderten die Welt. Zu den Völkern, die ihr geistiges Erbe antraten, gehörten nicht nur ihre akkadischen, babylonischen Nachfolger, sondern – in ganz anderer Weise und in anderen Zeitmaßstäben – das Volk Adams, dessen spätere Entwicklung und dessen Lebenskraft durch die Jahrtausende hindurch nicht zuletzt auf »die Schrift« und »die Lehre« zurückzuführen sind.

Die Siegel

> Und ich sah in der Rechten dessen, der auf dem Throne saß, ein Buch, innen und auf der Rückseite beschrieben, mit sieben Siegeln versiegelt.
>
> (Offenbarung 5,1)

> Setze mich wie ein Siegel auf dein Herz und wie ein Siegel auf deinen Arm. Denn Liebe ist stark wie der Tod, und ihr Eifer ist fest wie die Hölle.
>
> (Hohelied 8,6)

In den gleichen Zeiträumen, in denen die Sumerer im Zweistromland die ersten Schriftsysteme schufen, haben sie auch die Kunst des Siegels entwickelt.

Welche Bedeutung die Siegel in der Welt des Alten Orients besessen haben, können wir uns heute kaum noch vorstellen. Nicht einmal die Engländer, die immer noch das hohe Amt des »Lordsiegelbewahrers« kennen, dürften sich Rechenschaft über die Ursprünge und das hohe Alter der Siegel und des Siegelns geben. Und wenn wir gedankenlos die Redensart verwenden, daß »sein Schicksal besiegelt« sei, so denken wir kaum daran, wie uralt der Begriff des Siegels, des Siegelns, des Versiegelns ist. Petschaft und Siegelring haben für uns nicht mehr die gleiche Bedeutung wie noch vor zwei, drei Generationen, aber sie sind, ebenso wie der Siegellack, natürlich immer noch im Handel und werden gelegentlich zur Versiegelung wichtiger Dokumente verwendet.

Als die eigentlichen Erfinder des Siegels werden heute meistens die Sumerer angesehen. Das trifft jedoch nicht zu. Schon im jungsteinzeitlichen Catal Hüyük in Süd-Anatolien wurden, das beweisen zahlreiche Ausgrabungen von Schichten aus dem sechsten vorchristlichen Jahrtausend, gebrannte Tonsiegel in ovalen, viereckigen und runden Formen verwendet, in die Mäander und andere ähnliche Muster eingeschnitten waren. Man nimmt an, daß sie vor allem zum Bedrucken von Stoffen, möglicherweise auch der menschlichen Haut, auf jeden Fall aber zu dekorativen Zwecken gedient haben. Die ältesten bisher gefundenen Steinstempel in Mesopotamien und dem benach-

barten Elam stammen aus der sogenannten Obeid-Epoche, Ende des fünften bis etwa zur Hälfte des vierten Jahrtausends v. Chr. Sie zeigen bereits schematisierte Tier- und Menschengestalten und dürften zu kultischen, magischen Zwecken verwendet worden sein.

Schon lange also hatten Menschen im Vorderen Orient mit in Ton oder Stein eingegrabenen Zeichen und Zeichnungen »gestempelt«. Aber es ist das Verdienst, die unbestreitbare Leistung der Sumerer, daß sie vom Ende des vierten, Anfang des dritten Jahrtausends v. Chr. an die vorgefundene, handwerklich primitive Methode nicht nur technisch und künstlerisch zu vorher unerreichten Höhen entwickelten, ihr nicht nur durch die Weiterentwicklung zum zylindrischen Rollensiegel neue Ausdrucksmöglichkeiten eröffneten, sondern vor allem Siegel zum wichtigen Werkzeug der Wirtschaft, der Administration und des Kults zu machen verstanden.

Es waren, ebenso wie bei der Erfindung der Schriftzeichen, praktische, kaufmännische Gründe, die zur schnellen Verbreitung der Siegel führten. Sumers ausgedehnte Tempelwirtschaft, die Naturalsteuern und Tribute, Exporte und Importe stellten hohe Anforderungen an die Buchhaltung, die ohne sichtbare Zeichen der Beglaubigung dies gar nicht hätte bewältigen können, Sklavenhandel, Viehhandel, Grundstückhandel. Ziegel wurden gestempelt, Gräber und Grabbeigaben wurden versiegelt. Krüge mit Lebensmitteln wurden versiegelt. Handelsabmachungen waren ungültig, wenn sie nicht »besiegelt« worden waren. Aus der langen Tempelbau-Hymne des Gudea, des Fürsten von Lagasch, die den Bau des Eninnu-Tempels, des »Tempels der Fünfzig« (der fünfzig göttlichen Kräfte) vom ersten Plan an schildert, erfahren wir mehrfach, wie bedeutsam Stempel und Siegel bei diesem Bauwerk waren: »An seinem Schatzhaus entfernte er das Siegel, brachte daraus Holz hervor ... Am Rahmen der Ziegelform ließ er ein Opfertier lagern, stellte für den Ziegel eine Opferschau an, schaute freundlich auf den Ziegelstempel daran. Die Zeichung, die er auf den Rahmen der Ziegelform eingeritzt hatte, der Ziegelstempel, den er in Fürstlichkeit hingestellt hatte, war der Imdugud-Vogel, das Emblem seines Königs (nämlich des Ningirsu, Stadtgott von Lagasch, d. Verf) ... Auf die Ziegelform klopfte er, brachte den Ziegel ans Licht, schaute froh auf den Stempel, bestrich ihn mit Essenzen vom chaschur-Baum und Ambra.«

Während die Stempelsiegel, ob groß oder klein, ebenso wie

unsere Backformen das auf ihrer Fläche eingeritzte oder eingegrabene Bild in vollem Umfang zeigen, treten die Bilder der Rollsiegel erst beim Abrollen auf Ton ganz in Erscheinung. Die sumerischen Rollsiegel wurden immer perfekter in der Zeichnung, dabei immer kleiner und sie zeigten häufig kultische Szenen, darunter besonders oft den auf seinem Stuhl oder Thron sitzenden Stadtgott, dem ein Anbeter durch seinen persönlichen göttlichen Beschützer, also einen Vorläufer unseres »Schutzengels«, vorgestellt oder empfohlen wird.

Dank der einzigartigen sumerischen Siegelschneidekunst wurden die Rollsiegel, häufig aus kostbaren Edelsteinen oder Halbedelsteinen, selbst zum begehrten Exportartikel. Aber es blieb nicht ein Markenzeichen Sumers: Die ganze antike Welt begann sich dieses unentbehrlichen Instrumentes zu bedienen, und nicht nur die unmittelbaren Erben der Sumerer von Sargon bis zu den Assyrern übernahmen das praktische Beglaubigungsmittel, sondern es setzte seinen Siegeszug fort, nach Anatolien, nach Ägypten, ins Industal, nach Zypern und Kreta, nach Griechenland und Rom, ins europäische Mittelalter, bis zum 4. Juli 1776, dem Tag der Unabhängigkeitserklärung der Vereinigten Staaten, wo Benjamin Franklin, John Adams und Thomas Jefferson gemeinsam beschlossen, »den Entwurf für den Siegel für die Vereinigten Staaten von Amerika zu veranlassen«.

Die Existenz der Rollsiegel, ihr Zweck, die Art ihrer Verwendung sind also durch Funde, Ausgrabungen und Textüberlieferungen reich belegt. Im Sommer 1973 fand in Paris eine großartige Ausstellung von sechshundert Stempeln und Rollsiegeln aus fünftausend Jahren aus dem Nahen Osten statt. Leider ist aus Mesopotamien bisher nicht viel darüber bekannt, wer das Recht hatte, sich dieser Stempel zu bedienen. Dagegen wissen wir zum Beispiel aus dem frühen Ägypten, daß im dritten Jahrtausend v. Chr. besondere Beamte in hoher Stellung die königlichen Siegel in Verwahrung hatten und sich ihrer bedienen durften und daß mit der Vergrößerung der Beamtenschaft auch die Zahl derer zunahm, die das Recht hatten, im Namen einer Institution zu siegeln.

Auch hier ist es eine nebenbiblische jüdische Überlieferung, die einen erstaunlichen Hinweis auf die Autorisation zur Benützung der Siegel im Zweistromland gibt. Sie betrifft den mystischen Henoch, den Sohn des Jared, den Vater des Methusalem, der uns auch im Kapitel über die Namen Gottes noch

beschäftigen wird. Henoch wurde, wie die Sagen berichten, als einziger Gott gehorsamer Mensch in den obersten Himmel, den Araboth versetzt, erhielt hohe Ämter und den neuen Namen Matatron. In einer der ihn betreffenden Sagen nun heißt es: »Auch zweiundzwanzig Siegel, die der Herr mit seinem Finger geprägt, übergab er dem Matatron. Dies sind die Siegel, mit denen alle Ordnungen des Araboth besiegelt sind und auch alle Urkunden der himmlischen Fürsten, die in Größe und Macht ihre Herrschaft führen, und auch die Todesurteile, die dem Engel des Todes übergeben werden, wie auch die Schriftstücke aller Völker und aller Königreiche werden mit diesem Siegel gezeichnet.«

Es ist mir nicht bekannt, ob inzwischen irgendwelche sumerischen Texte, vielleicht sogar Gesetze entziffert worden sind, aus denen hervorgeht, wer im sumerischen Stadtstaat das Recht auf Siegel-Besitz und Siegel-Gebrauch besaß und wer nicht. Die Henoch-Matatron-Sage, die offenbar auf sehr alte mündliche Überlieferungen zurückgeht, scheint als allgemein bekannt vorauszusetzen, daß »der Herr«, der ensi, der Pristerkönig, seinen treuen Dienern ein oder auch mehrere Siegel verlieh und daß diese Siegel keine Allgemeingültigkeit besaßen, sondern daß jedes Siegel sich auf ein ganz bestimmtes Gebiet bezog. Waren die Siegel also damals eine Art Staatsmonopol und damit ein Machtinstrument? Wenn es eine jüdische Sage ist, die unser Wissen über Sumer in einem so wichtigen Punkt erweitert, dann würde das eine wertvolle Bestätigung der hier vertretenen Thesen bedeuten.

Daß die Juden mit dem Siegel und seinem Gebrauch vertraut waren, ist bei der weiten Verbreitung der Siegel in der ganzen antiken Welt selbstverständlich, und die beiden Sätze, die als Motto über diesem Kapitel stehen, beweisen, daß noch zur Zeit des Hohenliedes ebenso wie zur Zeit der Entstehung der Offenbarung die Siegel im Sprachgebrauch allgemeinverständlich waren. Natürlich ließen sich noch manche weitere Bibelstellen anführen. Hier aber sollen noch einmal zwei jüdische Sagen zu Wort kommen, in denen von Siegeln die Rede ist. Die erste ist eine Schöpfungssage und stammt zweifellos aus der nachsumerischen Akkad-Zeit, das zeigen die Namen, Schemesch und Jareach. Die betreffende Stelle lautet: »Am vierten Tag nahm der Herr ein Feuer und gab ihm Siegel und Gepräge und hieß seinen Namen ›Schemesch‹, die Sonne, denn es sollte der Welt ein Diener sein. Desselbigen Tages nahm er ein Licht und gab ihm

Siegel und Gepräge und hieß seinen Namen ›Jareach‹, Mond, auch ›Sahar‹, denn es sollte die Nacht erhellen, welche sonst finster ist wie ein Gefängnis.« Schamasch bzw. Schemesch ist der akkadische Sonnengott, und Tarich ist der Name eines westsemitischen Mondgottes, nach dem später die Stadt Jericho genannt wurde.

Die zweite Sage gehört in die Gruppe jener nachdenklichen Texte, in denen das Bedürfnis des Menschen, sich über die Rätsel von Leben und Tod, von Sünde und Sühne klarzuwerden, eine gläubig-poetische Form gefunden hat. Zunächst bittet Adam den Herrn, es ihm nicht nachzutragen, daß er es gewesen war, durch den der Tod über die Menschen, die Gerechten wie die Bösen, gekommen ist. Der Herr gewährt es ihm. Dann fährt die Sage fort: »So nun seither die Stunde kommt, wo der Mensch von der Welt scheiden muß, erscheint ihm der Herr und spricht: Schreibe deine Taten nieder, die du vollbracht hast. Schreibe es nieder, daß es deine eigenen Taten sind, um derentwillen du stirbst. Hat der Mensch es niedergeschrieben, spricht der Herr zu ihm: Nun besiegle es. Und der Mensch besiegelt es. – Wenn der Herr dereinst sich hinsetzen wird, seine Geschöpfe zu richten, wird er alle Bücher der Menschenkinder herholen lassen und wird ihnen ihre Taten zeigen, wie sie aufgeschrieben sind.«

Gottes Name

> Unser Vater in dem Himmel, dein Name werde geheiligt.
>
> (Vaterunser, Matthäus 6,9–13)

> Groß und heilig ist dein erhabener Name in der Welt, die du nach deinem Willen geschaffen hast.
>
> (Aus dem Kaddisch)

Judentum und Christentum haben eine merkwürdig intensive Beziehung zum Namen Gottes – was nicht gleichbedeutend ist mit einer Beziehung zu Gott. »In Gottes Namen« ist in der deutschen Sprache eine häufig gebrauchte Redensart, die eine nicht ganz überzeugte Zustimmung, im Sinne etwa von »also gut, von mir aus« ausdrückt. »Nom de Dieu!« dagegen ist eine französische Redensart oder vielleicht eher ein ärgerlicher Ausruf der Erregung, der bestimmt genauso gedankenlos verwendet wird wie unser »In Gottes Namen!«, während jene, die sich an das dritte Gebot erinnern, das Wort »Gott« vermeiden und statt dessen »Nom d'un nom« sagen. Aus welcher Gedankenwerkstatt und aus welcher Zeit stammen solche Redensarten?

Je weiter man in der Bibel zurückgeht, um so häufiger sind die keineswegs gedankenlosen, sondern innig-gläubigen Hinweise auf den Namen Gottes. Insbesondere in den Psalmen wird die starke Bedeutung des Gottesnamens spürbar: »Herr unser Herrscher, wie herrlich ist dein Name in allen Landen« (8,2). – »Ich will deinen Namen lobsingen, du Höchster« (18,30). – »Der Herr leitet mich auf rechtem Pfad um seinen Namens willen« (23,3). – »O Gott hilf mir durch deinen Namen!« (54,3). – »Weil er an mir hängt, will ich ihn erretten, will ihn schützen, denn er kennt meinen Namen« (91,14). – »Nicht uns, oh Herr, sondern deinem Namen schaffe Ehre!« (115,1). – Es sind nur wenige Beispiele, die aus der Fülle herausgegriffen sind. Und dem gleichen Geist inniger Gläubigkeit verdankt Jahrtausende später das Gellert-Lied seine Entstehung: »Die Himmel rühmen des Ewigen Ehre, ihr Schall pflanzt seinen Namen fort.«

Welches ist der Name Gottes, von dem so häufig und so ehrfürchtig gesprochen wird? Die an sich naheliegende Frage

wird heute nicht mehr gestellt. In einer Welt, die an einen einzigen Gott glaubt, ist Gottes Name: Gott. Der Islam, der von Mohammed erst im siebten Jahrhundert n. Chr. in einer vorwiegend monotheistischen Welt gegründet wurde, erwähnt nicht einmal den »Namen Gottes«, die täglichen Gebete lauten: Es ist kein Gott außer Gott, und Mohammed ist der Prophet Gottes. Gott (Allah, d. Verf.) ist groß. Aber die Frage nach dem Namen Gottes ist gestellt worden. In 2. Moses 3,13–14 spricht der Herr mit Moses und gibt ihm den Auftrag, sein Volk aus Ägypten zu führen. »Mose sprach zu Gott: Siehe, wenn ich zu den Kindern Israel komme und spreche zu ihnen: Der Gott eurer Väter hat mich zu euch gesandt, und sie mir sagen werden: Wie heißt sein Name? was soll ich ihnen sagen? Und Gott sprach zu Moses: Ich werde sein, der ich sein werde. Und sprach: Also sollst du zu den Kindern Israel sagen: ›Ich werde sein‹ hat mich zu euch geschickt.«

Im alten Ägypten hatte es, wie in allen antiken Religionen, zahlreiche Götter gegeben, von denen jedem ein bestimmter Aufgabenkreis zugeteilt war. Amenophis IV., der fortschrittliche König aus der achtzehnten Dynastie, hatte den mutigen Versuch unternommen, eine Ein-Gott-Religion einzuführen. Er hatte den Sonnengott Aton zum alleinigen Gott, sich selber zu dessen Sohn, Echnaton, erklärt. Aber nach seinem Tod wurde von der Priesterschaft das alte Götter-Pantheon wieder eingeführt. In Babylonien war in der nachsumerischen Zeit Marduk zum obersten Gott erklärt worden, dem verschiedene Götter, unter ihnen einige sumerische Götter, zugeordnet waren. In Kanaan war der Name des Schöpfergottes und Vaters der Götter El, und aus der jüngeren Göttergeneration stammt der bekannte Gott Baal. Diese wenigen Beispiele nur, um zu zeigen, daß die Frage nach dem Namen Gottes für die Kinder Israel zu Moses Zeiten verständlich, sogar selbstverständlich gewesen sein muß. Daß auch viel später noch ein Bedürfnis nach einem Gottesnamen bestanden haben muß, beweisen die biblischen Namen »Jahve« und »Zebaoth«. »Jahve« oder später »Jehova« ist aus dem nur mit Konsonanten geschriebenen »Jhvh« entwickelt worden, das mit dem oben zitierten »Ich werde sein« zusammenhängt. »Zebaoth« oder »Sabaoth« ist vom hebräischen Wort »saba«, »Heere«, abgeleitet und bedeutet »Herr der Heerscharen«, also kein eigentlicher Name: »Der Herr der Heerscharen mustert das Kriegsheer« (Jesaja 13,4).

Aber mit alldem wird die einzigartige Beziehung der Juden

zum heiligen Namen Gottes nicht erklärt. Und sie wird nicht verdeutlicht, sondern noch rätselhafter durch das dritte Gebot: »Du sollst den Namen des Herrn deines Gottes nicht mißbrauchen. Denn der Herr wird den nicht ungestraft lassen, der seinen Namen mißbraucht.« In der wortgetreuen Übersetzung des Pentateuch von Julius Dessauer heißt es: »Du sollst nicht aussprechen den Namen des Ewigen, deines Gottes, zum Falschen. Denn nicht ungestraft wird der Ewige lassen den, der ausspricht seinen Namen zum Falschen.« (2. Moses 20,7) Dieses Moses-Gesetz wurde später durch die Ausführungsbestimmung ergänzt, daß der Gottesname überhaupt nicht ausgesprochen werden darf. Sogar der Hohepriester darf ihn nur am Versöhnungstag im Allerheiligsten des Tempels aussprechen. Wer von Gott spricht, nennt ihn »der Herr«, »elohim«, »der Ewige«, »der Heilige, gelobt sei er«. Woher stammt der merkwürdige Widerspruch, den Namen Gottes zu verehren, aber ihn nie auszusprechen?

Das Namens-Tabu muß bedeutend älter sein als die Zehn Gebote vom Berg Sinai. Es trägt den Stempel einer Urzeit, die den Sinn des Verbotes kannte und verstand. Das Verbot galt für Menschen, die den »Herrn« kannten, ihn als »lebendigen Gott« anerkannt, sich selber als seine Knechte akzeptiert hatten. Nicht seinem eigenen Volk, aber den Eingeborenen, den zu Hörigen Erklärten gegenüber war also nach der hier vertretenen Hypothese, wie bereits in der Einführung angedeutet, »der Herr« ein früher Vorläufer jener späteren orientalischen Gottkönige, die göttliche Verehrung beanspruchten. So betrachtet erhält die Vorschrift, daß der Herr nicht beim Namen genannt, sondern als Träger seines hohen Amtes bezeichnet wird, einen einleuchtenden Sinn: der Namensträger würde eines Tages verschwinden, das Amt blieb – le Roi est mort, vive le Roi! Das Namens-Tabu muß nach dieser Deutung schon in frühester Zeit zusammen mit dem Tabu der heiligen Bäume eine Einheit gebildet haben, eine Grenze zwischen den »Himmlischen« und den »Irdischen«, zwischen dem Herrenvolk und den Beherrschten. Allerdings hätten es sich die Herrscher von damals wohl kaum träumen lassen, daß die von ihnen ausgesprochenen Tabu-Verbote sie nicht nur überleben, sondern Wesentliches zum Überleben des von ihnen beherrschten Adamsvolkes beitragen würden. Denn es war nicht nur das Dritte Gebot – es waren auch die in den ersten beiden Geboten enthaltenen Befehle, denen das Volk Israel später seine einzigartige Stellung unter den Völ-

kern verdankte: Du sollst keine anderen Götter neben mir haben – Du sollst dir kein Gottesbild machen weder dessen, was oben im Himmel, noch dessen, was unten auf Erden, noch dessen, was in den Wassern unter der Erde ist – Du sollst sie nicht anbeten und ihnen nicht dienen. Gegen die Kraft, die von diesem Glauben ausging, hat sich keine der pantheistischen Religionen der Antike behaupten können.

Trotzdem mag man sich fragen, ob eine solche rationale, menschliche Auslegung und Erklärung des Verbots, den Namen Gottes auszusprechen, stark genug gewesen sein können, um die intensive religiöse Beziehung zum heiligen Namen Gottes ganz zu begreifen. Dieses Gefühl muß ungeheuer stark gewesen sein, sonst hätte es nicht von Generation zu Generation, von Jahrhundert zu Jahrhundert lebendig bleiben können und noch die Dichter der Psalmen dermaßen zu inspirieren vermögen.

Es sind auch hier mehrere nebenbiblische Sagen, die eine Antwort ermöglichen. Aus ihnen geht hervor, daß der Name Gottes nicht nur die Bezeichnung einer Person, des Herrn, war, sondern daß er außerdem eine wichtige Funktion besaß: er war das geheime »Paßwort«, das die Zulassung in die Himmelsburg gestattete. Natürlich hätte ein einziges Paßwort auf die Dauer nicht genügt. Das ist die Erklärung dafür, warum so viele Überlieferungen von den zahlreichen Namen Gottes sprechen, und warum mehrfach »der wahre, unverstellte Name Gottes«, der geheimgehalten wurde, erwähnt wird.

»Ehe noch die Welt erschaffen war, war der Herr allein mit seinem großen Namen« – so beginnt eine der jüdischen Schöpfungssagen, die sich auf eine Zeit bezieht, noch bevor »der Herr die sieben Himmel und die sieben Erden erschuf«. Und in einer anderen Sage heißt es: »Noch steht geschrieben, daß es ein Fels war, den der Herr auf den Abgrund tat, und in den Felsen grub er seinen wahrhaften Namen ein mit zweiundvierzig Zeichen und deckte damit das Maul des Abgrundes zu, auf daß die Wasser aus ihm nicht emporquellen. Aber als das Sintflutgeschlecht Sünde tat, nahm der Herr den Felsen weg, und da brachen auf alle Brunnen der großen Tiefe.« – Der geheimnisvolle Gottesname hat also in den Schöpfungsmythen des Adamsvolkes seit jeher eine wichtige Rolle gespielt.

Zu den Mythen muß man wohl auch noch die Lilith-Sagen rechnen, die im Kapitel Adam und Lilith behandelt wurden: jene Lilith, Adams erste Frau, die nicht »Fleisch von seinem

Fleisch« gewesen war und »Geister und Kobolde« von ihm geboren hatte. Hier jedoch begegnen wir bereits der merkwürdigen Eigenschaft des Gottesnamens, den Zugang zu den Himmeln zu erschließen. Nach der Sage hatten Adam und Lilith Streit miteinander, und dann heißt es:« ... Und wie nun Lilith sah, daß kein Friede war, sprach sie den wahrhaften Namen Gottes aus und flog davon in die Lüfte.« Daß ein Zusammenhang zwischen der Lilith der jüdischen Sage, die »in die Lüfte davonflog«, und der sumerischen Sturmdämonin Lilith bestehen muß, liegt auf der Hand – ja es scheint sogar wahrscheinlich, daß der Name der sumerischen Sturmdämonin auf die namenlose erste Frau Adams, die nicht aus seinem Volk stammte, übertragen worden ist. Aber daß sie, um sich »in die Lüfte zu erheben«, den wahren Namen Gottes aussprach, ist ein deutlicher Hinweis auf die Überlieferungen aus späterer Zeit, nach denen Kenntnis und Aussprache des Gottesnamens den Zugang zu den Himmeln erschlossen. Aus solchen Sagen:

»... Es sprachen die Engel: Herr der Welt, so gib uns die Freiheit, wir wollen mit deinen Geschöpfen wohnen, und du sollst sehen, wie wir deinen Namen heilighalten werden. Sprach der Herr: So steiget hinab und wohnet mit ihnen. Alsbald versündigten sich die Engel mit den Menschentöchtern und konnten ihre Gelüste nicht bezähmen. Semhazai sah eine Dirne namens Istar. Er erhob seine Augen zu ihr und sprach zu ihr: Höre auf mich! Aber sie sprach zu ihm: Nicht eher will ich auf dich hören, als bis du mich lehrst, den wahrhaften, unverstellten Namen Gottes auszusprechen, durch den du in den Himmel fährst, so du ihn nur anrufst. Da lehrte sie der Engel, den Namen auszusprechen. Und da rief sie ihn an und fuhr in den Himmel und hatte nicht gefehlt.« – »So aber steht's in einem anderen Buche: Diejenigen Engel, die herabgestiegen waren, fanden eine Jungfrau und sprachen zu ihr: Höre auf uns. Sie aber sprach: Was gebt ihr mir dafür? Sprachen die Engel: Wir wollen dir unsere Flügel geben und wollen dich den Gottesnamen lehren. Und sie lehrten sie den Namen anzurufen und gaben ihr Flügel. Alsbald flog sie da in den Himmel ... Die Engel aber, die blieben auf der Erde und konnten nicht mehr empor ...« – Und in einer weiteren Sage: »Als sie dann wieder nach ihrem Ort zurückwollten und den heiligen Namen anriefen, wurden sie zurückgestoßen, ihr Kopf wurde durch Eisensplitter verwundet, und sie fielen auf die Erde zwischen die finsteren Berge ... Aza und Azael hatten die Geheimnisse des

Himmels preisgegeben.« – Wenn solche Sagen, wie hier angenommen wird, auf tatsächliche Erlebnisse zurückgehen, so müssen diese sehr weit in die Frühzeit zurückreichen – so weit, daß die spätere mythologische Umdeutung, die in der zum Himmel gestiegenen Jungfrau die akkadische Göttin Ischtar, die Göttin des Morgensternes, sah, verständlich wird. Auch daß eine spätere Zeit die Engelsflügel beigefügt hat, ist nicht erstaunlich – weit weniger erstaunlich jedenfalls, als daß uralte Erzählungen durch mündliche Überlieferung über so gewaltige Zeiträume und Entwicklungsstufen hinweg ihren ursprünglichen Kern und Sinn behalten konnten.

Der Name des Herrn war also ein Geheimnis, und es war – so wie es im Dritten Gebot steht – streng verboten, ihn »zum Falschen« auszusprechen. Und die »Falschen«, das waren in jener Frühzeit Angehörige des Adamsvolks, Männer und Frauen, die eifrig bemüht gewesen sein müssen, den geheimnisvollen Namen in Erfahrung zu bringen. Jene ungehorsamen Boten des Herrn, die »die Geheimnisse preisgegeben«, unbefugten Menschentöchtern den Namen verraten hatten, wurden nicht mehr in die Himmel eingelassen, und es waren Nachkommen Adams, vielleicht Brüder jener Menschentöchter, die den Bericht an die Nachwelt weitergegeben haben.

Schon die mehrfache Erwähnung des »wahrhaften«, des »unverstellten« Namens deutet darauf hin, daß es frühe Abwandlungen des Namens gegeben haben muß. Mit der Zeit aber konnten diese nicht mehr genügen, um bei der ständig wachsenden Bewohnerzahl sowohl innerhalb wie außerhalb der Himmelsburg eine wirksame Kontrolle zu sichern. Das muß die Erklärung dafür sein, daß in den Sagen nicht mehr von dem Namen Gottes, sondern von siebzig, von zweiundsiebzig, von dreiundneunzig Gottesnamen die Rede ist, von einer großen Anzahl jedenfalls, die die Ausgabe einer ständig wechselnden »Tageslosung« gestattete – der frühesten Form der uns geläufigen Verbotstafel »Unbefugten ist der Zutritt verboten« und der Paßkontrollen an politischen Grenzen. Daß es aber nicht nur die Namen des Herrn selber waren, sondern zugleich die Namen des obersten Hofstaats, davon erzählen mehrere Sagen über die mystische Gestalt des Henoch, von der noch ausführlich die Rede sein wird. Zum Thema des Namens sei hier bereits angeführt, daß Henoch, weil er allein Gott gehorsam gewesen war, als einziger »Mensch« bei seinen Lebzeiten in den Himmel geholt wurde und dort den Namen Matatron erhielt. Weiter

heißt es: »Siebzig Namen nahm ich (der Herr, d. Verf.) von meiner Namenszahl und gab sie Matatron, auf daß sich seine Ehre mehren sollte.« – »Nicht zweiundsiebzig, sondern zweiundneunzig Namen, so lesen wir, waren es, die der Herr von seinem wahrhaften, unverstellten Namen, welcher auf dem Stuhl seiner Herrlichkeit geschrieben ist, Matatron gab. Das sind die Namen, welche der König aller Könige, der Heilige, gelobt sei sein Name, trägt und welche alle Heerscharen des obersten Himmels tragen.«

Man könnte versucht sein, aus den hier gegebenen Deutungen den Schluß zu ziehen, daß ein in jeder Beziehung intelligenzmäßig, machtmäßig, technisch überlegenes Kolonisatorenvolk die Gutgläubigkeit des primitiven, nomadisierenden Adamsstammes bewußt ausgenützt, ihm zielgerichtete Siedlungspolitik als »Religion« verkauft habe. Das wäre jedoch nicht nur unzutreffend, sondern das Gegenteil dessen, was sich, wenn die Deutungen zutreffen, zugetragen haben muß. Eher könnte man sogar zu der Auffassung gelangen, daß die spätere Religiosität des Judentums, die in der antiken Welt nicht ihresgleichen hatte, auf frühe Einflüsse eben dieses Sumerervolkes zurückgehe, das zwar an eine Mehrzahl von Göttern glaubte, dessen ganzes Leben aber auf allen Gebieten von seinem Glauben beherrscht war. Es war, diese Überzeugung sei hier ausgesprochen, die alle Lebensgebiete umfassende Religiosität Sumers, die eine unzerstörbare Wirkung auf die Nachkommen Adams ausgeübt hat und später immer wieder, bei Moses, bei den Propheten, in den Psalmen zum Ausdruck gekommen ist.

Welche Rolle die magische Bedeutung des Namens, die bereits bei vorgeschichtlichen Völkern zu finden ist, bei Sumer gespielt hat, wäre eine gründliche Untersuchung wert. Der Gott Enki wurde »mit vierzig Namen« gepriesen. Vom Wettergott Ischkur heißt es in einer Hymne: »Dein Name reicht bis zum Ende des Himmels.« Ein Lied auf den Kriegs- und Jagdgott Ninurta – der in der Genesis zu »Nimrod« geworden ist – wiederholt immer wieder den Refrain: »Mein König, deinen Namen will ich preisend nennen.« Alle diese Hymnen stammen aus der sumerischen Spätzeit. Die magische Bedeutung des Namens scheint aber am Vorabend der Hochkulturen, in einer schriftlosen Zeit, noch stärker gewesen zu sein. Was keinen Namen hatte, existierte nicht. »Und Gott nannte das Licht Tag, und die Finsternis nannte er Nacht.« – Das Bedürfnis, einem Kind einen Namen zu geben, der sein Schicksal in gutem Sinn

beeinflußt, der das Wohlwollen einer höheren Macht für das Kind gewinnt, hat sich bis auf den heutigen Tag erhalten, man denke nur an die Namen der Schutzheiligen! In frühen Kulturen jedoch, beispielsweise bei den Ägyptern, bestand daneben der Brauch, einem Kind einen Namen zu geben, es aber sein ganzes Leben lang mit einem anderen Namen anzureden, seinen »wahren« Namen also als ein Geheimnis zu behandeln, offenbar um zu verhindern, daß durch Verwünschungen und andere Mißbräuche dem Namen und damit dem Namensträger Böses zugefügt werde. Im altägyptischen Götterglauben gibt es sogar die Legende von Isis, die vom Gott Ra die Aufnahme in den Kreis der Götter erlistete, weil sie ihn von einem Schlangenbiß nur unter der Bedingung heilte, daß sie seinen »wahren Namen« kennenlernte. Das Geheimnis des Gottesnamens der Juden hatte also Vorgänger im Alten Orient, ebenso wie die kultische, magische Kraft des Namens. Im Kapitel ›Das Zeitalter der Schrift beginnt‹ ist bereits die Sage kurz zitiert, nach der »in die ersten Schriftzeichen die dreiundsiebzig Namen des Herrn eingegraben« waren. Die Sage erzählt dann weiter, daß der Herr für die eigentliche Schöpfung dreimal »einen seiner Namen aus der Schrift nahm« und daraus Wasser, Licht und Feuer schuf – ein deutlicher Hinweis auf die enge Verbindung der »heiligen Schrift« und des »heiligen Namens« im Bewußtsein der Menschen jener Zeit.

Welche starke Bedeutung der Name für die Menschen des Zweistromlandes besaß, das zeigt am eindrücklichsten das ›Enuma Elisch‹, das berühmte Ritualgedicht der semitischen Akkader, die teils neben, teils nach den Sumerern Mesopotamien beherrschten. Die Urfassung dieses Gedichts, das am Babylonischen Neujahrsfest vorgelesen wurde, geht wahrscheinlich auf den Anfang des zweiten vorchristlichen Jahrtausends zurück und stellt eine Verbindung von übernommenen Vorstellungen der Sumerer mit den eigenen Überlieferungen dar. Der Anfang lautet:

Als droben die Himmel nicht genannt waren,
als unten die Erde keinen Namen hatte,
als selbst Abzu, der Uranfängliche, der Erzeuger der Götter,
Mumu Tiamat, die sie alle gebar,
ihre Wasser in eines vermischten,
als das abgestorbene Schilf sich noch nicht angehäuft hatte,
Rohrdickicht nicht zu sehen war,
als noch kein Gott erschienen,

mit Namen nicht benannt, Geschick ihm nicht bestimmt war,
da wurden die Götter aus dem Schoß von Abzu und Tiamat geboren.
Lachmu, Lachamu traten ins Dasein, wurden mit Namen benannt.

Die Entdeckung der Musik

> Singet fröhlich Gott, der unsere Stärke ist. Jauchzet dem Gott Jakobs. Hebet an mit Psalmen, und gebet her die Pauken, liebliche Harfen mit Psaltern. Blaset im Neumond die Posaune, in unserem Fest der Laub-Rüste.
>
> (81. Psalm, 2–4)

> Auch des Herrn oberster Hofstaat kam nach dem Eden herab. Ein Teil hielten Harfen und Zimbeln und Geigen und spielten vor Adam und Eva wie Jungfrauen.
>
> (Aus einer jüdischen Sage)

Obwohl keine Überlieferungen irgendwelcher Art darüber vorliegen können, darf man annehmen, daß Menschen schon sehr früh, zusammen mit der Entwicklung der Sprache und der bildlichen Darstellung, auch die Ausdrucksfähigkeit durch selbsterzeugte Töne entdeckt haben, das Jauchzen, das Singen, das Wehklagen, musikalische Bitten um die Hilfe überirdischer Mächte. Es ist auch nicht auszuschließen, daß noch in der Steinzeit da und dort die ersten Hilfsmittel zur Erzeugung von Tönen und Rhythmen entstanden sind, Vorläufer der späteren Schlag- und Blasinstrumente, zu denen die ersten okarina-ähnlichen Tonflöten der Chinesen aus der frühen Steinzeit zu rechnen sind.

Aber erst mit einer Vielfalt von Blas-, Saiten- und Schlaginstrumenten, mit dem Nebeneinander von Instrumental- und Vokalmusik, mit der Parallelentwicklung von kultischer und Unterhaltungsmusik und mit einer reichen Dichtung von Hymnen und Liedern entwickelt sich Musik im eigentlichen Sinne.

Es ist heute bekannt, wann ungefähr das geschehen sein muß: in der ersten Hälfte des dritten Jahrtausends v. Chr. Es ist ferner bekannt, wo es geschehen ist: in Mesopotamien, im alten Ägypten, später in Indien, in China, in Griechenland. Zahlreiche Musikinstrumente sind ausgegraben worden, viele Abbildungen, Statuen, Reliefs, Rollsiegel zeigen musizierende Menschen. Von Keilschrifttafeln und Hieroglyphen wurden Texte

von Liedern und Hymnen, die gesungen worden sind, entziffert. Aber – über die Musik selber, die Tonsysteme, die Harmonien wissen wir nichts, denn eine Notenschrift gab es nicht. Inder oder Chinesen haben als erste den Versuch unternommen, ihre Musik durch schriftliche Zeichen festzuhalten, und nach diesem Prinzip hat wahrscheinlich dann das antike Griechenland eine Notenschrift entwickelt, die der Musikwissenschaft jedoch heute noch große Rätsel aufgibt.

Aber aus einer Zeit, nahezu zwei Jahrtausende vor dieser griechischen Notenschrift, nämlich aus der ersten Hälfte des dritten vorchristlichen Jahrtausends, stammen die sogenannten »Königsgräber von Ur«, wohl die sensationellste Ausgrabung unserer Zeit. Diese Ausgrabungen zeigten die Bestattung eines sumerischen Königs der ersten Dynastie von Ur. Man hatte ihm nicht nur kostbaren Besitz, Schmuck und Waffen mit ins Grab gegeben, sondern seinen ganzen Hofstaat, Wagenlenker mit Wagen und Tieren, Krieger mit Waffen. Sie alle hatten offenbar, um ihren König zu begleiten, in ruhiger Haltung den Giftbecher geleert. Zu diesem Hofstaat nun gehörten auch mehrere Musikantinnen. Sie hielten ihre Instrumente noch im Arm, eine silberne Leier, kostbare, intarsierte, mit Gold beschlagene Musikinstrumente. Wie weit zurück mögen die Anfänge einer Musik liegen, die zu jener frühen Epoche, aus der kaum schriftliche Aufzeichnungen existieren, schon ein solche Höhe erreicht hatte!

Ob die Musik der Sumerer und Akkader ein Fünfton-, ein Siebenton- oder ein Zwölfton-System hatte, wissen wir nicht. Aber wir wissen dank der Nachforschungen der Sumerologen, daß Instrumentalmusik und Gesang eine wichtige Rolle in ihrem Leben gespielt haben – sicher für den religiösen Kult, wahrscheinlich aber auch für Unterhaltungszwecke. Sie besaßen Harfen und Leiern, Trommeln, Pauken und Tamburine, Rohrflöten und Blasinstrumente aus Metall. Bei ihren Liedern und Hymnen werden häufig die Musikinstrumente angegeben, die den Gesang begleiten, was auf ganz verschiedene Vortragsweisen hindeutet. Beispielsweise gab es »balag«, was »Leierlied« heißt, oder »tigi«, »Paukenlied«. Die Bauhymne des Gudea, die eine einzige Lobeshymne ist, wurde als »zami« bezeichnet, was ursprünglich Harfe oder Leier, dann aber im übertragenen Sinn »Lobpreisungslied« bedeutete. Auch gab es die »erschemma«-Lieder, die nur von Priesterinnen, also Frauenstimmen, vorgetragen wurden.

Die wenigen hier angeführten Stichwörter, die zum Teil auch bildlich dokumentiert werden können, sollen zeigen, daß bei

der Frage nach den Ursprüngen der Musik Mesopotamien mit Sumer und Akkad eine der frühesten Ausgangsstationen gewesen sein muß. Was uns hier jedoch beschäftigt, ist nicht die Geschichte der Musik, sondern die enge Beziehung der Musik im sumerischen und babylonischen Leben einerseits, in den Überlieferungen und biblischen Dichtungen der Juden andererseits.

Mit den eindeutigen Spuren Sumers in der Bibel, insbesondere in den Psalmen, im Buch Hiob, beim Propheten Ezechiel beschäftigt sich das letzte Kapitel dieses Buches. Aber die Bedeutung, die die Musik im jüdischen Bewußtsein der biblischen Zeiten besessen haben muß, läßt die Sonderfrage nach der Rolle, die dem sumerischen Vorbild auf diesem Gebiet zukommt, berechtigt erscheinen.

Das Motto zu diesem Kapitel bildet der Anfang des 81. Psalms. Im Original steht darüber die Angabe: »Ein Lied Asaphs, vorzusingen, auf der Gittith.« Die gleiche Vorschrift »vorzusingen« ist auch in anderen Psalmen zu finden und im 84. Psalm steht ebenfalls »auf der Gittith«. Eine neue Bibelübersetzung »in heutigem Deutsch« übersetzt das Wort »Gittith« mit »auf gatitischem Instrument«, allerdings ohne zu erklären, um was für eine Art von Instrument es sich da gehandelt haben kann. Aber die Verwandtschaft mit sumerischen Angaben zu ihren Hymnen wie »Paukenlied«, »Leierlied« ist nicht zu übersehen. Aus anderen Psalmen: »Jauchzet, ihr Gerechten, dem Herrn! Den Frommen ist Wonne der Lobgesang. Preiset den Herrn mit der Laute, spielt ihm auf zehnsaitiger Harfe! Singet ihm ein neues Lied, schlagt fein die Saiten beim Posaunenschall!« (33. Psalm 1–3) – »Ihr Völker alle, klatscht in die Hände, jauchzet Gott zu mit jubelndem Schall!« (47. Psalm 2). »Empor stieg Gott unter Siegesgeschrei, der Herr beim Schall der Posaune. Singet Gott, lobsinget! Singet unserem König, lobsinget! Denn Gott ist König der ganzen Erde, singet ihm ein Lied!« (47. Psalm 6–8). Diese Texte sind bis heute lebendig geblieben und in alle Weltsprachen übersetzt worden, während die sumerischen Priester, denen mehr als ein Jahrtausend vor ihrem Entstehen »das Absingen der Hymnen auf ihren Gott und die Ausübung der heiligen Musik mit Harfe, Leier, Flöte, Cymbal und anderen Instrumenten oblag«,* nur einigen wenigen Spezialisten vertraut sind.

* Hartmut Schmökel: Das Land Sumer. Stuttgart 1955.

Auch daß Salomo aus importiertem Sandelholz »Lauten und Harfen für die Sänger« machen ließ, wissen wir aus der Bibel. (1. Könige 10–12). Vor allem aber erinnern wir uns, wie der Vater Salomos, David, ursprünglich an den Königshof gekommen ist: um für König Saul eine Art musikalische Psychotherapie durchzuführen. »Als nun der Geist des Herrn von Saul gewichen war, quälte ihn ein böser Geist, vom Herrn gesandt. Da sprachen die Diener zu Saul: Siehe doch, ein böser Dämon quält dich. Unser Herr gebiete nur, deine Knechte sind bereit, nach einem Mann zu suchen, der auf der Laute spielen kann. Wenn dann der böse Geist über dich kommt, so soll er spielen, dann wird es besser werden mit dir. Und Saul sprach zu seinen Dienern: So seht euch für mich um nach einem Manne, der sich wohl versteht aufs Saitenspiel, und bringt ihn zu mir. Da erwiderte einer der Diener: Siehe, ich habe einen Sohn des Isai von Bethlehem gesehen, der sich aufs Saitenspiel versteht, ein tapfrer Mann und streitbar, der Rede mächtig und schön von Gestalt, und der Herr ist mit ihm. Da sandte Saul Boten an Isai und ließ ihm sagen: Sende mir deinen Sohn David, der bei den Schafen ist ... So kam David zu Saul und trat in seinen Dienst, und er gewann ihn sehr lieb, so daß er sein Waffenträger wurde ... Wenn nun der böse Geist über Saul kam, nahm David die Laute und spielte. Dann wurde es Saul leichter und besser, und der böse Geist wich von ihm« (1. Samuel 16, 14ff). Welche Art von Musik der junge David damals auf der Laute gespielt hat, können wir natürlich nicht wissen – auch nicht, ob er dazu gesungen hat, was – nach der großen Anzahl der späteren David-Psalmen zu urteilen – seiner musischen Veranlagung entsprochen haben dürfte. Dagegen wissen wir, daß es in der spät- und nachsumerischen Zeit eine bestimmte Gattung von Hymnen in sumerischer Sprache gab, die als »Herzberuhigungsgebete« bezeichnet wurden! Die beruhigende Wirkung, die von der Musik ausgehen kann, war seit alten Zeiten bekannt.

Die bisher angeführten Beispiele aus den Psalmen und der David-Erzählung stammen bereits aus historischer Zeit. Der Einwand, daß das geistige Erbe Sumers damals im ganzen Vorderen Orient bekannt und verbreitet war, daß also eine Einflußnahme auch zu einem relativ späten Zeitpunkt hätte erfolgen können, läßt sich nicht von der Hand weisen. Aber als Motto über diesem Kapitel steht neben dem Zitat aus einem Psalm auch ein Satz aus einer der Urzeitsagen – und es ist nicht die einzige, in der von Engelsmusik die Rede ist. Ja, man darf wahr-

scheinlich annehmen, daß die Überlieferung von musizierenden Engeln, von Engels-Chören, von harfenspielenden Engeln auf Zeiten zurückgehen, die wesentlich älter sind als die Sagen von den griechischen Sirenen mit ihren verführerischen Liedern, älter als der ägyptische Mythos vom Gott Thot, der nach einer ägyptischen Hymne sich selber als »des Weltbaus unzerstörbare Leier« bezeichnete, der »die Singstimmen der Drehungen des Himmels zum Einklang geordnet« habe – Formulierungen, die bereits auf ein hohes geistig-kulturelles Niveau hindeuten, im Unterschied zu den meisten jüdischen Sagen der Urzeit, die in einfacher, unreflektierter Sprache Beobachtungen schildern.

Vom Singen der himmlischen Heerscharen in den Sagen über die sieben Himmel war bereits früher die Rede; hier sei nochmals an die wesentlichen Stellen erinnert. »In Maon, der Wohnstätte, wohnen die Reihen der Heerscharen, welche nachts Lobgesänge erschallen lassen, tagsüber aber schweigen sie still.« – »Wenn der Mond am Gewölbe erscheint, tun sie ihren Mund auf und singen Lieder, und nicht eher hört ihr Gesang auf, als bis die Sonne am Himmel aufgeht.« – Aus einer Schöpfungssage: »Am sechsten Tage ... schuf Gott den Menschen und gab ihm die Herrschaft über alles ... Lob und Gesang pflanzte er allen in den Mund, Lieder und Hymnen tat er in ihre Kehle.« – Schließlich noch aus einer in anderem Zusammenhang bereits zitierten Sage, die die Zeit des »sündigen Enos-Geschlechts« behandelt: »In dieser Stunde kamen die Diener des Herrn und Scharen von Zebaoth und Krieger von Araboth und noch eine große Heeresmacht. Sie ergriffen die Posaunen und die Blashörner, umringten die Herrlichkeit des Herrn und geleiteten sie mit Lobgesängen nach oben. Wie es auch heißt: Gott fahret auf in Kriegsgeschrei, der Herr in Hörnergeblase.« Nach unserer Deutung wären es keine Engel, sondern bewaffnete Sumerer, Bewohner der befestigten großen Himmelsburg gewesen, die nicht damit einverstanden waren, daß ihr »ensi«, ihr oberster Herr, sich zu sehr mit den »Menschen« eingelassen hatte, zu häufig zu ihnen hinabgestiegen war. Sie holten ihn mit Gewalt, mit »Pauken und Trompeten«, mit Posaunen und Blashörnern zurück – erste uns überlieferte Vorläufer der Militärmusik der kommenden Jahrtausende.

Um eine Vorstellung von der Bedeutung zu geben, die die Musik im religiösen und kulturellen Leben Sumers besaß, sei hier noch ein Mythos angeführt, der die Übertragung der Zivilisation von Eridu nach Uruk zum Gegenstand hat und die Ent-

führung der über hundert »me's«, der göttlichen Kräfte, schildert, die für die Menschheit und ihre Institutionen bestimmend sind. In diesem Mythos ›Inanna und Enki‹ wird erzählt, daß die Göttin und Himmelskönigin Inanna, die Stadtgöttin von Uruk, in ihrem Himmelsboot nach dem alten Kulturzentrum Eridu fuhr, um dort den Gott Enki, der über dem Abgrund lebt, zu besuchen. Nach einem üppigen Mahl schenkt der betrunkene Enki der Inanna die »me's«, die sich in seinem Besitz befinden. Sie verlädt sie beglückt in ihr Himmelsboot und fährt davon. Obwohl der ernüchterte Enki ihre Reise mehrmals unterbricht und die »me's« zurückfordert, gelingt es Inanna, sie sicher nach Uruk zu bringen. Der Verfasser dieses langen mythischen Gedichts hat – zur großen Freude aller, die sich für die Geschichte und Kultur Sumers interessieren – die über hundert »me's«, die das kulturelle Leben der Sumerer bestimmten, mehrmals aufgezählt. Leider sind nicht mehr sämtliche Schriftzeichen leserlich, die Wörter wohl auch zum Teil unverständlich. Aber Samuel Noah Kramer hat in seinem Buch ›The Sumerians‹ immerhin achtundsechzig entziffert und in der Originalreihenfolge wiedergegeben. Darunter nun findet sich nicht nur an zweiunddreißigster Stelle das Wort »Musik«, sondern außerdem werden fünf verschiedene Musikinstrumente einzeln als »me«, als göttliche Kraft aufgeführt.

Der Entführung der »me's«, der göttlichen Kräfte, durch Inanna war Erfolg beschieden – auch auf dem Gebiete der Musik. Hier zum Abschluß noch einige Verse aus einer Hymne auf Inanna:

... Ihren geliebten Gemahl umarmt sie,
umarmt die heilige Inanna,
erstrahlt auf dem Thron, dem großen Hochsitz, wie der Tag.
Der König nimmt ihr zur Seite, leuchtend wie die Sonne, Platz auf dem Thron,
rüstet ihr ein Festmahl,
die ›Schwarzköpfigen‹ treten vor sie.
›Das lauttönende Instrument‹, das den Orkan überdröhnt,
das algar-Instrument mit seinem süßen Klang,
die Leier, die den Menschen den ›Ort der Freude‹ verschönt,
wollen wir mit Musikanten zu einem Lied der Herzensfreude spielen lassen!

Die heilige Hochzeit

> Am siebenten Tag, da bestieg der Herr in Freuden seinen Thron ... Und der oberste Himmel, der Araboth widerhallte von dem Freudengeschrei ... In dieser Stunde brachte auch der Herr die Fürstin Sabbat und setzte sie auf den Thron seiner Herrlichkeit und ließ an ihr vorbeiziehen alle Fürsten der Himmelsgewölbe und alle Fürsten der Tiefen ...
> (Aus einer alten jüdischen Schöpfungssage)

Die Zeilen aus der sumerischen Hymne auf die Göttin Inanna, mit der das Kapitel über die Entdeckung der Musik abschließt, beziehen sich auf den vielleicht wichtigsten Kult des alten Sumer: auf die heilige Hochzeit. Es ist ein Frühlings- und Fruchtbarkeitskult, der uns von den frühen Griechen, Römern, Phrygiern überliefert worden ist. Dem meistens unter der griechischen Bezeichnung »Hieròs gamos« bekannten Kult liegt, allgemein gesprochen, der Glaube zugrunde, daß bei Frühlingsbeginn die »Große Mutter der Götter«, die in verschiedenen Völkern und Kulturen verschiedene Namen trug, mit ihrem jungen Geliebten alljährlich die Auferstehung der Natur mit einem Liebesakt feiert. Auch der Aphrodite-Adonis-Kult der Griechen beruht auf diesem Glauben. Aber erst in den letzten hundert Jahren haben die Ausgrabungen und Entzifferungen der Schrifttafeln in Mesopotamien zu der Erkenntnis verholfen, daß all diese frühen Kulte rund um das Mittelmeer auf die sehr viel ältere sumerische Hochkultur zurückgehen: auf den Inanna-Dumuzi-Kult, Angelpunkt und beständiger Teil ihrer Religion, dessen Ausstrahlung in der ganzen damals bekannten Welt ungeheuer gewesen sein muß.

Der Mythos, der den Ausgangspunkt des sumerischen Kults bildete, berichtet, daß die Himmelsherrin und Liebesgöttin, die Göttin des Morgensterns, Inanna, die später von den semitischen Akkadern Ischtar, Astarte, von den Griechen Aphrodite, von den Römern Venus genannt wurde, freiwillig in die Unterwelt hinabstieg, um sich auch dort zur Herrin machen zu lassen. Der ehrgeizige Plan mißglückte, weil ihre eifersüchtige

Schwester Ereschkigal, die Herrin der Unterwelt, ihre Dämonen gegen Inanna mobilisierte, die schließlich nur unter der Bedingung in die Oberwelt zurückkehren konnte, daß sie einen Ersatz stellte. Dies tat sie: ihr Geliebter und Gatte, der sagenhafte Urzeit-Hirtenkönig Dumuzi, der später als Gott verehrt wurde, mußte statt ihrer ins Land der Toten hinab. Nur der Hilfe des Sonnengottes Utu verdankt er es, daß er alljährlich für das halbe Jahr, die Frühlings- und Sommerzeit, in die obere Welt zurückkehren darf. Obwohl das Verhalten Inannas ihrem Geliebten gegenüber nicht gerade als Vorbild für Liebende dienen kann, entwickelten sich aus dem Mythos die Kulthandlungen, bei denen in jeder sumerischen Stadt die Oberpriesterin als Verkörperung der Inanna oder der Stadtgöttin und der Stadtfürst als Stellvertreter des Dumuzi alljährlich am Frühlings-Neujahrstag im Tempel auf der obersten Terrasse des Stufenturms die »heilige Hochzeit«, den Liebesakt offiziell vollzogen – in alten Zeiten vor den Augen der höchsten Beamten, die als Zeugen der Auferstehung, Wiedervereinigung und ewigen Erneuerung des Lebens anwesend sein mußten. Ein solches kultisches Schlafgemach für Gott und Göttin beziehungsweise ihre menschlichen Stellvertreter hat Woolley bei seinen Ausgrabungen des Stufenturmes in Ur im obersten Stockwerk freigelegt. Nach dem Liebesakt fand ein Kultmahl statt, an das sich eine Art dionysisches Volksfest anschloß. Es gibt auch Überlieferungen, nach denen die Überreste des im vergangenen Jahr verstorbenen und nur vorläufig beigesetzten Fürsten zum Vollzug der »Schattenhochzeit« neben die Hohepriesterin gelegt wurden, bevor sie ihre endgültige Ruhestätte fanden – mehr darüber im Kapitel über den ›Jüngsten Tag‹. Über viele Jahrhunderte muß die »heilige Hochzeit« in Sumer ein lebendig gebliebener Brauch geblieben sein, denn noch in der sumerischen Renaissance, um 2000 v. Chr. feierte Gudea, Stadtfürst von Lagasch, als Vertreter seines Stadtgottes Ningirsu die heilige Hochzeit mit der Oberpriesterin der Stadtgöttin Baba, und in der Tempelbauhymne heißt es: »... Sein Bett, das im ›Bettort‹ steht, ist eine Hürde, die an ihrem Ort guten Nachwuchs schafft. In seinem heiligen Bett, das mit duftenden Kräutern bestreut ist, ruht die Mutter Baba gut mit dem Herrn Ningirsu.«

Eine überaus anschauliche, ja geradezu dokumentarisch wirkende Beschreibung des Kults gibt das bereits zitierte ›Lied auf Inanna und Iddindagan von Isin‹ aus den sumerischen Hymnen – hier die betreffenden Verse:

Die Herrin des Morgens, Inanna, die Hohe,
die Jungfrau Inanna preise ich immerdar,
die Herrin des Morgens, die bis ans Ende des Himmels groß ist
Im Palast, dem Hause, das dem Lande die Anweisungen erteilt, dem Hause des Königs aller Länder,
im B'ilurugu, haben die Schwarzköpfigen, die Menschen insgesamt,
der ›Herrin des Palasts‹ einen Hochsitz errichtet.
Der König, der Gott, weilt dort mit ihr.
Daß sie das Schicksal der Länder entscheide,
daß sie am guten ersten Tag aufleuchte,
am Schwarzmondtag die göttliche Ordnung vollende,
bereitet man am Neujahrstag, am Tag der Kultfeiern,
meiner Herrin das Lager,
reinigt es mit Zweigen von Zedern,
macht es meiner Herrin zum Lager,
legt ihr als Geschenk ein ...*kleid zurecht.
Daß sie sich in dem ...*kleid von Herzen freue, das Lager genieße,
badet man meine Herrin für den heiligen Schoß,
badet sie für den Schoß des Königs,
badet sie für den Schoß des Iddindagans,
wäscht man die heilige Inanna,
besprengt den Boden mit duftendem Zedernharz.
Der König geht stolz erhobenen Hauptes zum heiligen Schoß,
geht stolz erhobenen Hauptes zum Schoß Inannas
Ama'uschumgalanna liegt bei ihr,
kost ihren heiligen Leib.
Nachdem die Herrin sich im heiligen Schoß des Lagers gesättigt,
spricht sie an der Stätte des Lagers zu ihm:
Des Helden Iddindagan ...* bin ich.
Beste Opfergaben aufzuschütten, die Reinigungsriten zu vollführen,
Weihrauch aufzuschütten, Wacholderscheite zu verbrennen,
reichlich Speiseopfer zu bringen, die Schüsseln zu füllen, tritt man zu ihr in den ›Hohen Palast‹.
Ihren geliebten Gemahl umarmt sie, umarmt die heilige Inanna,

* Im Original unleserlich.

erstrahlt auf dem Thron, dem großen Hochsitz wie der Tag.
Der König nimmt ihr zur Seite leuchtend wie die Sonne Platz auf dem Thron,
in Überfluß, in Wonne und Freude tritt er vor sie,
rüstet ihr ein Festmahl.
Die Schwarzköpfigen treten vor sie.
›Das laut tönende Instrument‹, das den Orkan überdröhnt,
das algar-Instrument mit seinem süßen Klang,
die Leier, die den Menschen den ›Ort der Freude‹ verschönt,
wollen wir die Musikanten zu einem Lied der Herzensfreude spielen lassen!
Der König tut sich gütlich an Speise und Trank,
der Palast ist ein Fest, der König voll der Freude,
das Volk verbringt den Tag in Überfluß.
Meine Herrin sprechen alle, die in Himmel und Erde lobsingen, zu Lob und Preis:
»Die Gottgeweihte, von Himmel und Erde geboren,
bist du« singen sie der Gottgeweihten an reinem, heiligen Ort.
»Wonne der Schwarzköpfigen, Zier der Steppe,
Inanna, große Tochter Su'ens,
Herrin des Abends, dich zu preisen ist süß.«*

Diese genaue Beschreibung des Kults der heiligen Hochzeit könnte geradezu als Drehbuch eines Films dienen (und ist deshalb in solcher Ausführlichkeit hier wiedergegeben). Unwillkürlich fragt man sich: Was mögen Nicht-Sumerer, Menschen aus dem Adamsvolk, die in der gleichen Stadt lebten, über dieses alljährliche kultische Volksfest gedacht haben?

Auf diese Frage gibt es eine erstaunliche Antwort, eine der eindrucksvollsten Bestätigungen unserer hier vertretenen These. Es gibt nämlich eine jüdische Sage, nach der Adam selber als Gast zu der Feier in den obersten Himmel geladen war! Allerdings geschah das nach der jüdischen Sage nicht am Frühlings-Neujahrstag, sondern am siebenten Schöpfungstag, anläßlich der Einweihung der eben geschaffenen Welt. Eine solche mythische Umdeutung ist verständlich: das Hochzeitsfest von Inanna und Dumuzi, wiedererlebt von ihren irdischen Stellvertretern, dem Stadtfürsten und der höchsten Priesterin, hätte in den Überlieferungen eines Volkes, das den Herrn als den alleinigen Gott, als lebendigen Gott verehrte, keinen Sinn gehabt.

* Aus: Sumerische und akkadische Hymnen und Gebete. Eingeleitet und übertragen von A. Falkenstein und W. von Soden. Zürich 1953.

Aber das, was in dieser Sage aus der Urzeit steht, das ist zweifellos eine Beschreibung des gleichen Festes, von dem die sumerische Hymne handelt, gesehen mit den Augen eines Außenstehenden, eines einfachen »Gastarbeiters«. Aus dieser Sage:

»Am siebenten Tag, da bestieg der Herr in Freuden seinen Thron ... Und der oberste Himmel, der Araboth, widerhallte von dem Freudengeschrei und prangte in Schönheit und Pracht, in Gewalt und in Stärke, in Kraft und in Stolz und in Größe und war voll des Lobes und des Dankes, des Jubels, des Gesanges und des Jauchzens, des Siegesglanzes und der Herrlichkeit.

In dieser Stunde brachte auch der Herr die Fürstin Sabbat und setzte sie auf den Thron seiner Herrlichkeit und ließ an ihr vorbeiziehen alle Fürsten der Himmelsgewölbe und alle Fürsten der Tiefen, und sie machten vor ihr einen Reigen und waren fröhlich und sangen: Sabbat dem Herrn! Die anderen Fürsten erwiderten und riefen: dem Herrn Sabbat!

Der Herr machte eine Weihefeier zur Vollendung von Himmel und Erde, und alles freute sich mit. Selbst Adam, den ersten Menschen, ließ der Herr in den obersten Himmel kommen, er sollte mit dabei sein bei der Sabbatfeier. Und wie Adam die Verherrlichung der Sabbat sah und sah ihre Größe und ihre Verehrung und sah, wie alle sich an ihr freuen und daß sie der Anfang und das Haupt aller Freuden ist, tat er auch seinen Mund auf und sang das Psalmlied auf den Sabbattag. Sprach der Herr: Der Sabbat singst du dein Lied, mir aber gebührt es, der ich der Gott des Sabbats bin. Da erhob sich die Sabbat und fiel auf ihr Angesicht und sprach: Wir tun wohl den Herrn zu loben! Und alle Reihen der Schöpfung fingen an: Deinen Namen, du Höchster, wollen wir lobsingen.«*

Daß den späteren Juden der inzwischen weitverbreitete Kult der heiligen Hochzeit bekannt war, steht fest. Es ist zwar nicht beweisbar, aber wahrscheinlich, daß das Hohelied des Salomo, das schon sprachlich eine gewisse Verwandtschaft mit sumerischen und akkadischen Hymnen besitzt, sich auf den Kult der heiligen Hochzeit bezieht. Könnte es gar denkbar sein, daß das häufig zitierte Wort der »Freundin«: »Ich bin schwarz, aber lieblich« (Hohelied 1,5) auf eine Abstammung von den »Schwarzköpfigen« hindeutet? Daß das leidenschaftliche und sinnliche Liebesgedicht in der Heiligen Schrift den Exegeten

* Aus: Die Sagen der Juden. Gesammelt und bearbeitet von Micha Josef BinGorion. Frankfurt a.M. 1913.

immer gewisse Schwierigkeiten bereitet hat, ist verständlich. Im Talmud beispielsweise finden sich mehrere Hinweise, daß unter der »Freundin«, der »Geliebten« nicht etwa eine Frau zu verstehen sei, sondern »die Weisung«! »Im Lehrhause Raw Anans wurde gelehrt: Was bedeutet es, daß geschrieben steht ›Die Wölbungen deiner Hüften‹? Warum werden die Worte der Weisung mit einer Hüfte verglichen? Um dir zu sagen: Wie eine Hüfte verborgen ist, so sollen auch die Worte der Weisung verborgen sein.« Oder: »Rawa legte aus: Was bedeutet es, daß geschrieben steht ›Wie schön sind deine Schritte in den Schuhen, du Tochter eines Edlen‹? Wie schön sind die Schritte Israels zur Zeit, da sie hinaufziehen zum Wallfahrtsfest.« Und jener merkwürdige Satz im Hohenlied 2,7, der durchaus auf den alten Kult der heiligen Hochzeit hindeuten könnte, nach dem der rituelle Liebesakt unter den Augen der höchsten Beamten vollzogen werden mußte, wird zwar in der Luther-Bibel – ebenso wie im Talmud – noch korrekt übersetzt: »Siehe, um das Bett Salomos her stehen sechzig Starke aus den Starken in Israel«, aber die Zwingli-Bibel, die das Wort »Bett« in diesem Zusammenhang offenbar scheut, übersetzt: »Siehe, das ist Salomons Sänfte, von sechzig Helden umgeben.«

Die Kenntnis des sumerisch-babylonischen Kults war natürlich, ebenso wie im ganzen Vorderen Orient, auch bei den Nachkommen Adams und Abrahams verbreitet. Die wichtigsten Hinweise darauf finden sich bei dem Propheten Ezechiel, der bei seinen Strafpredigten gegen den weitverbreiteten Götzendienst mit besonderem Nachdruck darauf hinweist: »Und er (der Herr, d. Verf.) sprach zu mir: Du sollst noch mehr große Greuel sehen, die sie tun. Und er führte mich hinein zum Tor an des Herrn Hause, das gegen Mitternacht steht. Und siehe, daselbst saßen Weiber, die weinten über den Tamuz«* (Ezechiel 8,13–14). Dann später bei der Vision des Tempels: »... Und er sprach zu mir: Du Menschenkind, das ist der Ort meines Throns und die Stätte meiner Fußsohlen, darin ich ewiglich will wohnen unter den Kindern Israel. Und das Haus Israel soll nicht mehr meinen heiligen Namen verunreinigen, weder sie noch ihre Könige, durch ihre Hurerei und durch die Leichen ihrer Könige in ihren Höhen, welche ihre Schwelle an meine Schwelle und ihre Pfosten an meine Pfosten gesetzt haben, daß nur eine Wand zwischen mir und ihnen war ... Nun aber sollen

* Tamuz ist der semitische Name des Dumuzi.

sie ihre Hurerei und die Leichen ihrer Könige fern von mir wegtun« (Ezechiel 43,7–9). Die Anspielungen auf die Hurerei und die »Leichen der Könige in den Höhen« scheinen deutliche Hinweise auf die heilige Hochzeit und die heilige Schattenhochzeit der verstorbenen Könige zu sein. Daß dies damals allgemein verstanden werden mußte, ist nicht zu bezweifeln, denn Ezechiel predigte ja zur Zeit des babylonischen Exils, also in einem Land, das den Kult von den sumerischen Vorgängern vor langem geerbt und sich zu eigen gemacht hatte. Daß damals jüdische Frauen »um den Tamuz weinten«, beweist, wie lebendig der Kult noch zu jener Zeit gewesen sein muß.

Aber der Dichter des Hohenliedes, der »das Bett Salomos« besungen hatte, um das »sechzig Starke aus den Starken in Israel« standen, hatte etliche Jahrhunderte vor Ezechiel gelebt.

Kalender, Jüngster Tag und Jüngstes Gericht

> Alljährlich in der Sonnenwende des Nissan gibt Gott den Seraphim eine neue Kraft ein, und sie recken sich und erheben ihr Haupt höher denn je und jagen einen Schrecken ein den Geistern und den Teufeln und den Dämonen und beschützen mit ihren Fittichen die Menschenkinder vor ihnen.
>
> (Aus einer alten jüdischen Sage)

> Und der Herr sprach zu Moses und Aaron im Lande Ägypten: Dieser Monat soll für euch der erste Monat sein, von ihm an sollt ihr die Monate des Jahres zählen.
>
> (2. Moses 12,1–2)

Die ältesten heute bekannten Kalender, das heißt die frühesten Versuche, das Jahr aufgrund bestimmter Beobachtungen einzuteilen, gehen auf das dritte Jahrtausend vor Christus zurück. Verschiedene Völker, Sumerer, Babylonier, Ägypter, Chinesen, Inder haben sich auf unterschiedliche Weise mit dem Hauptproblem auseinandergesetzt: daß Sonne und Mond, auf die Erde bezogen, je einen eigenen Rhythmus haben. Ein Vergleich der verschiedenen frühen Kalendersysteme würde den Rahmen dieses Buches sprengen. In unserem Zusammenhang wesentlich ist die Frage, ob zwischen den frühesten mesopotamischen Kalendern – die zum Teil von Stadt zu Stadt verschieden waren – und dem jüdischen Kalender ein Zusammenhang wahrscheinlich oder sogar nachweisbar ist.

Die natürliche Einteilung des Sonnenjahres in »Monde«, in Mond-Monate – auch unser eigenes Wort »Monat« ist vom Mond abgeleitet – bildete auch in Sumer die Grundlage der Einteilung, wobei von Zeit zu Zeit, da das Sonnenjahr ja nicht aus genau zwölf Monden besteht, ein Schaltmonat eingeschoben wurde. Der sumerische Monat begann mit dem Neumond, mit dem Aufleuchten des Inanna-Sterns Venus nach der mondlosen Nacht. Das Jahr begann im Frühling, wahrscheinlich im März oder April, nach der Neumondnacht nach der Tag-und-Nacht-Gleiche, die wir als Frühlingsanfang bezeichnen. Daß

unser eigener Kalender sogar heute noch mit dem Mond zusammenhängt – unser Osterfest fällt bekanntlich auf den ersten Sonntag nach dem ersten Frühlings-Vollmond – erleichtert uns das Verständnis für frühe Kalendereinteilungen. Daß man heute von einem »sumerischen Kalender« sprechen darf, obwohl einige frühe Ansätze verschiedener Stadtstaaten bekannt sind, ist auf die starke Ausstrahlung des Inanna-Dumuzi-Kults, der von Uruk ausging, zurückzuführen, der dann von den Babyloniern als Ischtar-Tammuz-Kult übernommen wurde. Ihre Eigenleistung aber war das große akkadische Schöpfungs-Epos ›Enuma elisch‹, das alljährlich am Neujahrstag feierlich vorgetragen wurde. Kontinuierliche Jahreszahlen kannten weder Sumerer noch Akkader. In ihren entzifferten Überlieferungen finden sich nur Angaben darüber, wer in dieser Zeit König war, wodurch eine einigermaßen verläßliche Zeitorientierung möglich wurde.

Das jüdische Passahfest wurde auf ein sehr viel späteres Ereignis zurückgeführt: auf den Auszug der Kinder Israel aus Ägypten. Jedoch schon seit einiger Zeit vertreten Forscher die Auffassung, daß es sich ursprünglich um ein sehr viel älteres Fest gehandelt habe: um eine Feier der Frühlings-Tag-und-Nacht-Gleiche – ein ursprünglich vormosaisches Frühlingsfest oder um ein Ritual zur Entfernung der Unreinheit des alten Jahres. Wenn diese Auffassung zutrifft – und die Wahrscheinlichkeit spricht dafür –, so schließt das nicht aus, daß Moses bewußt den populären Feiertag für den Auszug aus Ägypten gewählt hat.

Nirgends in der Bibel wird das Passahfest als Neujahrstag bezeichnet, es heißt dort nur, daß »dieser Monat der erste Monat sein solle« (2. Moses 12,2), von dem an die Monate des Jahres gezählt werden. Aber der mittelalterliche Raschi, der jedes Wort geradezu unter das Mikroskop zu legen pflegte, entdeckte darin sogar einen Hinweis auf den Neumond, und er sagte dazu: »Gott zeigte ihm (Moses, d. Verf.) den Mond, während dieser sich erneuert, und sagte: Wenn du ihn so siehst, ist Neumond. Nach dem einfachen Sinn bezieht sich dies auf den Monat Nissan, er sprach, dieser sei in der Zahl der Monate der erste. Moses fand die Erneuerung des Mondes zu erkennen schwierig. Er wußte nicht, zu welcher Größe er angewachsen sein müsse, damit man darüber den üblichen Segen sprechen könne. Da wurde ihm mit einem Finger auf den Mond gezeigt und ihm bedeutet: Wenn der Mond so aussieht, solle man den

Segen sprechen.« Auch für die Tatsache, daß der Monat nicht ausdrücklich genannt wird, hat Raschi eine Erklärung gefunden: »Wissen wir denn nicht, in welchem Monat es geschah? Allein Moses sagte: Sehet, welche Gnade euch Gott erwiesen hat! Er befreite euch in einem Monat, der am günstigsten für euren Auszug war, da weder Hitze noch Kälte oder Regen gewesen« (Raschi-Kommentar zu 2. Moses 13,4).

Der jüdische Monat Nisan oder Nissan, in dem das Passahfest gefeiert wird, beginnt Mitte März und endet Mitte April. Die Übereinstimmung mit dem sumerischen Neujahrsfest ist nicht zu übersehen, und beide Feste wurden an mehreren aufeinanderfolgenden Tagen gefeiert. Dies allein würde jedoch nicht genügen, einen frühen Zusammenhang zwischen dem Frühlings-Erneuerungsfest der Sumerer und dem jüdischen Passahfest wahrscheinlich erscheinen zu lassen. Erst beim Vergleich der verschiedenen Funktionen des sumerischen Festes mit gewissen jüdischen Überlieferungen besteht die Hoffnung, solche Zusammenhänge zu rekonstruieren.

Das sumerische Neujahrsfest war, wie wir bereits im vorhergehenden Kapitel gesehen haben, das kultische Fest der Heiligen Hochzeit, bei dem der Stadtfürst als Vertreter des Dumuzi und eine ausgewählte Priesterin als Vertreterin der Inanna ihre Hochzeitsnacht begingen – auf eine Sage, nach der auch Adam in den obersten Himmel geladen war, wurde hingewiesen. Aber es handelte sich nicht nur um einen Fruchtbarkeitskult, nicht nur um ein Fest der alljährlichen Erneuerung der Natur: Es muß zugleich ein »staatspolitisches« Fest gewesen sein. In der langen Hymne auf Inanna (siehe S. 167) steht ziemlich am Anfang ein Satz, über den man leicht hinwegliest, der aber ein besonderes Gewicht besaß: »... daß sie (Inanna, d. Verf.) das Schicksal der Länder entscheide ...« Dieses »Schicksal« bestand darin, daß die Länder, mit denen die mächtigen sumerischen Stadtstaaten teils friedliche, teils kriegerische Handelsbeziehungen unterhielten, ihre vereinbarten Tributzahlungen, Gold und Silber, kostbare Steine, verschiedene Holzarten brachten. Nach einer sumerischen Hymne:

> Die Martu-Nomaden des Gebirges, die kein Getreide kennen,
> kamen mit vollkommenen Rindern, vollkommenen Böcken,
> die Bewohner von Meluchcha, die Leute des »Schwarzen Landes«,
> brachten die Erzeugnisse aller Länder herauf.
> Elamiter und Subaräer trugen Gaben wie säckeschleppende Esel,

die Stadtfürsten insgesamt,
die Verwalter der Flurmarken
brachten allmonatlich und zum Neujahrsfest reichliche Abgaben,
schütteten sie im Palast von Akkade auf den Boden, als wären sie Wasser.

Das Neujahrsfest muß zugleich die Zeit der Tributzahlungen, der Steuern, der Pachtzehnten gewesen sein. Und eine alte jüdische Sage aus der Urzeit:

»Da kam der Abend des Passahfestes, und Adam sprach zu seinen Söhnen: In dieser Nacht wird künftighin Israel dem Herrn Opfer darbringen. Bringet auch ihr eine Gabe vor euren Schöpfer.«

Muß man noch daran erinnern, daß Abel vorschriftsgemäß »von den Erstlingen seiner Schafe, alles ungeschorene Lämmer, und von ihrem Fett« ablieferte, Kain jedoch nur »Abfälle«, die nicht angenommen wurden! Nach einer anderen Sage sprach der Herr zu Kain: »Besserst du dein Tun, so will ich deine Sünde tragen. Wo aber nicht, soll deine Missetat bis zu dem Tage des Gerichts bewahrt werden«, ein unmißverständlicher Hinweis darauf, daß es sich nicht um ein freiwilliges »Opfer«, sondern um fällige Pachtzinsen handelte, deren Nichtbezahlung gerichtlich bestraft wurde.

Diesem »Tag des Gerichts« begegnen wir in der Bibel dann immer wieder. Hiob 31,21: »Denn mit Schrecken dachte ich an Gottes Strafgericht.« Der 2. Petrusbrief 2,4 erinnert daran, daß »Gott Engel, die gesündigt hatten, in finstere Höhlen der Unterwelt hinabgestoßen und zur Aufbewahrung für das Gericht übergeben« hatte, und weiter unten (2,9): »Der Herr weiß Fromme aus der Versuchung zu erretten, Ungerechte aber für den Tag des Gerichts zur Bestrafung zu verwahren.« Der 1. Thessalonikerbrief an Paulus mahnt, daß »Gott auch die Entschlafenen durch Jesus mit ihm zusammenführen« wird, und fährt dann fort: »Denn der Herr selbst wird unter einem Befehlsruf, unter der Stimme eines Erzengels und unter dem Schall der Posaune Gottes vom Himmel herabkommen, und die Toten in Christus werden zuerst auferstehen. Darnach werden wir, die Lebenden, die Übrigbleibenden zugleich mit ihnen entrückt werden in Wolken, dem Herrn entgegen in die Luft. (1. Thessaloniker 4,14 und 16). Im apokryphen Buch Henoch, das wahrscheinlich erst im dritten oder zweiten Jahrhundert v. Chr. entstanden ist, aber auf alten Überlieferungen beruht, befiehlt der

Herr dem Michael, »den Semjaza und alle, die an seinem Verbrechen teilgenommen haben, für siebzig Generationen unter der Erde zu fesseln, bis zum Tage des Gerichts und der letzten Vollendung.« (Buch Henoch, 10 und 15 ff).

Der Gerichtstag war ursprünglich kein Mythos, das spürt man. Er muß einmal gefürchtete Wirklichkeit gewesen sein, ebenso wie das »Heulen und Zähneklappern« jener, denen die Strafen drohten. Daß die Überlieferungen über so lange Zeiträume hinweg lebendig blieben und daß sogar noch nach der Zeitwende damit gerechnet werden konnte, daß dieser Begriff allgemein verstanden würde, beweist, welche tiefen Spuren der Gerichtstag im Bewußtsein hinterlassen hatte.

Aus sumerischen Texten ist mir nur eine Stelle bekannt, in der ein »Tag des Gerichts« ausdrücklich erwähnt wird. Das Recht als Grundlage menschlichen Zusammenlebens war Sache der Götter und wurde in Sumer sehr ernst genommen. Höchster Richter war – als Vertreter des Stadtgottes – der Stadtfürst. In der Tempelbauhymne des Gudea von Lagasch gibt es einen interessanten Hinweis auf das Vorhandensein eines eigentlichen »Gerichtsraumes«: »Zum Schugalam, dem schrecklichen Ort, dem Ort der Gerichtsentscheidung, dem Ort, von dem aus Nigirsu (der Stadtgott, d. Verf.) den Blick auf alle Fremdländer richtet, ließ der Stadtfürst Mastschafe, Edelschafe, fette Böcke und nichtbesprungene Ziegen gehen.« Entziffert worden sind zahlreiche Prozeßurkunden, aus denen hervorgeht, daß für Rechtsstreitigkeiten aller Art Prozeßordnungen existierten mit Geldstrafen, Körperstrafen, der Todesstrafe für bestimmte Vergehen. Daß in der Blütezeit Sumers der gesamte Binnen- und Außenhandel auf genau festgelegten, handelsrechtlichen Bestimmungen beruhte, ist aus vielen Dokumenten nachgewiesen. Auch wurden Listen der Tempelwirtschaft entziffert, auf denen neben den übrigen Besitzgegenständen auch Sklavenkauf, Sklavenmiete und »Eintreibung von Opfergaben« aufgeführt sind.

Mehrere sumerischen Götter und Göttinnen werden in Hymnen auch als Richter angesprochen, so Inanna: »... da erkannte sie den Gerechten, erkannte den Bösen, sprach dem Bösen böses Gericht, vernichtete die Schlechten, schaute den Gerechten freundlich an, bestimmte ihm gutes Geschick.« Baba, Muttergöttin von Lagasch: »Baba, Richterin, die die Entscheidung fällt, gepriesenen Namens, die Gerechte unter den Göttern, die Gemahlin des Helden, Baba, die Gehegte in Himmel und Erde bist du.« Martu, Gott der Martu-Nomaden, der in Sumer als

Sohn des Himmelsgottes An galt: »Böses und Gewalttat macht er zunichte, das Rechte läßt er bestehen, der hohe Gott, der gerechtes Urteil fällt, die Entscheidung versteht ...« In einer Hymne wird jedoch auch der Neujahrstag als Gerichtstag genannt! In einer Hymne auf die Göttin Nansche, die Beschützerin der Witwen und Waisen, findet sich der Hinweis, daß sie »über die Menschen am Neujahrstag richtet«.

In unserer Bibel, im Alten wie im Neuen Testament, wird die Rolle von Gott als gerechtem Richter mit besonderer Eindringlichkeit hervorgehoben, wesentlich stärker als Gott der Schöpfer, Gott der gute Hirte, Gott der Vater, Gott der Herr der Heerscharen. Im Neuen Testament ist der Glaube tief verwurzelt, daß Jesus am Ende der Tage wiederkehren wird, zu richten die Lebendigen und die Toten. Aus welcher Zeit aber mögen ursprünglich die Vorstellungen vom »Jüngsten Tag« und »Jüngsten Gericht« stammen, die in der Frühzeit des Christentums, von der Zeitenwende bis zum Mittelalter, immer deutlichere Formen annahmen und sich bis heute im Bewußtsein erhalten haben: Gott thront als oberster Richter auf seinem Thron. Der Engel neben ihm bläst dröhnend die Posaune. Das große Gericht beginnt. Ein Engel liest Namen aus einem Buch. Gerippe kommen klappernd aus ihren Gräbern hervor. Die Böcke werden von den Schafen geschieden. Erst mit dem christlichen Glauben an die Unsterblichkeit der Seele konnten diese Vorstellungen umfassende Bedeutung erlangen. Aber der archaische Charakter der Bilder weist auf viel frühere Ursprünge hin, auf Erinnerungen an eine Zeit, in der die Trennung von Schafen und Böcken noch einen Sinn gehabt haben muß – auf uralte Erinnerungen an ein Erlebnis, das sich den Menschen unauslöschlich eingeprägt hat: das Letzte Gericht, das Endgericht, das Jüngste Gericht.

Wenn unsere Annahme zutrifft, daß es sich auch hier um Erinnerungen handelt, die auf sehr frühe Eindrücke in der mesopotamischen Heimat des Adamsvolkes während des Zusammenlebens mit den Sumerern zurückgehen, dann bieten sich für die Vorstellungen vom Jüngsten Tag überraschende Erklärungen an. Denn dann sind es Erinnerungen, die alle auf verschiedene Funktionen des sumerischen Neujahrsfestes zurückgeführt werden können: den Tag der Steuerabgaben, den Tag des Gerichts, den Tag der heiligen Hochzeit, die Erneuerung des Lebens und der Fruchtbarkeit.

Zum Ausdruck »Jüngster Tag«, »Jüngstes Gericht« wäre zu-

nächst anzumerken, daß in anderen Sprachen, beispielsweise im Englischen und Französischen, die Übersetzungen »Letzter Tag« und »Letztes Gericht« lauten. Wir kommen dem Sinn am nächsten, wenn wir an unseren eigenen Jahresanfang denken, das heißt Silvester und Neujahr als festliche Einheit ansehen, wobei nach altem Brauch um zwölf Uhr nachts alle Lichter gelöscht und erst nach dem letzten Mitternachtsschlag neu angezündet werden. Es ist, wenn man so will, diese festliche Begegnung des »letzten« und des »jüngsten« Tages, Rückblick auf das vergangene, Ausblick auf das kommende Jahr. In Sumer, wo es weder Uhren noch Kirchenglocken, ja nicht einmal feste Kalendertage gab, galt dies für den durch den »Schwarzmond« fixierten Frühlingsneujahrstag, wobei statt des Glockenschlags das Aufleuchten des Morgensterns oder anderswo der erste Anblick der dünnen Mondsichel den Beginn markierten. Dies haben dann die Nachkommen Adams übernommen: Noch zur Zeit des Herodestempels wurde der Neujahrstag aufgrund der Aussage des ersten Zeugen, der den Neumond gesehen hatte, alljährlich festgelegt, was dann zu Auseinandersetzungen darüber führte, wer als glaubwürdiger Zeuge anzusehen sei. – Das aber war lange nach jener Zeit, in der in Sumer am »jüngsten« oder »letzten« Tag des Jahres die gleiche Bezeichnung auf den höchsten Gerichtstag übertragen wurde, an dem über die Hauptvergehen des vergangenen Jahres das Urteil gesprochen wurde. Daß die Strafen damals nicht eben mild waren, ist dem überlieferten Ausdruck vom »Heulen und Zähneklappern« zu entnehmen. Das Bild, das sich alljährlich über Jahrhunderte hinweg – und möglicherweise auch noch in der nachsumerischen Akkadzeit – den Adamsnachkommen bot, haben sie immer wieder genau beschrieben: Da thronte der Herr, der Stadtfürst auf seinem wahrscheinlich erhöhten Stuhl, umgeben von hohen Würdenträgern. Ein »Himmlischer« blies dröhnend auf einer Posaune. Von einer Schrifttafel las ein anderer die Namen der Zahlungspflichtigen ab, rief sie nacheinander zur Ablieferung ihrer Naturalabgaben auf. Daß diese Überlieferung auf eine sehr frühe Zeit zurückgeht, dafür gibt es einen Anhaltspunkt: Noch sind die Nachkommen Adams Schafhirten, die mit ihren Herden oder Jungtieren kommen! Und dann folgte das, was ihnen einen unauslöschlichen Eindruck gemacht hat: die weiblichen Schafe, die für Milch, Wolle, Nachwuchs sorgten, wurden zur Taxierung auf die eine Seite getrieben, die Böcke auf die andere Seite. Zu vermuten ist, daß die überzähligen

Böcke, die einen Teil der Abgabe bildeten, zur Ernährung der Priester und Beamten bestimmt waren. Erst späte Nachkommen, die keine Hirten mehr waren und den Sinn dieser Überlieferung nicht verstanden, haben dann die Böcke zu »Sündern«, die Schafe aber zu gehorsamen Knechten des Herrn umgedeutet.

Auch für die merkwürdige jüdische Überlieferung, daß am Jüngsten Tag die Gerippe klappernd aus ihren Gräbern auferstehen, gibt es eine einleuchtende Erklärung – ja mehr noch: einen Hinweis auf den Kult jenes Volkes, das die Adamiten als die »Himmlischen« bezeichneten: auf ihren Begräbniskult der Zweitbestattung.

Bei den sensationellen Ausgrabungen der Königsgräber von Ur hatte Leonhard Woolley die Entdeckung gemacht, daß die kostbaren Grabbeigaben unangetastet waren und ebenso die Gerippe der mit dem König begrabenen Gefolgsleute, die ihm freiwillig in den Tod gefolgt waren. Diese Gefolgschaft befand sich immer im Vorraum des Schachtgrabes. Die innerste Kammer dagegen, das eigentliche Königsgrab, war leer, mit Erde gefüllt, und zwar ohne daß Anzeichen einer gewaltsamen Öffnung vorhanden gewesen wären. In der Folge wurde dann festgestellt, daß sich in der Decke der Königskammer ein Loch befand sowie eine goldene Säge, ein goldener Meißel, symbolisches Werkzeug also. Heute weiß man, daß der König, die Verkörperung des Dumuzi-Tamuz, nach dem Glauben der Sumerer wie dieser aus dem Grabe aufersteht. Seine Überreste wurden von oben herausgeholt, am Tag der heiligen Hochzeit neben die Priesterin, die die Inanna verkörperte, gelegt, bevor sie ihre endgültige Ruhestätte fanden. Das geschah am ersten Neujahrestag nach dem Tod des Königs. Dieser Brauch muß sich auch in Babylon noch lange erhalten haben: Der Prophet Ezechiel beklagt sich nicht nur darüber, daß jüdische Frauen am Eingang des Tempels sitzen, »die den Tamuz beweinen« (8,14), sondern er erzählt auch ausführlich, wie ihm in einer Vision der künftige Tempel in Jerusalem gezeigt wird, und dann spricht die Stimme des Herrn zu ihm: »Das Haus Israel wird hinfort meinen heiligen Namen nicht mehr entweihen, weder sie noch ihre Könige, durch ihre Treulosigkeit und durch die Leichname ihrer Könige bei deren Tode, indem sie ihre Schwelle an meine Schwelle und ihre Türpfosten neben meine Türpfosten setzten, so daß nur die Mauer zwischen mir und ihnen stand ... Nun aber werden sie ihre Treulosigkeit und die Leichen ihrer Könige

von mir hinwegtun, und dann will ich für immer unter ihnen wohnen« (Ezechiel 43,7–9).

Der Brauch der Zweitbestattung wurde bei mehreren vor- und frühgeschichtlichen Völkern festgestellt, deren religiöse Vorstellungen in Verbindung mit dem Sonnenjahr eine Antwort auf das große menschliche Problem der Unsterblichkeit, des Lebens nach dem Tode suchten. Die während des Jahres Gestorbenen oder auch nur ihre Könige oder Führer wurden zunächst vorläufig beigesetzt. Zu Beginn des neuen Jahres, im Norden zur Zeit der Wintersonnwende, im Mittleren Osten im Frühling, wurden sie aus ihren Gräbern hervorgeholt, und genau festgelegte kultische Handlungen markierten ihre Auferstehung, ihre Rückkehr aus der dunklen Unterwelt in das Land der Lebenden. Im Gegensatz zum alten Ägypten, wo Körper und Seele als untrennbare Einheit angesehen und die gestorbenen Könige daher durch Einbalsamieren »unsterblich« gemacht wurden, glaubten die Sumerer und später die Babylonier ihren verstorbenen Königen durch Gleichsetzung mit Dumuzi-Tamuz das Tor zur Rückkehr durch die symbolische Heilige Hochzeit am Neujahrstag nach ihrem Tode zu öffnen. Erst dann fanden ihre Körper ihre letzte Ruhestätte.

Die frühen Nachkommen Adams hofften nicht auf ihre eigene Unsterblichkeit – Adams Ungehorsam hatte diesen Glauben vernichtet. Erst viel später sollte das Warten auf den versprochenen Messias neue Jenseits-Hoffnungen wecken. Ihre alten Überlieferungen, daß am Jüngsten Tag Gerippe klappernd aus ihren Gräbern hervorgekommen seien, bezogen sich bestimmt nicht auf ihren eigenen Gottesglauben. Aber es war auch nicht Phantasie. Es waren Erinnerungen des Volkes, dessen scharfe Beobachtungsgabe ebenso groß war wie seine gewissenhafte Weitergabe des Beobachteten an die nächste Generation. Die Beobachtungen aber müssen mindestens ein Jahrtausend älter sein als die Warnungen des Propheten Ezechiel, der »das Weinen israelischer Frauen um den Tamuz« als Greuel bezeichnete und vor der Entweihung des Tempels durch die Nachbarschaft »mit den Leichen ihrer Könige« in Babylon warnte!

Von Bab-ilu nach Babylon

> Wohlan, lasset uns eine Stadt und einen Turm bauen, dessen Spitze bis an den Himmel reiche, daß wir uns einen Namen machen.
>
> (1. Moses 11,4)

Der Turmbau von Babel ist eine der kürzesten, eine der eindruckvollsten und zugleich eine der unbegreiflichsten Erzählungen aus der Genesis. Zur Auffrischung des Gedächtnisses sei sie hier in ihrem vollen Umfang abgedruckt:

»Es hatte aber alle Welt einerlei Zungen und Sprache. Und da sie nun zogen von der Morgenseite her, fanden sie ein ebenes Land Sinear und wohnten daselbst, und sie sprachen untereinander: Wohlan, lasset uns Ziegel streichen und brennen! Und sie nahmen Ziegel statt Stein und Erdharz statt Kalk. Und sie sprachen: Wohlan, lasset uns eine Stadt und einen Turm bauen, dessen Spitze bis an den Himmel reiche, daß wir uns einen Namen machen. Denn wir werden sonst zerstreut in alle Länder.

Da fuhr der Herr hernieder, daß er sehe die Stadt und den Turm, die die Menschenkinder bauten. Und der Herr sprach: Siehe, es ist einerlei Volk und einerlei Sprache unter ihnen allen. Sie haben das angefangen zu tun. Sie werden nicht ablassen von allem, was sie sich vorgenommen haben zu tun. Also zerstreute sie der Herr von dannen in alle Länder, daß sie mußten aufhören die Stadt zu bauen. Daher heißt ihr Name Babel, weil der Herr daselbst verwirrt hatte aller Länder Sprache und sie zerstreut von dannen in alle Länder« (1. Moses 11,1–9).

Merkwürdig ist schon die Stelle im ersten Buch Moses, wo diese Erzählung, die immer wieder die Phantasie von Künstlern angeregt hat, ihren Platz gefunden hat: nämlich wie ein Findling in einer völlig anderen Landschaft, eingeklemmt zwischen die Aufzählung der Nachkommen der drei Noah-Söhne Sem, Ham und Japhet unmittelbar davor und eine zweite Aufzählung der Nachkommen nur von Sem unmittelbar danach. Man hat den Eindruck, daß bei der Endredaktion des Alten Testaments Unsicherheit darüber bestand, wo diese uralte Überlieferung zeitlich einzuordnen sei.

Merkwürdig aber ist vor allem die Erzählung selber. Warum sollten, so hat sich schon mancher Bibelleser gefragt, die Menschen damals keinen Turm und keine Stadt bauen? Warum hat sie Gott daran gehindert, es aber zugelassen, daß sie später noch viele Türme und Städte bauten? Allerdings ist es möglich, daß der ursprüngliche Sinn der entscheidenden Stelle schärfer formuliert ist als die uns geläufige Bibelübersetzung. In der wortgetreuen Übersetzung des Pentateuch von Julius Dessauer ist der Satz als Frage übertragen: »und solches ist der Anfang ihres Tuns! Und nun, soll denn nicht abgeschnitten werden ihnen, alles, was sie ersonnen haben, auszuführen?« Auch der mittelalterliche Raschi legt in seinem Kommentar Wert auf die Fragestellung: »Sie sind *ein* Volk, sie haben *eine* Sprache und Frevelhaftes haben sie begonnen. Frageweise: Sollte dies ihnen nicht verwehrt werden?« Aber auch Raschi gibt keine Erklärung, warum der geplante oder begonnene Bau »etwas Frevelhaftes« ist.

Mir ist keine andere biblische Erzählung bekannt, bei der das Nichtbegreifen eines unerforschlichen göttlichen Ratschlusses sich in ein ebenso klares Verstehen verwandelt, sobald man sich vorstellt, daß es sich um Auseinandersetzungen von Menschen mit Menschen, von Völkern untereinander gehandelt haben muß.

Der Turmbau von Babel, so wie ihn uns die Bibel überliefert hat, ist kein Mythos, keine Legende, keine dichterische Erzählung. Es ist, einmal mehr, ein Bericht, ein geradezu nüchterner Bericht über tatsächliche Vorgänge, ihre Vorgeschichte, ihre Folgen. Heute, wo die Frühgeschichte von Mesopotamien in großen Zügen bekannt ist, sollte es möglich sein, nicht nur diese Vorgänge selbst, sondern auch ungefähr die Periode, in der sich dies zugetragen hat, zu erkennen.

Daß schon seit dem vierten vorchristlichen Jahrtausend neben den neueinwandernden Sumerern auch vom Fruchtbaren Halbmond her ständig semitische Wanderwellen im Zweistromland Fuß faßten, ist bekannt – zu den frühesten gehörte wahrscheinlich der kleine, unbedeutende Adamsstamm. Auch die gegenseitigen Kontakte von Sumerern und Semiten sind längst nachgewiesen: In entzifferten sumerischen Texten finden sich semitische Ausdrücke und Namen, in akkadischen Texten sumerische Wörter. Von der Zeit des großen semitischen Herrschers Sargon von Akkad an – 2350 vor Christus – ist die Geschichte Sumers bis zum endgültigen Verschwinden mitbestimmt vom teils friedlichen, teils feindseligen Nebeneinander

dieser so verschiedenen Volksgruppen, die sich zudem immer wieder der Überfälle wilder Bergvölker zu erwehren hatten: Die Zerstörung der Städte ist das Hauptthema der sumerischen Klagelieder.

Der verhinderte Turmbau von Babel muß, diese Überzeugung sei hier ausgesprochen, auf die Vor-Sargonzeit zurückgehen, auf eine Periode, als die sumerischen Stadtstaaten das Land beherrschten, untereinander Kriege um »das Königtum« führten, aber keine semitische Konkurrenz aufkommen ließen. Es muß eine Zeit gewesen sein, in der verschiedene semitische Stämme, deren kulturelle und technische Entwicklung auf unterschiedlicher Höhe war, nebeneinander existierten und verschiedene Dialekte einer semitischen Grundsprache sprachen. Sie müssen vertraut mit der Bautechnik der Sumerer, der Herstellung und Verwendung von Ziegeln gewesen sein. Nach der Bibel scheint es, daß noch keiner dieser Stämme eine führende Rolle gespielt hat – es muß vor der »Akkad-Zeit« gewesen sein. Immerhin muß die Initiative zu einem Zusammenschluß von einem Stamm, von einer Gruppe ausgegangen sein: Wir wollen gemeinsam eine Stadt bauen und einen Turm, so hoch wie die Himmelsburg, daß wir uns einen Namen machen! Sie zogen »von der Morgenseite her«, also von Osten, in nordwestlicher Richtung und wählten als Siedlungsplatz ein unbesiedeltes Gebiet »im Land Sinear«, womit nach der Meinung der meisten Forscher das »Land Sumer« gemeint war – etwa an der Stelle, wo viel später Babylon erblühen sollte. Und obwohl der damalige sumerische Herr – wir wissen nicht, bei welcher sumerischen Stadt das Königtum damals war – mit seinen Heerscharen diesen kühnen Plänen ein frühzeitiges und gewaltsames Ende setzte und die verschiedenen Gruppen und Stämme »in alle Länder zerstreute«, ihnen neue »Heimatländer« zuwies, wie man es heute nennen würde – trotz alledem ist, von unserer Zeit her betrachtet, die Zeitwende, der Anbruch einer neuen Zeit spürbar: Die Herren von morgen haben ein Signal gesetzt, haben erstmals ihren Anspruch, sich »einen Namen zu machen«, angemeldet. Und dieser Name, richtiger: diese Namen wurden zum Begriff: Akkader, Babylonier, Assyrer, während sogar der Name Sumer auf Jahrtausende in Vergessenheit geriet, obwohl ihre Sprache, ihre Götter, ihre Kultur, ihre Errungenschaften die Zukunft ihrer Nachfolger mitprägten.

Als Zeitpunkt für den biblischen Turmbau wäre demnach, wenn die hier gegebene Deutung zutrifft, etwa die Mitte des

dritten vorchristlichen Jahrtausends anzunehmen. Das sind rund zwei Jahrtausende vor dem Neubau des Turms von Babel durch den Chaldäerkönig Nebukadnezar II., des »Etemenanki«, jenes gewaltigen Turmtempels, der mit seiner Höhe von neunzig Metern und einer Grundfläche von über achttausend Quadratmetern in der Antike als eines der sieben Weltwunder angesehen wurde. Der Name »Etemenanki« ist sumerisch und bedeutet »Haus-Tempelbezirk-Himmel-Erde«, ein Tempel, der Himmel und Erde verbindet. Aber zwischen diesem Weltwunderbau und dem biblischen Turm von Babel wurde »Etemenanki« mindestens einmal, wahrscheinlich aber zweimal neu erbaut und wiederum zerstört, das letzte Mal durch den Assyrerkönig Sanherib, zugleich mit der Zerstörung der Stadt Babylon, 689 v. Chr., ein Jahrhundert vor der Babylonischen Gefangenschaft der Juden. »Bab-ilu«, das »Tor Gottes«, wie die Altbabylonier ihre Stadt genannt hatten, wurde zum Tor des Unfriedens und der Zerstörung, stand immer wieder im Mittelpunkt der Auseinandersetzungen der Mächtigen, und seine Einwohner wurden immer von neuem »in alle Länder zerstreut«.

Daß sich in der Genesis ein Hinweis auf Babel sogar noch ein Kapitel vor dem Turmbau findet, sei hier am Rande vermerkt. Es handelt sich um die Stelle, in der von Nimrod die Rede ist, der nach dem biblischen Geschlechtsregister ein Nachkomme des Noah-Sohnes Ham gewesen sei: »Kusch aber zeugte den Nimrod. Der war der erste Gewaltherrscher auf Erden. Dieser ward ein gewaltiger Jäger vor dem Herrn. Daher sagt man: ein gewaltiger Jäger vor dem Herrn wie Nimrod. Und der Anfang seines Reiches war Babel, Erech, Akkad und Kalne im Land Sinear. Von diesem Lande zog er aus nach Assur und baute Niniveh, Rehoboth-Ir und Kelah und Resen zwischen Niniveh und Kelah, dies ist die große Stadt« (1. Moses 10,8–12). Dies scheint ein geschichtlicher Bericht zu sein, der jedoch bei näherer Betrachtung etliche Rätsel und Möglichkeiten von Fehlinterpretationen enthält.

Nimrod nämlich ist nicht nur ein Personenname, sondern der Name einer bedeutenden assyrischen Stadt bei Kalach oder sogar gleichbedeutend mit Kalach, und in dieser Stadt befand sich der Tempel des Kriegs- und Jagdgottes Ninurta. Nimrod ist aber nach neueren Forschungen ein zweiter Name eben dieses sumerisch-akkadischen Gottes Ninurta – eine einleuchtende Erklärung dafür, warum wir bis auf den heutigen Tag einen

leidenschaftlichen Jäger als einen »großen Nimrod« bezeichnen.

Dies ist jedoch noch nicht alles. Denn auch das im Genesis-Text genannte »Assur« hatte doppelte oder sogar dreifache Bedeutung. Einerseits bezeichnete es die Hauptstadt des großen assyrischen Reiches. »Aschschur« war aber auch der Stadtgott der Stadt Aschschur. Und schließlich war es nach dem Geschlechtsregister der Name eines Sohnes des ältesten Noah-Sohnes Sem! Was ist nun im Genesis-Text gemeint? Unsere Zwingli-Bibel hat sich, ebenso wie vorher schon Luther, für die Stadt Assur entschieden: Nimrod zog aus nach Assur. Andere Übersetzer sind anderer Meinung. Der hier mehrfach zitierte Julius Dessauer übersetzt: »Aus diesem Lande (Sinear, d. Verf.) ging Aschur aus und baute Niniveh ...« Der mittelalterliche Raschi, der die biblischen Texte minutiös untersuchte, hat für den Text und die Schreibweise eine noch weitergehende Deutung gefunden: Der große Jäger Nimrod nämlich habe angefangen, »die Menschen gegen Gott aufzuwiegeln durch den sträflichen Rat zum Turmbau. Nimrod fing die Menschen mit hinterlistigen Reden und verleitete sie, gegen Gott sich aufzulehnen, geflissentlich vor Gott zu freveln. Von jedem böswilligen, frechen Menschen, der Gott seinen Herrn kennt und vorsätzlich sich gegen ihn empört, von einem solchen sagte man: Der ist wie Nimrod. Sobald Aschur sah, daß seine Kinder dem Nimrod Gehör gaben, sich gegen Gott aufzulehnen und den Turm zu bauen, ging er von seinem Lande weg.«

Die so völlig verschiedenartige Interpretation der wenigen Zeilen ist ein Beispiel für die zahlreichen manchmal zufälligen Einflüsse, für die irrtümlichen Deutungen und Übersetzungsfehler in biblischen Überlieferungen während Jahrhunderten und Jahrtausenden. Sie sind aber zugleich ein Beispiel für die enge Verflechtung der Geschichte des Adamsvolkes mit der Geschichte von Sumer und Akkad. Auch wenn wir nicht wissen, wer jener »erste Gewaltherrscher auf Erden« war, den die Bibel Nimrod genannt hat – könnte es Sargon der Große gewesen sein? –, und auch wenn wir die langen Geschlechtsregister der Noah-Söhne als nachträgliche Konstruktionen zur Erklärung einer immer größer werdenden, immer unübersichtlicheren Welt erkennen: sogar dann tritt der unmittelbare Zusammenhang zwischen der Frühgeschichte des Adamsvolkes vor Abraham und der beiden großen Völker im Zweistromland im-

mer deutlicher, häufig mit überraschenden neuen Erkenntnissen hervor.

Die politische Weitsicht und das frühzeitige Eingreifen der damaligen Herren von Sumer haben es nicht verhindern können, daß die seinerzeit begonnene Stadt Bab-ilu gegen 1750 v. Chr. unter der Herrschaft des überragenden Herrschers Hammurabi zur Hauptstadt eines semitischen Großreichs wurde. Aber immer wieder durch die folgenden Jahrhunderte überfielen fremde Völker die blühende Stadt, zerstörten ihre Straßen, verschleppten die Statuen ihrer Götter. Und immer wieder wurden ihre Bewohner »in alle Länder zerstreut«.

Der merkwürdige Henoch

> Und Henoch wandelte mit Gott. Und nachdem er den Methusala gezeugt, lebte er noch dreihundert Jahre und zeugte Söhne und Töchter. So betrug Henochs ganze Lebenszeit dreihundertfünfundsechzig Jahre. Henoch wandelte mit Gott, und auf einmal war er nicht mehr da. Denn Gott hatte ihn hinweggenommen.
>
> (1. Moses 5,22–24)

Der Weg von Urvater Adam bis zu seinem Nachkommen Henoch ist nach der Genesis sieben Generationen lang: Henoch war nach dem überlieferten Stammbaum, der von Seth bis Noah reicht, ein Sohn des Jared, Vater des Methusala, Urgroßvater des Noah. Aber auf dem Weg von der Urzeit in ein neues Zeitalter bedeutet Henoch, von dem die Bibel fast nichts, die nebenbiblischen Überlieferungen aber sehr viel erzählen, eine Station besonderer Art, ein Signal der bevorstehenden Umwälzungen. Hatten bisher schon von Adam an ehrgeizige Fürsten unter den Himmlischen, ungehorsame Engel also, von Semael bis Azazael und Semhazai, die »Menschen« gegen ihren Herrn aufgestachelt, zum Ungehorsam verführt, ihnen Geheimnisse verraten, mit Menschentöchtern Kinder gezeugt und einen seit Enos' Tagen ständig wachsenden Anhang im Adamsvolk gefunden, so begegnen wir mit Henoch erstmals einem Adamsnachkommen, der die Partei des Herrn ergreift und versucht, sein Volk, das schon längst nicht mehr nur aus Hörigen und Schafhirten bestand, für den Herrn zurückzugewinnen. Es war nach unserer Deutung eine der Episoden in den langen Auseinandersetzungen zwischen Sumerern und Semiten in Mesopotamien – für das Adamsvolk aber ein erregendes und unvergeßliches Erlebnis, denn »auf einmal war Henoch nicht mehr da, denn Gott hatte ihn hinweggenommen«.

Auch wenn die wenigen Sätze in der Genesis Rätsel aufgeben, so kann das allein nicht die phantasievolle Farbigkeit erklären, die die Henoch-Gestalt für spätere Generationen besaß. Das Gegenteil scheint richtig: Die Sätze in der Bibel sind nur ein schwaches Echo der zahlreichen nebenbiblischen Überlieferungen, Erzählungen, die zum Teil mythologische Züge aufweisen,

zum Teil aber den unverkennbaren Stempel eines Berichts über ungewöhnliche Ereignisse oder Beobachtungen tragen.

Bei diesen Sagen handelt es sich um zwei voneinander unabhängige Themenkreise. Der eine bezieht sich auf das irdische Walten des Henoch, auf seine Beziehungen zu seinen Mitbürgern, seine Bemühungen, sie zu belehren, sie auf Gottes Wege zurückzuführen. Der zweite Themenkreis ist der Himmelfahrt gewidmet, wo er, unter dem neuen Namen »Matatron«, anfangs von den Engeln abgelehnt, aber von Gott bevorzugt behandelt wurde und eine wichtige Rolle spielte. Aus beiden Themenkreisen hat Micha Josef BinGorion mehrere Sagen in sein Sammelwerk ›Sagen der Juden‹ aufgenommen. Hier, noch stärker als in den Sagen um Adam und Eva, Semael und Lilith, Kain und Abel treten die starken Gegensätze in Erscheinung, nicht nur zwischen den Herren und den Beherrschten, sondern auch innerhalb dieser beiden Lager. Sicher ist Ähnliches im Lauf der Jahrtausende an manchen Orten auf der Erde geschehen. Aber mir ist keine andere Quelle bekannt, die vom frühen Stadium des Zusammenlebens von Völkern – später hätte man sie als »Herren« und »Sklaven«, als »Kolonisatoren« und »Eingeborene« bezeichnet – ein so beeindruckendes Bild gegeben und in mündlicher Tradition an die Nachkommen weitergegeben hätte. Warum, so mag man sich fragen, ist nicht eine stärkere Ausstrahlung davon in der Heiligen Schrift zu finden? Daß die Überlieferungen nicht verschwanden, sondern sogar noch zur Zeitenwende lebendig waren, dafür gibt es einen Beweis: das apokryphe Buch Henoch, das wahrscheinlich etwa im dritten vorchristlichen Jahrhundert entstanden ist. Ein Zitat daraus findet sich sogar im Neuen Testament, in dem poetischen Brief des Judas, in dem dieser gegen die Gottlosen wettert und sie mit den Engeln vergleicht, »die ihre Würde nicht bewahren, sondern ihre eigene Wohnung verließen ... Wolken ohne Wasser, die von Winden vorübergetrieben werden, Bäume im Spätherbst ohne Früchte, zweifach abgestorben, entwurzelt, wilde Meereswellen, die ihre eigenen Schändlichkeiten ausschäumen, Irrsterne, denen die dunkelste Finsternis für ewig aufbehalten ist. Dementsprechend hat über diese Henoch, der siebente von Adam an, geweissagt: Siehe der Herr ist gekommen mit seinen heiligen Zehntausenden, um wider alle Gericht zu halten und alle Gottlosen zu bestrafen ...« – wobei die »Weissagung« dem Buch Henoch entnommen ist.

Dann aber geriet das Buch Henoch in Vergessenheit. Der

frühkirchliche christliche Kirchenvater Origenes weist in einem Brief an Africanus darauf hin, daß die jüdischen Schriftgelehrten alles, was Zweifel am Dogma erregen könnte, der Kenntnis der Gläubigen entziehen, »was sie nicht daran hindert, Werke dieser Art unter ihren eigenen Apokryphen und Geheimbüchern sorgfältig aufzubewahren«. Das frühe Christentum stand nicht zurück: Das Konzil von Laodizea in Phrygien, in der zweiten Hälfte des vierten Jahrhunderts, erließ ein Verbot, von den Engeln und den göttlichen Hierarchien zu sprechen, und das fünfte Konzil in Konstantinopel verurteilte Origenes, der offenbar eine offenere Einstellung gehabt hatte, als Ketzer.

Für mehr als ein Jahrtausend geriet das Buch Henoch, in dem auch von ungehorsamen Engeln ausführlich erzählt wird, in Vergessenheit. Erst Ende des achtzehnten, Anfang des neunzehnten Jahrhunderts gelang es, eine äthiopische, ursprünglich aramäische Fassung zu finden, die zunächst ins Englische, später auch in andere Sprachen übersetzt wurde. Die komplette deutsche Übersetzung stammt von Paul Riessler, der sie in seinen Sammelband ›Altjüdisches Schrifttum außerhalb der Bibel‹ aufgenommen hat.

Vom irdischen Wirken des Henoch, das uns hier zunächst beschäftigen wird, ist im Buch Henoch nicht die Rede. Dort sind es vor allem Visionen und Träume, in denen ihm Vergangenes und Zukünftiges gezeigt wird, die Geschichte vom Fall der Engel und ihrer Bestrafung, aber auch astronomisch-astrologische und geologische Deutungen, gesegnete und verfluchte Orte, die Geheimnisse von Donner und Blitz – ein vielseitiges und umfangreiches Lehrbuch also und zugleich ein Werk antiker Mystik, das bekannte Überlieferungen mit den rätselhaften Vorgängen im Himmel und auf Erden in Beziehung zu setzen unternimmt.

Über den irdischen Henoch jedoch, der viele Merkmale einer historischen Figur besitzt, müssen neben dem Stammbaum in der Genesis alte Überlieferungen existiert haben, die auf Erinnerungen beruhen. Hier seine Geschichte, aus mehreren, von BinGorion in sein Sammelwerk aufgenommenen Sagen zusammengefügt:

»Henoch haßte die gottlosen Wege der Menschen, denn seine Seele hing an der Zucht und an dem Wisssen, und er erkannte die Wege des Herrn. In seiner Weisheit schied er sich ab von den Menschenkindern und hielt sich vor ihnen verborgen viele Tage.

Und es geschah nach Jahr und Tag, da rief ihn ein Engel Gottes vom Himmel und sprach zu ihm: Mach dich auf und geh aus dem Haus, woselbst du dich verborgen hältst, und geh hin zu den Menschenkindern, daß du ihnen den Weg weisest, den sie gehen sollen. Da machte sich Henoch auf und ging aus der Kammer, woselbst er sich nach dem Befehl Gottes aufgehalten hatte, und begab sich zu den Menschenkindern. Er wies ihnen die Wege des Herrn und tat ihnen kund die Zucht Gottes. Dann ließ er allerorts, wo Menschen wohnen, ausrufen: Wer von den Wegen Gottes wissen will und von dem guten Werk, der komme zu Henoch. Und Henoch ward König über die Menschen nach Gottes Wort, und er unterwies die Menschen in der Weisheit des Herrn und zeigte ihnen seine Wege. Es dienten auch die Menschen dem Herrn alle Tage, da Henoch noch mit ihnen war. Sie baten ihn, er möge über sie herrschen, und er willigte ein. Alsdann versammelten sie sich alle, es waren ihrer gegen hundertdreißig Könige und Fürsten, und setzten den Henoch über sich zum König, und Henoch machte Frieden unter ihnen allen. Friede war auf Erden in den Tagen Henochs, er übte Recht und Gerechtigkeit an seinem Volk und führte es die Wege Gottes.

Dann nahm Henoch sich vor, sich abermals von den Menschen zu trennen, sich von ihnen abzusondern und sich vor ihnen zu verbergen, um dem Herrn zu dienen. Aber er hielt sich nicht mehr alle Tage vor ihnen verborgen, sondern er blieb ihnen fern drei Tage und erschien ihnen für einen Tag. Also taten sie nach dieser Weise viele Tage und Jahre. Nachher hielt sich Henoch vor ihnen verborgen sechs Tage und erschien seinem Volk nur einen Tag. Nachher erschien er ihnen nur einen Tag im Monat, nachher nur einen Tag im Jahr, bis alle Könige und alle Menschenkinder danach lechzten, Henochs Angesicht zu schauen und seine Worte zu hören.

Und es geschah, als alle Könige und alle Fürsten und alle Menschenkinder um Henoch waren, da rief ein Engel den Henoch vom Himmel, denn er gedachte ihn in den Himmel zu bringen und ihn zum König zu machen über die Kinder Gottes, wie er auf Erden König über die Menschenkinder war. Da versammelte Henoch noch einmal um sich alle Menschenkinder und gab ihnen Rechte und Gesetze, die sie auf Erden üben sollten. Danach stiftete er Frieden unter ihnen und belehrte sie über die Ordnung der Welt. Er gebot ihnen noch einmal, dem Herrn zu dienen und auf seinen Pfaden zu wandeln.

Da fuhr ein Roß im Sturm auf die Erde nieder, und Henoch bestieg das Roß und ritt von dannen. Und alle Menschenkinder gingen mit ihm einen Tagesweg, und andere noch einen Weg von sechs Tagen. Und am siebenten Tag geschah es, daß Henoch im Wetter in den Himmel fuhr auf feurigen Rossen im feurigen Wagen. Es waren der Tage Henochs, die er auf Erden lebte, dreihundertfünfundsechzig Jahre.«

Der Abstand, der zwischen dem primitiven Schafhirten und Gartenarbeiter Adam und der rätselhaften Führergestalt des Henoch liegt, der sich immer mehr von seinem eigenen Volk, den »Menschen« zurückzog und sich versteckte und »mit dem Herrn wandelte«, scheint viel größer als nur sieben Generationen zu sein. Der Gedanke, daß hier Geheimnisse verborgen sein müssen, drängt sich auf und hat bestimmt mit zur Sagenbildung beigetragen.

Das Zeitalter der Unruhe hatte schon vier Generationen vor Henoch begonnen, mit Enos, der nach der Genesis ein Enkel von Adam war – wobei es sich bei der Generationenzahl natürlich nicht um zuverlässige Zeitangaben handeln kann, die »Stammbäume« waren ja erst nach vielen Jahrhunderten mündlicher Überlieferung redigiert und niedergeschrieben worden. Zu Enos' Zeiten hatte man »begonnen, den Namen des Herrn anzurufen«, der, wie wir sahen, ein geheimgehaltenes Paßwort zum Eintritt in die Himmelsburg war. Das Zusammenleben von Herrschern und Hörigen, von befehlenden »Himmlischen« und zu Gehorsam verpflichteten Erdbewohnern muß schon bald nach dem Frühstadium schwersten Belastungen ausgesetzt gewesen sein. Die Bevölkerungszahlen der einen wie der anderen wuchsen sowohl durch natürliche Vermehrung wie durch Neueinwanderungen sehr schnell. Hinzu kam als neuer Machtfaktor eine immer größere Anzahl von Mischlingen, von »Kainsvölkern«, wie sie bald genannt wurden. Immer mehr »Himmlische« drängten aus der Enge der Himmelsburg hinaus, bauten bereits bestehende Siedlungen zu eigentlichen Städten aus. Neue Kontakte, aber auch Zusammenstöße mit neuen semitischen Einwanderern und mit dem gelehrigen Adamsvolk fanden statt. Unruhe, innere Revolten, Gehorsamsverweigerung, Sittenzerfall nahmen immer mehr zu und erreichten einen Höhepunkt in der Zeit des Noah. Die wahrscheinlich nicht sehr lange Zwischenperiode, die mit dem Namen Henoch verbunden ist, markiert den Versuch – wir wissen nicht in welchem der mesopotamischen Stadtstaaten –, eine Umkehr herbeizuführen,

in Zusammenarbeit der Führung mit einer geeigneten und willigen Persönlichkeit aus dem »Menschenvolk« die eigene Herrschaft zu befestigen – ein Vorgehen, das bis in unsere Tage hinein immer wieder angewendet wird. Darüber hinaus gewinnt man allerdings den Eindruck, daß eine ungewöhnlich starke persönliche Zuneigung und Freundschaft den damaligen Herrn mit Henoch verbunden haben muß. Gewisse Andeutungen auf eine solche Beziehung könnte man bereits im Genesistext vermuten, in der doppelten Betonung »Henoch wandelte mit Gott« sowie in einigen Sätzen aus den oben wiedergegebenen Sagen wie zum Beispiel: »Henoch ... ging aus der Kammer, woselbst er sich nach dem Befehl Gottes aufgehalten hatte.« Wesentlich bedeutsamer aber sind in dieser Beziehung die Sagen, die die »Himmelfahrt« des Henoch und die Rolle, die er unter den Himmlischen spielte, beschreiben. Aus diesen Sagen:

»Als der Herr Henoch in den Himmel bringen wollte, schickte er nach ihm den Fürsten Auphiel aus, der nahm ihn vor den Augen der Menschen hinweg und ließ ihn fahren im feurigen Wagen mit feurigen Rossen. Die Diener des Herrn liefen voran, und Henoch stieg in den obersten Himmel, wie die Herrlichkeit des Herrn selber. Aber die heiligen Tiere, die Räder, die Seraphim, die Cherubim und die feurigen Diener, die rochen sein Kommen und sprachen: Was ist der Geruch eines vom Weibe Geborenen, daß er nach dem obersten Himmel kommen darf und unter uns, den aus Feuerflammen Gehauenen, seinen Dienst nimmt? Da erwiderte ihnen der Herr und sprach: Ihr meine Diener, ihr meine Krieger, nicht soll euch übelgefallen, was ich tue. Denn seht, alle Menschenkinder sind mir abtrünnig geworden, mir und meinem großen Reich. Sie gingen und dienten fremden Göttern. Da nahm ich meine Herrlichkeit von ihnen und kam nun wieder nach oben. Nur dieser hier, den ich von ihnen emporhob, der ist von allen ausersehen, und er übertrifft sie alle durch seinen Glauben, durch seine Gerechtigkeit und durch seine Taten. Und dies ist der Entgelt, den allein ich von der Welt da unten habe.

Und der Herr bestimmte über Henoch, welcher nachher Matatron geheißen, daß er den Stuhl seiner Herrlichkeit täglich bedienen sollte ... Er machte ihm einen Stuhl, ähnlich wie der Stuhl seiner Herrlichkeit, und stellte den Stuhl am Eingang zum siebenten Söller und setzte Matatron darauf, und sein Ruf erging von Himmel zu Himmel: Matatron, meinen Knecht, habe ich zum Fürsten und zum Mächtigen über alle Fürsten meines

Reiches ernannt und über alle Himmelskinder, außer den acht Gewaltigen und Schrecklichen, die mit dem Namen Gottes genannt werden nach dem Namen ihres Königs. Und jeder Engel, der ein Anliegen an mich hat, soll erst vor den Matatron treten und mit ihm sprechen. Und jedes Wort, das er zu euch spricht in meinem Namen, sollt ihr hüten und befolgen. Und der Herr setzte Matatron die Krone aufs Haupt und nannte ihn den kleinen Gott vor dem Angesicht der ganzen himmlischen Sippe. Und aus der übergroßen Liebe, mit der der Herr Matatron liebte – er liebte ihn mehr denn alle Himmelskinder –, schrieb er mit seinem Finger und mit flammendem Stift in die Krone Matatrons die Zeichen, durch die sind erschaffen worden der Himmel und die Erde. Zweiundneunzig Namen von seinem wahren, unverstellten Namen, welcher auf den Stuhl seiner Herrlichkeit geschrieben ist, gab der Herr Matatron. Auch zweiundzwanzig Siegel, die der Herr mit seinem Finger geprägt, übergab er dem Matatron. Dies sind die Siegel, mit denen alle Ordnungen des Araboth besiegelt sind. Und Henoch ward zu Matatron, dem großen Schreiber.

Als der Hohepriester Ismael, der Sohn Elisas, in den Himmel gestiegen war, schickte ihm der Herr Matatron, seinen inneren Fürsten, entgegen. Da fragte Ismael den Matatron: Wie heißest du mit deinem Namen? Sprach Matatron: Siebzig Namen trage ich gegen die siebzig Zungen der Welt und nach der Zahl der Namen des Königs aller Könige. Der König aber nennt mich den Knaben. Und der Priester fuhr fort und sprach: Warum wirst du aber mit den Namen des Herrn benamset, warum bist du größer denn alle Fürsten, geliebter denn alle Diener, geschätzter denn alle Krieger? Warum bist du mehr denn alle Mächtigen an Herrschaft, an Größe und an Ruhm? Und warum nennt man dich in den Höhen einen Knaben? – Da erwiderte ihm Matatron: Ich bin es, der vorher Henoch, der Sohn Jareds, war. Als nämlich das Geschlecht der Sintflut Sünde tat und sie fehlgingen in ihrem Tun und von dem Herrn sprachen: Hebe dich von uns, wir wollen von deinen Wegen nichts wissen – da nahm der Herr mich, Henoch, von ihnen hinweg, ich sollte wider sie Zeuge sein im Himmel ... Dieweil ich aber, so schloß Matatron, unter den Heerscharen der jüngste bin an Tagen, Monden und Jahren, nannte man mich den Knaben.«

Dies sind nur wenige Ausschnitte aus den zahlreichen Henoch-Matatron-Sagen. Hier nicht angeführt sind jene Sagen, die einen ausgesprochen mythischen Charakter besitzen, auf ver-

schiedene Weise das »Leuchten« betonen, die Himmelfahrt des Henoch im feurigen Wagen, sein Fleisch, das einer »Feuerfakkel« gleiche, sein Angesicht, das »wie die Sonne strahle«. Zusammen mit der mehrfach genannten Zahl Dreihundertfünfundsechzig, die Zahl seiner Altersjahre auf der Erde, ergibt sich die Vermutung, daß hier eine Verschmelzung mit einem frühen Sonnenkult vorliegen könnte. Möglicherweise werden Mythenforscher bei genauer Prüfung dieser Teile der Sagen die Einflüsse eines bestimmten Frühvolkes im Mittelmeerraum erkennen, mit dem die Nachkommen Adams auf ihren Wanderungen in nähere Berührung gekommen sind.

Die Frage, ob, wann und wo der irdische Henoch und der mythische Matatron in den Überlieferungen zu einer Gestalt verschmolzen sind, würde den Rahmen dieses Buches sprengen. Uns beschäftigt hier vor allem die Gestalt jener ganz ungewöhnlichen Führergestalt aus dem Adamsvolk, Richter und Gesetzgeber in einem, der dem Sittenverfall seines Volkes entgegenzuwirken suchte. Noch vor den großen semitischen Herrschern und Gesetzgebern Sargon und Hammurabi, mindestens ein Jahrtausend vor Moses, scheint Henoch zu der Einsicht gelangt zu sein, daß nicht nur Verbote und Strafen, sondern klare Gesetze notwendig waren zur Wiederherstellung von Ordnung und Sitte, und daß die Durchführung dieser Gesetze nur durch Unterordnung unter das führende Volk der »Himmlischen« möglich sein würde. Hierzu nochmals eine Sage, die auf den Inhalt solcher Gesetze hinweist:

»In seiner großen Weisheit und Frömmigkeit hat Henoch, der Sohn Jareds, neue Gesetze und neue Bräuche den ersten Völkern gegeben, wobei ihm zur Richtschnur diente, was er von der Eigenart der Menschen wußte, von der Natur der Länder und ihrem Klima. Er verbot den Menschen alle Speisen, die ihrer Verfassung schädlich waren, und hielt sie fern von der Unreinheit der Toten und von der Blutschande. Er brachte ihnen neue Sitten bei, die sich geziemten, und lehrte sie, dem Herrn aller, gelobt sei er, Opfer zu bringen, so viel ihrer nötig war für jedes Land nach dessen Größe und nach dessen Ordnung.«

Dieser Aufzählung haftet nichts Mystisches, nichts Mythologisches an. Henoch erscheint darin eher als ein Vorläufer jener späteren jüdischen Führergestalten, die die Vorschriften über sittliche und hygienische Verhaltensweisen mit religiösen Gesetzen über das Verhältnis zu Gott, die notwendigen Opfer und

die Pflicht zu absolutem Gehorsam zu einer gesetzlichen Einheit verbanden. Die Tragödie des Henoch bestand darin, daß es ihm nicht gelang, für längere Zeit Gesetz und Ordnung wiederherzustellen. Die Sittenverwilderung, die sicher zum großen Teil durch das nahe Zusammenleben von ungehorsamen »Engeln«, von Mischlingen und »Menschen« verursacht wurde, hatte Ausmaße angenommen, gegen die Henochs neue Gesetze machtlos waren. Hierzu Ausschnitte aus zwei Sagen:

»Die Menschenkinder wichen damals ab von den Wegen des Herrn, wie sie sich zu mehren begannen und Söhne und Töchter zeugten. Es lehrte einer den anderen seinen bösen Wandel und fuhren fort, Sünde zu tun vor dem Herrn, und ein jeder machte sich seinen eigenen Gott. Es raubte und plünderte ein jeder bei seinem Bruder, und ein jeder drückte seinen Nächsten, und die Erde ward voll des Verderbens. Ihre Richter und ihre Ältesten gingen ein zu den Menschentöchtern und nahmen mit Gewalt den Männern ihre Weiber, welche sie wollten.« – »Dazumal begannen die Menschen wider den Herrn zu sündigen und verstießen wider sein Gebot, welches dem Menschen befahl, sich zu vermehren und fruchtbar zu sein. Sie gaben einem Teil ihrer Weiber einen Trank zu trinken, der unfruchtbar machte, auf daß sie ihre Gestalt bewahrten und ihre Schönheit und Anmut nicht schwände. Es waren die Weiber, welche Kinder gebaren, ihren Männern zuwider und sahen schon bei ihren Lebzeiten wie Witwen aus, an den unfruchtbaren aber hingen die Männer.«

Schließlich deutet auch eine Überlieferung »Henoch führte auch große Kriege gegen die Kains-Kinder« darauf hin, daß das Anwachsen der Mischlingsvölker zu immer heftigeren Auseinandersetzungen führte, die eine friedliche Entwicklung nicht begünstigen. Schon zu Henochs Zeiten gab es längst nicht mehr nur einen einzigen Sumererstaat. Die internen Auseinandersetzungen der selbständigen, zum Teil benachbarten Stadtstaaten, die immer wieder aufflackernden Kämpfe um die Vorherrschaft im Land Sumer, das »Königtum«, das dann selten länger als zwei, drei Generationen bei der gleichen Stadt blieb, verstärkten die Unruhe, untergruben sicher die Autorität bei den anderen Einwohnergruppen, ermutigten die Auflehnung und Gehorsamsverweigerung und die Tendenz, »fremden Göttern zu dienen«. So betrachtet könnte Henoch, der dem Herrn treu geblieben war und sein Volk in dieser Richtung zu beeinflussen suchte, möglicherweise auf der Flucht vor seinen eigenen

Landsleuten, die ihn als »Kollaborateur« verfolgten, mit Hilfe eines Engelsfürsten in der Himmelsburg Zuflucht gefunden haben. »Und auf einmal war er nicht mehr da. Denn Gott hatte ihn hinweggenommen.«

Urzeit am Ende: die Sintflut

> Da sah Gott auf die Erde, und siehe, sie war verderbt, denn alles Fleisch hatte seinen Wandel verderbt auf Erden. Da sprach Gott zu Noah: Das Ende allen Fleisches ist bei mir beschlossen. Denn die Erde ist voller Frevel von den Menschen her. So will ich sie denn von der Erde vertilgen.
>
> (1. Moses, 6,12–13)

Mit Adam und der Schöpfungsgeschichte hatte die Urzeit begonnen – mit Noah und der Sintflut war sie beendet: Eine neue Epoche brach an, das Zeitalter der Patriarchen. Das ist die früheste Geschichte des Menschen, so wie sie uns die Bibel erzählt.

Der Gedanke an die Sintflut ist für uns untrennbar mit Noah und der Arche verbunden – mit der Erinnerung an jene Flut, die die ganze verderbte Menschheit und alle Tiere auf Erden ausgelöscht hatte. Einzig Noah, seine Frau, seine drei Söhne, die Frauen seiner Söhne sowie die Tiere, die mitzunehmen ihm befohlen worden war, überlebten. Die phantasievolle Farbigkeit dieser Geschichte und die Ausführlichkeit, mit der sie in der Bibel erzählt wird, haben seit jeher die Menschen angeregt und erregt. Und immer wieder, auch heute noch, suchen Expeditionen nach den Trümmern jener Arche, die vor uralten Zeiten auf den Bergen von Ararat gelandet sein soll.

Die Sintfluterzählung der Genesis ist nur eine von zahlreichen Flutsagen, die aus vielen Teilen der Erde überliefert wurden, von den Eskimos bis zur Südsee, von Amerika bis zum Fernen Osten und Australien, von Nordeuropa bis zum Mittelmeer. Mit Bestimmtheit steht heute fest, daß es nicht die gleiche Flut ist, von der all diese Sagen berichten. Erdbeben, Seebeben, Sturmfluten, unterirdische Verschiebungen der Erdkruste, möglicherweise auch das Aufprallen von Riesenmeteoren auf die Erde haben zu verschiedenen Zeiten an verschiedenen Orten unseres Planeten zu gewaltigen Überschwemmungen geführt, lange bevor es Menschen gab, aber auch noch in Zeitaltern, als Menschen lebten. Für die betroffenen frühen Bewohner solcher Gebiete war es ein unheimliches, ein unvergeßliches Erlebnis, wenn »die ganze Erde«, das heißt das ganze von ihnen bewohnte Land, von Wasser bedeckt war und nur wenige sich retten konnten.

Wurde also auch das Adamsvolk in der Frühzeit – immerhin zehn Generationen nach dem biblischen Adam – Zeuge einer solchen zwar lokalen, aber gewaltigen Überflutung? Noch wissen wir es nicht. Ja wir wissen nicht einmal, wann die Besiedlung des südlichen Mesopotamien begonnen hatte. Zwar wurde 1929 und 1930 von Leonhard Woolley unterhalb der sogenannten »Königsgräber von Ur« eine an den tiefsten Stellen drei Meter dicke Lehmablagerung ausgegraben, die insgesamt ein Gebiet von hundertsechzig auf sechshundertdreißig Kilometer bedeckte. Unterhalb dieser Lehmschicht, die offensichtlich von einer Überschwemmung herrührte, fanden sich überraschenderweise Zeugnisse der Frühbesiedlung, Scherben von primitiven, handgeformten Krügen, andere menschliche Abfälle und Überreste, Steinwerkzeuge, die, wie mit Hilfe der heute üblichen Datierungsmethode festgestellt wurde, etwa aus dem Jahr 4000 v. Chr. stammten. Anfangs hatte man geglaubt, Woolley habe »die Sintflut« ausgegraben. Inzwischen sind Archäologen und Historiker zu der Auffassung gelangt, daß es sich nicht um die in der Bibel und den sumerischen Königslisten angeführte Sintflut handeln könne. Zwar ist es nicht ganz auszuschließen, daß ein erster sumerischer Vortrupp bereits Ende des fünften Jahrtausends vor Christus im Süden des Zweistromlandes angelangt war und »über dem Abgrund« im uralten Eridu eine erste Tempel-Wohnburg errichtet hatte: Nach den sumerischen Königslisten, in denen »acht Könige vor der Sintflut« aufgezählt werden, war, nachdem »das Königtum vom Himmel herabgestiegen war«, Eridu der erste »Sitz des Königtums« gewesen. Aber abgesehen davon, daß die mündliche Überlieferung der eigenen Geschichte keine Stärke der Sumerer war, sind die Listen, die ein rundes Jahrtausend später erstmals niedergeschrieben wurden, fehlerhaft, weil sie Könige, die zur gleichen Zeit in verschiedenen Stadtstaaten regierten, als Vorgänger und Nachfolger anführen.

Im Zusammenhang mit unserem Thema geht es zunächst um die Frage, ob die Sintflut-Erzählung der Genesis ein »Report«, die Wiedergabe eigener Beobachtungen und Erlebnisse war, wie dies von anderen biblischen Erzählungen aus der Urzeit hier angenommen wurde – und im Zusammenhang damit um die zweite Frage, ob unsere Noah-Erzählung mit den Sintflut-Überlieferungen der beiden großen mesopotamischen Völker der Frühzeit, der Sumerer und der Akkader, übereinstimmt.

Fassen wir hier noch einmal zusammen, was heute über diese Frühzeit bekannt ist:

- daß Ende des fünften Jahrtausends v. Chr. eine zwar lokale, aber gewaltige Überschwemmung im südlichen Zweistromland stattgefunden hat;
- daß vor dieser Überschwemmung das Gebiet bereits besiedelt war und daß die gefundenen Überreste auf eine primitive Siedlerbevölkerung hindeuten;
- daß die große sumerische Einwanderung und Ansiedlung im vierten Jahrtausend v. Chr. stattfand, was die noch frühere Einwanderung einer kleineren Gruppe jedoch nicht ausschließt;
- daß die Sumerer bei ihrer Ankunft mindestens zwei Gruppen früherer Einwanderer vorfanden, nämlich Semiten und ein Volk unbekannter Herkunft, das die Wissenschaft als »Proto-Euphrater« bezeichnet;
- daß mindestens ein Teil der Semiten Nomaden waren, die von der Viehzucht lebten. Möglicherweise gab es daneben bereits semitische Siedlungen;
- daß die Proto-Euphrater handwerkliche Kenntnisse besaßen und mehrere Siedlungen angelegt hatten, die, wie aus den Ortsnamen hervorgeht, von den Sumerern übernommen und ausgebaut wurden;
- und schließlich, daß die Gilgamesch-Dichtungen der Sumerer und der Akkader von der Sintflut und der Errettung eines einzigen Menschenpaares erzählen, mit Einzelheiten, die sich auch in der Noah-Erzählung finden.

Zum besseren Verständnis dieses letzten Punktes, des Zusammenhangs zwischen der Noah-Erzählung und den mesopotamischen Gilgamesch-Dichtungen, seien hier zunächst einige wichtige Angaben zusammengefaßt.

Das Gilgamesch-Epos, etwa ein Jahrtausend vor Homers ›Ilias‹ entstanden, gilt heute als das erste große Epos der Menschheit. Leider sind einige der Keilschrifttafeln, auf die es niedergeschrieben worden war, in schlechtem Zustand. Die sumerischen Texte sind älter; sie bestehen aus mehreren Liedern, die man fast als Balladen bezeichnen könnte und die offenbar von verschiedenen Autoren stammen. Das eigentliche Gilgamesch-Epos dagegen ist eine Erzählung in akkadischer Sprache, die, so hat man den Eindruck, von einem bedeutenden Dichter stammen muß. Es ist eine freie Nachdichtung der sumerischen Lieder, ein zusammenhängendes Werk, das nicht nur Mythos und Überlieferung sein will, sondern Gestaltung einer Idee: die vergebliche Suche des Menschen nach der Unsterblichkeit. Der

legendäre Gilgamesch ist aller Wahrscheinlichkeit nach eine historische Gestalt, ein sumerischer König, der gegen 2600 v. Chr. regierte, in einer Zeit, in der Kisch, Uruk und Ur ständige Kämpfe um die Vorherrschaft austrugen. Von Gilgamesch muß eine außerordentlich starke Ausstrahlung ausgegangen sein. Er wird als tapfer, kämpferisch, unternehmungsfreudig geschildert, siegreich im Kampf gegen gefährliche Ungeheuer, verantwortlich für den Bau der Stadtmauer von Uruk, zugleich aber als tragischer Held, dessen unermüdliche Suche nach dem ewigen Leben immer wieder erfolglos bleibt. Auf dieser Suche nun gelangt er zu seinem Urahn, der auf sumerisch »Ziusudra«, auf akkadisch »Utnapischtim« heißt, der als einziger Mensch die Sintflut überlebte und von den Göttern in den fernen Göttergarten Dilmun versetzt wurde. Es ist die Geschichte seiner Errettung, die eine auffallende Ähnlichkeit mit der Noah-Erzählung besitzt.

Der sumerische Sintflut-Text hat an und für sich nichts mit Gilgamesch zu tun. Er schildet Ziusudra als einen frommen, rechtschaffenen König, der den Göttern dient und Opfer bringt. Nicht ihm, aber der Wand seines Hauses erzählt der menschenfreundliche Gott Enki, daß die beiden großen Götter Enlil und An beschlossen haben – warum, wird nicht gesagt –, die Menschheit durch eine Flut auszulöschen. Leider ist anschließend ein großer Teil der Keilschrifttafel zerstört. Der Text wird erst wieder leserlich mit der Erzählung, daß die Flut sieben Tage und sieben Nächte tobte. Dann kommt Utu, der Sonnengott, und wärmt die Erde, und Ziusudra bringt ihm Opfer. Als Enlil erfährt, daß Ziusudra lebt, tobt er wütend, denn er hatte die ganze Menschheit ausrotten wollen. Die anderen Götter beruhigen ihn, und Ziusudra wird vergöttlicht und in den Göttergarten versetzt. Und dann steigt – nach den sumerischen Königslisten – »das Königtum zum zweiten Mal vom Himmel«.

Der akkadische Dichter hat diese Erzählung in großen Zügen übernommen und ausgebaut. Sein Epos ist auf zwölf Tafeln niedergeschrieben, und die elfte Tafel, die die Sintflut-Erzählung enthält, ist fast ganz erhalten. Gilgamesch, tief betrübt über den Tod seines liebsten Gefährten Enkidu, bittet seinen Urahn Utnapischtim, ihm zu sagen, wie er das ewige Leben erlangt habe. Und dieser erzählt ihm im Ich-Ton, wie Ea, das ist der akkadische Name des Gottes Enki, der Wand seines Hauses erklärt, was Utnapischtim tun müsse:

Reiß ab das Haus, erbau ein Schiff!
Laß fahren Reichtum, dem Leben jag nach!
Besitz gib auf, der Seele schaff Leben!
Heb hinein allerlei beseelte Samen ins Schiff!
Das Schiff, welches du erbauen sollst
dessen Maße sollen abgemessen sein
Gleichgemessen seien ihm Breite und Länge.

Es folgen ausführliche Beschreibungen des Schiffbaus sowie das Beladen des Schiffs mit seiner Sippe, Lebenssamen, Wild und Getier des Feldes, dann die Flut und schließlich das Ende des Sturms. Utnapischtim öffnet eine Luke, schaut hinaus:

Nach dem Wetter hielt ich Ausschau. Schweigen ringsum
Und das Menschengeschlecht ganz zu Erde geworden!
Gleichmäßig war wie ein Dach die Lehmschicht.«

Das Schiff strandet auf dem »Berg Nissir«, der im heutigen Kurdistan liegen soll. Dort warten sie weitere sechs Tage.

Wie nun der siebente Tag herbeikam
Ließ ich eine Taube hinaus.
Die Taube machte sich fort und kam wieder:
Da war kein Verbleib, so kehrte sie um.
Eine Schwalbe ließ ich hinaus.
Die Schwalbe machte sich fort und kam wieder:
Da war kein Verbleib, so kehrte sie um.
Einen Raben ließ ich hinaus.
Auch der Rabe machte sich fort. Da er sah, wo das Wasser versiegte
Fraß er, wühlte, krächzte – und kehrte nicht um.
Da ließ ich hinausgehn nach den vier Winden, ich brachte ein Opfer dar
Ein Schüttopfer spendete ich auf dem Gipfel des Berges ...

Auch Noah ließ eine Taube und einen Raben ausfliegen, »um zu sehen, ob sich die Wasser vom Erdboden verlaufen hätten«. Daß die biblische Erzählung vom akkadischen Epos beeinflußt war, wird heute nicht mehr bestritten – in diesem Punkt ist also der Zusammenhang erwiesen. Daß weder die Sintfluterzählung in der Bibel noch jene im Gilgamesch-Epos der Akkader auf eigenen Überlieferungen beruhen, sondern Nachdichtungen sind, darf heute als feststehend angenommen werden. Aber auch das sumerische Ziusudra-Gedicht ist kein Erlebnisbericht, keine Wiedergabe von tatsächlichen Erlebnissen, sondern geht mit großer Wahrscheinlichkeit auf eine viel ältere Flutsage zurück, die die Sumerer bei ihrer Einwanderung ins Zweistrom-

land mitgebracht hatten. Daß die Erinnerung an die noch nicht so lang zurückliegende große Überschwemmung in der Nähe von Ur Ende des fünften Jahrtausends gerade diese Überlieferung besonders eindrucksvoll erscheinen ließ, ist naheliegend.

Es ist aber nicht so sehr die unbestreitbare Ähnlichkeit der drei Sintfluterzählungen, die hier in Erscheinung tritt, sondern in noch höherem Maße das, was sie voneinander unterscheidet: nicht die Gestalt des Geretteten, aber die Rolle seines Gottes oder seiner Götter bei dieser Naturkatastrophe.

Die Sumerer stellten sich ihre Götter zwar unsterblich, aber mit menschlichen Tugenden und Untugenden vor. Sie fassen ihre unerforschlichen Ratschlüsse wie die Ausrottung des Menschengeschlechts aus einer Laune heraus, streiten untereinander, überlisten einander. Die Menschen sind nur dazu da, den Göttern zu dienen und für sie zu sorgen.

Auch die altbabylonischen, semitischen Akkader kannten ein großes Götter-Pantheon, das sie zum Teil von den Sumerern übernommen hatten. Aber ihre Götter sind keine amoralischen Machthaber, und das Epos erinnert sie daran, daß sie den Menschen gegenüber auch Verpflichtungen haben. Als auch in ihrer Sintfluterzählung der Gott Enlil ergrimmt, weil ein Mensch, Utnapischtim, die Flut überlebt hat, mahnt ihn der Gott Ea (Enki):

O Held, du Klügster unter den Göttern!
Ach wie machtest unüberlegt du die Sintflut?!
Seine Sünde leg auf den Sünder
Seinen Frevel leg auf den Frevler!
Dulden, nicht umbringen – lösen nicht abtun.
Statt daß eine Sintflut du machtest
Wär lieber ein Löwe erstanden, die Menschen zu mindern.

Überzeugt von diesen Mahnungen führt Enlil den Utnapischtim und seine Frau im Schiff »fern an der Ströme Mündung« und macht ihn göttergleich.

Die biblische Erzählung, die in der äußeren Handlung unverkennbare Ähnlichkeit mit dem akkadischen Vorbild besitzt, ist keineswegs einfach eine Übersetzung. Das Wesentliche, der religiöse Inhalt, ist unverkennbar israelisches Gedankengut. Nicht grundlos, sondern weil »die Erde voller Frevel von den Menschen her ist«, hat Gott beschlossen, die Menschen von der Erde zu vertilgen, ebenso wie alle Tiere, denn »es reut mich, daß ich sie gemacht habe«. Nur Noah war »ein frommer Mann, unsträflich unter seinen Zeitgenossen, mit Gott wandelte er«.

Ihm sagt Gott selber, daß er beschlossen habe, die Menschen durch eine Flut zu vertilgen. Und ihm gibt Gott selber die Anweisungen, wie die Arche gebaut werden muß, welche Tiere er mitnehmen solle – wobei die beiden Überlieferungen, die Priesterschrift und der Jahwist, nicht genau übereinstimmen (1. Moses 6–7). Nachdem sich die Flut verlaufen hat, folgt dann, was völlig einzigartig in den verschiedenen Sintflut-Überlieferungen ist: Der Herr schließt einen Bund mit Noah. Er verspricht, in Zukunft nie mehr die Erde zu verfluchen um der Menschen willen. Die traurige, ja geradezu resignierte Begründung, die der Herr für dieses Versprechen gibt, mag allerdings manchem Bibelleser zu denken gegeben haben: »Denn das Trachten des menschlichen Herzens ist böse von Jugend auf« (1. Moses 8,21). Zwar erklären die Sumerologen, daß dies die fast wörtliche Übersetzung eines sumerischen Sprichwortes sei: »Nie wurde ein sündenloses Kind seiner Mutter geboren.« Aber es ist der Grundgedanke von Sünde, Strafe und Vergebung, der die Noah-Erzählung weit über ihre literarischen Vorbilder hinaushebt.

Natürlich war es dem scharfen logischen Denken der für die Glaubensüberlieferungen Verantwortlichen nicht entgangen, daß nach der Sintflut, die als historisches Ereignis angesehen wurde, sozusagen eine neue Schöpfung begonnen hatte, da ja nur die Menschen und Tiere in der Arche überlebt hatten. In ihrem für die Antike einmaligen Bedürfnis nach lückenloser Kontinuierlichkeit ihrer Geschichte wurden die Stammbäume der drei Noah-Söhne aufgezählt, und der eine dieser Söhne, Sem, als der Stammvater des jüdischen Volkes bezeichnet, während Ham und Japhet als die Vorfahren aller übrigen Völker und Rassen galten. Diese Brücke, die von Noah in die ferne Zukunft führt, ist ebenfalls eine Eigenleistung, die für den besonderen Charakter der Geschichte des vom Herrn auserwählten Volkes charakteristisch ist.

Auch die Noah-Erzählung, so wie sie in die Genesis aufgenommen worden ist, stellt eine Auswahl aus einer Mehrzahl von alten Überlieferungen dar. Die nicht in die Bibel aufgenommenen Noah-Sagen, deren Zahl groß war, mögen im Lauf der Zeit noch weiter ausgeschmückt worden sein. Eine wichtige Rolle spielen dabei die menschlichen Schwächen von Noah – hatte doch seine Trunkenheit sogar in der Genesis Platz gefunden, wobei Ham, »der Vater Kanaans«, als der Angeber dargestellt wird, während seine beiden Brüder, Sem und Japhet, »mit abgewandtem Antlitz, daß sie ihres Vaters Blöße nicht sähen«,

respektvoll ein Gewand über seine Blöße deckten. Als der aus dem Rausch erwachte Noah erfuhr, was Ham ihm angetan hatte, veranlaßte ihn dies zu dem grimmigen Fluch, daß »Kanaan ein Knecht aller Knechte unter seinen Brüdern« sein solle – sozusagen eine Urbegründung für die späteren Auseinandersetzungen zwischen Israeliten und Kanaaniten.

Ein Punkt jedoch, der sich in mehreren Noah-Sagen findet, fehlt in der Genesis vollkommen: Die Überlieferungen, die früh das Vorhandensein von Mischlingen und Mischlingsvölkern auch nach der Sintflut Erklärungen bieten. Ja gelegentlich gewinnt man geradezu den Eindruck, daß das Vorhandensein verschiedener Mischrassen einen wesentlichen Anstoß zur Sagenbildung geliefert habe. Hierfür einige Beispiele:

»Auch der Riese Og, einer von dem Heer der gefallenen Engel, kam herbei und setzte sich auf die Sprosse von der Leiter der Arche. Er gelobte, Noah und seinen Söhnen in Ewigkeit ein Knecht zu sein. Was tat Noah? Er machte ein Loch in der Arche und reichte ihm so seine Speise. So blieb auch Og am Leben. Doch nicht um seiner Verdienste willen ist er gerettet worden, sondern um darzutun die Größe des Herrn vor den späteren Bewohnern der Erde. Diese sollten sagen: Dies ist ein Übriggebliebener von denen, die vor der Sintflut waren, die Aufruhr stifteten wider den Herrn und die ertrunken sind.

Sihon und Og waren die Söhne von Semhazael, welcher von den Kindern der Gewaltigen war. Dieser war zu Hams Weibe eingegangen, ehe denn sie in den Kasten kam, und so ward Sihon im Kasten geboren.

Der Herr segnete Noah und seine Söhne durch seine Gaben und verlieh ihnen die ganze Erde. Er segnete den Sem, des Kinder sind schwarz aber lieblich, und verlieh ihnen das ganze bewohnte Land. Er segnete Ham, des Kinder sind schwarz wie die Raben, und verlieh ihnen das Ufer des Meeres. Er segnete Japhet, des Kinder sind weiß und schön, und verlieh ihnen die Wüsten und die Felder. Dies war das Erbe, das er ihnen gab.«

Daß sich auch im Hohelied die Geliebte des Salomon rühmt, sie sei »schwarz, aber gar lieblich« (Hohelied 1,5), daran mag in diesem Zusammenhang erinnert werden. Das Bluterbe der »Schwarzköpfigen« scheint sich lange erhalten zu haben, auch noch, nachdem sie als Volk ausgelöscht waren. Der unausgesprochene Sinn dieser Überlieferung in den Noah-Sagen scheint es zu sein, sich den Ursprung der verschiedenen Hautfarben der Menschen nach der Sintflut zu erklären.

Die Sumerer hatten die Sintflut als das Erbe einer Epoche und den Anfang eines neuen Zeitalters bezeichnet, das beweisen ihre Königslisten. Aber die Aufzeichnungen, in denen acht »Könige vor der Sintflut« in insgesamt fünf Stadtstaaten namentlich aufgeführt werden, stammen aus der Spätzeit. Der mythische Charakter dieser »Könige vor der Sintflut«, unter ihnen der Schäfer Dumuzi, legt den Gedanken nah, daß in diesem Volk, das keine eigene Chronologie besaß, mit der »Sintflut« die Grenze der sagenhaften Vorzeit zu einer überlieferten Neuzeit bezeichnet wurde. König Gilgamesch von Uruk gehörte danach bereits der neuen Zeit an, sein Ahnherr Ziusudra aber, der Zeuge der Sintflut, hätte in der Urzeit gelebt. Daß dann auch später noch »die Flut«, über die weder eine zeitliche noch geographische Bestimmung möglich ist, als entscheidender Einschnitt betrachtet wurde, beweist Nebukadnezar. Zu einer Zeit, als das Sumerertum längst verschwunden, das Sumerische zur »toten Sprache« geworden war, um die Mitte des siebenten Jahrhunderts v. Chr., rühmt er sich: »Ich lese die kunstvollen Tafeln in Sumerisch, das verdeckte Akkadisch, das schwer zu meistern, ich verstehe den Wortlaut von Steininschriften von vor der Sintflut, die völlig rätselhaft«, eine Angabe, die sich auf die ursprüngliche Bilderschrift der Sumerer, die ihrer Silbenschrift vorausging, beziehen könnte.

Für das Adamsvolk jedenfalls ging mit der Sintflut und der »Zerstreuung« nach dem glücklosen Turmbau die ganz anders geartete Urzeit endgültig zu Ende. Nicht nur in der Genesis, sondern auch in den nebenbiblischen Überlieferungen beginnt unmittelbar danach mit Abraham das Zeitalter der Patriarchen. Zwar war, wenn wir die in der Genesis aufgezählten Stammbäume als Zeitmaß benützen, die Zeit von Adam bis Noah ebensolang wie die Zeit von Sem bis Aram, der später Abraham hieß, nämlich zehn Generationen. Aber während das Zeitalter von Adam bis Noah eine Fülle von eindrucksvollen Schilderungen der Ereignisse während dieser langen Epoche enthält, nennt uns die Genesis aus der Zeit von Sem bis Abraham nur eben die Namen und das immer noch legendäre Lebensalter. Auch wenn wir die Stammbäume als eine nachträgliche Konstruktion ansehen, die die nie unterbrochene Kontinuität des Adamsstammes beweisen soll, so besteht hier eine Lücke von einigen Jahrhunderten, in denen wir nichts über die Nachkommen von Sem erfahren. Erst mit dem Auszug von Abraham aus Ur in Chaldäa und seinen Wanderungen ist der Anschluß wiederhergestellt.

Über den Zeitpunkt gibt es nur Vermutungen: es könnte um die Mitte des zweiten Jahrtausends v. Chr. gewesen sein.

Das große Thema der Sintflut verdient es, daß hier eine kurze Sage im Wortlaut wiedergegeben wird, die zwar mit Sicherheit nicht auf Überlieferungen beruht, aber ein beeindruckendes Dokument menschlicher Grundhaltung ist:

»Als Noah aus dem Kasten ging und die Welt vor sich zerstört sah, fing er an zu weinen um sie und sprach vor dem Herrn: O Herr der Welt! Der Barmherzige bist du geheißen, so hättest du Erbarmen haben sollen mit deinen Geschöpfen. Da erwiderte ihm der Herr und sprach: Törichter Hirte! Jetzt erst sprichst du solches zu mir, nicht aber sagtest du etwas in der Zeit, da ich zu dir sprach: dich habe ich als gerecht vor mir ersehen, und dir kundtat, ich werde eine Flut auf die Erde bringen, alles Fleisch zu verderben, und dir befahl, dir einen Kasten zu machen. Und ich verweilte noch lange bei dir und redete mit dir, denn ich dachte, du würdest um Gnade für die Welt bitten. Aber sintemal du gehört hast, daß du in dem Kasten würdest Zuflucht haben, da gedachtest du nicht der Not der Welt, sondern machtest dir einen Kasten und setztest dich darein. Und jetzt, da die Welt verödet ist, tust du deinen Mund auf vor mir zu einer Jammerrede.

Da Noah dies hörte, brachte er ein Sühnopfer vor dem Herrn.«

Als Quelle dieser Betrachtung gibt Micha Josef BinGorion den ›Midrasch Haneelam‹ im ›Sohar Chadasch‹ an. Es ist ein tröstlicher Gedanke, daß mindestens ein jüdischer Denker sich schon frühzeitig Gedanken darüber gemacht hat, daß die ganze Menschheit verderbt gewesen sei und nur ein einziger als gerecht befunden wurde. Es ist dieser Gedanke, daß Barmherzigkeit auch vom Menschen dem Mitmenschen gegenüber erwartet werden darf, der das vielleicht wichtigste Signal für die anbrechende Zeit bildet.

Spuren Sumers in der Bibel

> Es kann uns nicht wundernehmen, wenn uns dieses Bibelbuch als einzige Urkunde der Weltgeschichte ungebrochene, gleichsam lebendig gebliebene Kunde von jener fernen, durch die Jahrtausende vergessenen Welt Sumers erhalten hat – eine Kunde, die es nun freilich erst wiederzuerkennen gilt.
>
> (Hartmut Schmökel)

Daß Spuren Sumers in der Bibel zu finden sind, ist nicht erstaunlich – weitaus erstaunlicher wäre es, wenn es keine solchen Spuren gäbe. Denn die Ausstrahlung Sumers, der ältesten Hochkultur, auf die ganze antike Welt des Mittelmeerraumes war ungeheuer groß. Das änderte sich auch nicht, als die Sumerer als Volk und politische Kraft endgültig verschwunden waren. Denn die semitischen Akkader, die teils gleichzeitig mit ihnen, teils als ihre Nachfolger Mesopotamien beherrscht hatten, und nach ihnen die Babylonier hatten sumerische Mythologie, Erziehung, Literatur, Kultur, Zivilisation und wichtige Teile ihrer Religion entweder übernommen oder in ihre eigenen Überlieferungsformen umgesetzt, während sie als Gesetzgeber und Politiker durchaus eigene Wege einschlugen. Gilgamesch war in der ganzen Welt des Vorderen Orients zum Begriff geworden, wohl ähnlich wie es später Odysseus oder Helena für die mitteleuropäische Welt waren. Die sumerische Sprache besaß, obwohl das Land Sumer aufgehört hatte zu existieren, eine ähnliche Bedeutung wie das Lateinische für das christliche Mittelalter, und die Heilige Hochzeit, der Dumuzi-Inanna-Kult waren überall adaptiert worden. Daß also auch in der Bibel Fernwirkungen Sumers zu finden sind – und zwar nicht nur als beschwörende Verurteilung des Götzendienstes durch die Propheten –, ist also nahezu selbstverständlich.

In dem als Motto zu diesem Kapitel gewählten Zitat betont Hartmut Schmökel, daß es diese Kunde der Welt Sumers in der Bibel »nun freilich erst wiederzuerkennen gilt«. Dabei denkt er in erster Linie natürlich an die Tatsache, daß die gesamte übrige Welt die Existenz von Sumer Jahrtausende lang vergessen hatte. Erst vor ungefähr anderthalb Jahrhunderten wurde das verges-

sene Volk wiederentdeckt, wurden seine unerhörten Leistungen und schöpferischen Kräfte nach und nach aus dem Staub der Jahrtausende ausgegraben, wurden die ersten Keilschrifttafeln entziffert. Diese Wiederentdeckung ist noch keineswegs abgeschlossen. Immer noch fördern neue Ausgrabungen und Entzifferungen Neues zutage. Erst damals konnte damit begonnen werden, auch im ältesten Geschichtsbuch der Menschheit, dem Alten Testament, nach den Spuren Sumers zu suchen. Und erst dann konnten die Geschichtsforscher feststellen, daß die Heilige Schrift zwar von sehr vielen Völkern spricht, mit denen die Nachkommen Adams und Abrahams immer wieder in Kontakt kamen, daß jedoch das Land Sumer, das Volk der Sumerer nirgends erwähnt werden – möglicherweise abgesehen vom »Land Sinear«, dem »ebenen Land im Osten«, wo der erste mißlungene Versuch unternommen wurde, einen Turm zu bauen, um sich einen Namen zu machen. Samuel Noah Kramer schreibt in seinem Buch ›The Sumerians‹ zu diesem Thema:

»Wenn die Sumerer ein Volk von so hervorragender literarischer und kultureller Bedeutung für die antike Welt des Nahen Ostens waren, daß sie ihre unverwischbaren Spuren sogar in den literarischen Werken der hebräischen Schriftgelehrten hinterließen – wieso finden sich dann so wenige Spuren von ihnen in der Bibel? Aber abgesehen von dem ziemlich obskuren Wort ›Sinear‹, das die Forscher meistens mit Sumer gleichsetzen, das aber tatsächlich dem sumerischen Begriff ›Sumer-Akkad‹ entspricht, scheint sich in der ganzen Bibel keine Erwähnung der Sumerer zu finden, eine Tatsache, die mit ihrer allgemein angenommenen Überlegenheit kaum vereinbar ist.«

Kramer zitiert zum gleichen Problem am Ende des Buches schließlich noch seinen Lehrer und Kollegen Arno Poebel, einen der frühesten Sumerologen, den die rätselhafte Nichterwähnung Sumers in der Bibel auf den seltsamen Gedanken gebracht hatte, daß der Noah-Sohn Sem eigentlich Sumer geheißen habe.* Trotz sprachlicher Bedenken hält es Kramer nicht für unmöglich, daß diese Deutung sich eines Tages als korrekt herausstellen könnte, was bedeuten würde, daß »zum mindesten einige der hebräischen Verfasser der Bibel die Sumerer als die ursprünglichen Vorfahren des jüdischen Volkes ansahen« – ein Gedanke, den ich, bei allem gebotenen Respekt vor den

* Der Kommentar Arno Poebels erschien 1941 im ›American Journal of Semitic Languages‹, LVIII, S. 20–26.

beiden bedeutenden Forschern, als eine unbegreifliche Verirrung ansehe, die jedoch immerhin beweist, mit welcher Intensität ernsthafte Wissenschaftler nach einer möglichen Lösung des Rätsels suchen.

Bis heute haben die Forscher noch keine glaubwürdige Erklärung für das Nicht-Erwähntwerden der Sumerer in der Bibel oder in den zahlreichen nebenbiblischen Überlieferungen gefunden. Andererseits aber haben sie meines Wissens noch nie eine Erklärung dafür gegeben, woher die einem Nomaden- und Hirtenvolk fremden Begriffe von »Heerscharen«, »Boten«, »Wächtern«, »Söhnen Gottes« stammen, die immer wieder sowohl in der Bibel wie in den nebenbiblischen Überlieferungen auftauchen, ebenso wie die eindrucksvollen Erzählungen vom Aufstand der Engel, von Anführern der ungehorsamen Engel, vom großen Engelsturz, von der Bestrafung der Aufständischen, von den zahlreichen Mischlingskindern, deren Väter trotz wiederholter Verbote »Himmlische«, »Boten des Herrn« – und deren Mütter Töchter aus dem Adamsvolk waren.

Auf der einen Seite das unerklärliche Fehlen von biblischen Überlieferungen – auf der anderen Seite das Vorhandensein ebenso unerklärlicher und auffallend unmythischer Überlieferungen: Es erforderte Phantasie und Mut, um die Hypothese aufzustellen, die den Inhalt dieses Buches bildet: daß die Unerklärbarkeit auf beiden Seiten verschwindet, sobald man annimmt, daß die vorhandenen Überlieferungen die vorhandene Lücke ausfüllen – daß es Menschen aus dem sonst nirgends erwähnten Volk der Sumerer waren, die von den Söhnen Adams als »Boten des Herrn« bezeichnet wurden und die den Töchtern aus dem Adamsvolk Mischlingskinder zeugten. Das von tiefer, religiöser Ehrfurcht geprägte Verhältnis Adams und seiner Nachkommen zum »Herrn«, der damit zwar nicht für sein eigenes Volk, wohl aber für die hörigen »Eingeborenen« zum wahrscheinlich ersten Gottkönig des Orients geworden war, ließ es auch ihren Nachkommen später nicht mehr zu, in den Sumerern ein menschliches Volk zu erkennen, es auf eine Stufe mit Hethitern, Elamitern, Philistern zu stellen.

Man könnte einwenden, daß eine solche Deutung für das einfache Nomadenvolk der Adamssöhne zutreffend gewesen sein möge, jedoch gewiß nicht mehr für die Kinder Israel zu Moses' Zeiten, ja nicht einmal für das Zeitalter des Patriarchen Abraham. Wer so argumentiert, sei daran erinnert, daß es »die Sumerer« zu Moses' und wahrscheinlich bereits zu Abrahams

Zeiten nicht mehr gab, daß aber andererseits die gewissenhaft weitergegebenen mündlichen Überlieferungen Adams und seiner frühen Nachfolger zum festen Bestandteil, ja zur Grundlage ihres Glaubens als auserwähltes Volk des Herrn geworden waren und Wort für Wort als Wiedergabe tatsächlicher Ereignisse angesehen wurden. Jeder Zweifel daran, daß es eine Zeit gegeben hat, da Gott in Menschengestalt auf Erden wandelte, mag vielen bibelgläubigen Juden und Christen auch viel später noch, bis in unsere Zeit, als Gottesleugnung erscheinen.

Wenn Hartmut Schmökel davon spricht, daß es nun gelte, »die Kunde der vergessenen Welt Sumers wiederzuerkennen«, so meint er damit natürlich nicht eine solche viel weitergehende (und weiter zurückgehende) Deutung. Vielmehr spielt er auf die zahlreichen Spuren Sumers in der Bibel an, die uns erst seit der Ausgrabung und Wiederentdeckung Sumers bewußt werden können, Übereinstimmungen zwischen jüdisch-biblischen und mesopotamisch-sumerischen Texten, Dichtungen, Kultformen, Rechtsgrundsätzen, sprachlichen Ähnlichkeiten. Dabei handelt es sich allerdings vorwiegend, vielleicht sogar ausschließlich, um indirekte Einflüsse anderer Völker, in erster Linie der Elamiter, der Kanaanäer, der Babylonier, mit denen die Juden bei ihren Wanderungen und Verschleppungen in langjährige Kontakte kamen und in denen die Hochkultur Sumers bleibende Spuren hinterlassen hatte.

Nur kurz sei in diesem Zusammenhang zunächst noch einmal an die Ähnlichkeiten zwischen dem biblischen Noah und dem sumerischen Ziusudra erinnert sowie an das Hohelied des Salomo, den jüdischen Monatsnamen Tammuz und nebenbiblische Überlieferungen einerseits und die Heilige Hochzeit der Sumerer und den Dumuzi-Inanna-Kult Sumers, den Tammuz-Ischtar-Kult der Akkader andererseits – in den betreffenden Kapiteln über die Sintflut und die Heilige Hochzeit wurde auf beide Themen ausführlich eingegangen. Daß hier Zusammenhänge bestehen, ist unbestritten.

Nicht mehr angezweifelt wird ferner, daß die biblischen Psalmen auf ein sehr viel früheres Vorbild, auf die sumerischen Hymnen zurückgehen. Aber die Psalmen übertreffen die Hymnen an dichterischer Kraft und religiöser Inbrunst bei weitem. Sie sind ein Beweis dafür, daß eigene schöpferische Leistungen mit dem Instrument bestehender literarischer Formen ein Eigenleben entfalten und neue Höhepunkte schaffen können. Auf Ähnlichkeiten im einzelnen hinzuweisen, an denen es nicht

fehlt, erübrigt sich. Dagegen soll hier an die nahe Verwandtschaft der »Klagelieder« des Jeremias und sumerischer Klagelieder um die Zerstörung einer Stadt erinnert werden:

»Wie liegt die Stadt (Jerusalem, d. Verf.) so wüste, die voll Volkes war. Sie ist wie eine Witwe, die Fürstin unter den Heiden. Und die eine Königin war in den Ländern, muß nun dienen.

Sie weint des Nachts, daß ihr die Tränen über die Backen laufen. Es ist niemand unter allen ihren Freunden, der sie tröstet. Alle ihre Nächsten sind ihr untreu und ihre Feinde geworden.

... Es ist von der Tochter Zion aller Schmuck dahin. Ihre Fürsten sind wie die Widder, die keine Weide finden und matt vor dem Treiber einhergehen.« (Die Klagelieder Jeremias 1)

»Bitter ist, o Stadt, die Klage um dich geworden. Um Ur, das ihr zerstört worden ist, erhebt sich bittere Klage ... Am Tag ist mir ein bitterer Tag verhängt, ich zittere vor diesem Tag, komme nicht an gegen die Macht dieses Tages. Des Nachts ist mir bittere Klage verhängt, ich zittere vor dieser Nacht, komme nicht an gegen die Macht dieser Nacht.« (Klage um die Zerstörung von Ur)*

Wie stark der Einfluß des sumerischen Tempels und der Formen des Kults auf die Kinder Isreal und andere semitische Völker der Frühzeit tatsächlich war, wird erst allmählich durch Ausgrabungen und Entzifferungen erkennbar. Eine wesentliche Schwierigkeit besteht darin, daß schriftliche Dokumente darüber erst aus der Spätzeit Sumers vorliegen – das bekannteste ist die große Tempelbauhymne des Gudea von Lagasch. Über die Vorzeit dagegen, die Zeit der Einwanderung, der Gründung von Städten und die Bedeutung des sumerischen Tempels bei der Entwicklung auf allen Gebieten, die Verbindung von kultischen und weltlichen Aufgaben ist fast nichts bekannt, da die Schrift erst allmählich entwickelt wurde. Nachgewiesen ist, daß die ersten Tempel auf erhöhten Terrassen standen und daß sie sich in der Blütezeit auf der höchsten Terrasse der Zikkurat, der Stufentürme befanden. In den nebenbiblischen Überlieferungen der »Sieben Himmel« – die später, im Islam, ein noch stärkeres Gewicht erhielten – war »Araboth«, der oberste der sieben Himmel der Sitz des Herrn und seiner höchsten Fürsten. Diese Sage deutet auf eine sehr frühe und direkte Überlieferung hin, während der spätere jüdische Tempel wahrscheinlich erst über

* Aus: Sumerische und akkadische Hymnen und Gebete. Eingeleitet und übertragen von A. Falkenstein und W. von Soden. Zürich 1953.

Umwege aus anderen nahöstlichen Völkern seine Gestalt erhalten hat. Aber die Bedeutung des jüdischen Tempels innerhalb der Gesellschaft trägt zweifellos sumerisches Gepräge, Hinweise auf die Verwandtschaft des Jahwe-Kults mit sumerischen Kultformen. Darstellungen in Vollplastiken und auf sumerischen Rollsiegeln zeigen häufig Beter und Andächtige, knieend, mit gefalteten Händen oder den auf seinem Stuhl thronenden König, dem, als Vertreter seines Gottes, ein Andächtiger zugeführt wird. Alles deutet auf die besondere Art der Frömmigkeit hin, wie sie später im Judentum zu finden war. – Erwähnt sei in diesem Zusammenhang schließlich, daß das hebräische Wort »hēchāl«, das Gotteshaus oder Königshaus bedeutete, ein fast unverändert übernommenes sumerisches Wort war: »e–gal«, wörtlich großes Haus, übertragen »Tempel«.

Ob zum Erbe der Sumerer auch eine gewisse Zahlenmystik zu rechnen ist, bleibe dahingestellt. Vor allem die Zahl Sieben, die Zahl der in der Antike bekannten Planeten, hat im Altertum überall eine gewisse Rolle gespielt. Immerhin sei hier angeführt, daß es sieben »Gallas«, böse Geister der sumerischen Unterwelt, gab, die den Dumuzi für sich beanspruchten – daß Gilgamesch auf der Suche nach seinem gestorbenen Freund Enkidu den sieben Göttern der Unterwelt Gaben überreichte – daß auch in der Oberwelt, beispielsweise in der Stadt Nippur, ein siebenköpfiges Gericht, die »ditilla«, in wichtigen Fällen Recht zu sprechen hatte. Aus einer jüdischen Sage: »Als Adam Sünde tat und vom Baum aß, da stieg der Ewige mit siebenzig Richtern hinunter, und sie verhängten den Tod über die Welt« – wobei im Lauf der Überlieferungen aus »sieben« »siebzig« geworden sein können! Von den »Sieben Himmeln« war bereits ausführlich die Rede. Aber die Sagen erzählen auch von sieben Unterwelten, Erez – die unterste Erde, Adama – das Land, Arka – der Orkus, Gia – das Tal, Neschia – das Land der Vergessenheit, Zia – die Wüste und Thebel – die Welt. Als Henoch in den Himmel aufgenommen wird, »stellte der Herr den Stuhl am Eingang zum siebenten Söller und setzte Matatron darauf«. – »Um den Stuhl des Herrn stehen sieben* Gewaltige, die mit seinem Namen Gott genannt werden« – und die Überlieferungen, die von sieben Erzengeln wissen wollen, haben sich, häufig gegen den Widerstand der Kirche, noch lange im Christentum erhalten. In der Offenbarung des Johannes wird eine der Visio-

* Nach einer anderen Sage sind es acht.

nen so geschildert: »Und als das Lamm das siebente Siegel auftat, ward eine Stille in dem Himmel bei einer halben Stunde. Und ich sah die sieben Engel, die da stehen vor Gott, und ihnen wurden sieben Posaunen gegeben ... Und die sieben Engel mit den sieben Posaunen hatten sich gerüstet zu posaunen« (Offenbarung 8,1–2 und 6). Und das düstere Gegenstück: »Und ich trat auf den Sand des Meeres und sah ein Tier aus dem Meer steigen, das hatte sieben Häupter und zehn Hörner und auf seinen Häuptern Namen der Lästerung« (Offenbarung 13,1).

Dazu nochmals zwei Zitate, sie stammen aus der sumerischen Tempelbauhymne des Gudea von Lagasch, die über zwei Jahrtausende älter als die Offenbarung ist: »Vor der Stadt, an dem Ort, den Schrecken kleidet, läßt er den siebenköpfigen Löwen Platz nehmen« und weiter: »Die sieben Statuen, die im Haus stehen, beraten alles mit ihrem König.«*

Die hier angeführten Zitate sind fast zufällig herausgegriffene Vergleichspunkte, die sich mit Leichtigkeit vervielfachen lassen. Das geistige Erbe Sumers, nicht nur im Alten Testament, nicht nur im Judentum, sondern in der Entwicklung des Abendlandes überhaupt, zeichnet sich immer deutlicher ab, je mehr wir von diesem so lange vergessenen Volk wissen.

Im Hinblick auf diese älteste Hochkultur besteht die besondere Rolle der Genesis, der nebenbiblischen Überlieferungen aus der Urzeit, aber auch spätere Teile aus der Bibel, den Psalmen, dem Hohelied, den Sprüchen, dem Buch Hiob, dem Propheten Ezechiel, in der Hoffnung, daß möglicherweise Berichte von Augenzeugen, von Zeitgenossen der Sumerer neue Aufschlüsse ergeben können, für die keine anderen Quellen vorliegen. Da die Anfänge auf eine Zeit zurückgehen, als Sumer noch keine Schrift besaß, könnte die besondere Befähigung des Adamsvolkes für mündliche Tradierung über lange Zeiträume und viele Generationen hinweg und ihre Schaffung einer eigenen Chronologie zu neuen Erkenntnissen beitragen. Das setzt allerdings voraus, daß man diese mündlichen Überlieferungen ernst nimmt und im Mythos den Report zu erkennen sucht.

Daß diese Aufgabe aufgrund von Laien-Kenntnissen nicht gelöst werden kann, dessen bin ich mir bewußt. Es sind dafür vielseitige Sprachkenntnisse notwendig, Kenntnis der einschlägigen Literatur und der bereits vorliegenden Untersuchungen in Fachzeitschriften, Kenntnis auch der vorislamischen, semiti-

* Der König ist der Stadtgott Ningirsu.

schen Religionen, Traditionen und Kulturen, mit anderen Worten das Fachwissen und die Zusammenarbeit von vier oder fünf verschiedenen Wissensgebieten.

Trotzdem hoffe ich, daß die hier aufgeworfenen Fragen eines Tages eine Antwort finden: daß sich die hier vorgeschlagenen Deutungen, sei es durch neue wissenschaftliche, religions- und sprachvergleichende Forschungen wenigstens teilweise untermauern lassen. Wenn das eintrifft, dann gilt es, sich Rechenschaft zu geben über das reiche, aber auch schwere Erbe, das in vor- und frühgeschichtlicher Epoche einem kleinen Nomadenstamm aufgeladen wurde, aus dem sich später das jüdische Volk entwickelte und aus dem drei Weltreligionen immer neue Kräfte schöpften: die schwere Last der Erbsünde.

Die starke Betonung des göttlichen Richteramtes und die Anerkennung, daß die Strafe für Ungehorsam seit Adams Zeiten nicht nur den Ungehorsamen selber, sondern all seine Nachkommen trifft, führten dazu, daß nicht der Glaube, wie später im Christentum, sondern absoluter Gehorsam bei der Befolgung aller Gebote und Verbote des Herrn vom Menschen verlangt wurde. Daher dann in späterer Zeit das eifrige, ja leidenschaftliche Bemühen der Schriftgelehrten, diese Gebote und Verbote, die sich auf das gesamte menschliche Verhalten beziehen, zu verstehen, zu deuten, richtig auszulegen. Wahrscheinlich hat in einer Zeit, in der große und mächtige Völker verschwanden, gerade das Bewußtsein der eigenen Sündhaftigkeit viel zum Überleben des jüdischen Volkes beigetragen, da jedes Unglück als gerechte Strafe für eigene Sünden akzeptiert und durch tätige Reue und Rückkehr zu Gott und seinen Geboten gesühnt werden konnte.

Das Gegengewicht aber, das große Geschenk, das Sumer dem Adamsvolk für alle Zeiten gemacht hatte, ohne es selber zu besitzen, wog schwerer als Angst vor Strafe und die Bürde der Erbsünde: die Überzeugung nämlich, daß ihr Herr der einzige lebendige Gott und stärker als alle toten Götter ist. Das davon abgeleitete stolze Bewußtsein, vom lebendigen Gott zu seinem persönlichen Dienst auserwählt und dadurch allen Nichtauserwählten überlegen zu sein, wurde zum alleinigen Besitz der Nachkommen Adams. Der Glaube an einen einzigen, lebendigen Gott aber strahlte über Länder und Erdteile hinweg in die menschlichen Herzen.

Literaturhinweise

Die im Text zitierten Bibelstellen wurden folgenden Bibelausgaben entnommen:

Die ganze Heilige Schrift. Nach der Übersetzung D. Martin Luthers. Stereotyp-Ausgabe der Preussischen Haupt-Bibelgesellschaft, Berlin 1901

Die Heilige Schrift des Alten und des Neuen Testaments. Im Auftrag der Kirchensynode nach dem Grundtext aufs neue übersetzt. Herausgegeben vom Kirchenrat des Kantons Zürich. Verlag der Zwingli-Bibel, Zürich 1962

Die Heilige Schrift. Neu ins Deutsche übertragen. Auf Veranlassung der Jüdischen Gemeinde Berlin herausgegeben von Harry Torczyner. J. Kauffmann Verlag, Frankfurt a.M. 1937

Der Pentateuch. Die fünf Bücher Mosche mit wortgetreuer deutscher Übersetzung. Nebst dem Raschi-Commentare, punktiert, leichtfasslich übersetzt und mit vielen erklärenden Anmerkungen versehen von Julius Dessauer, Rabbi. Zweite verbesserte Auflage, Deworim, Budapest 1905

Der Raschi-Kommentar. In: Der Penateuch, siehe oben

Die Bibel in heutigem Deutsch. Die gute Nachricht des Alten und Neuen Testaments. Deutsche Bibelgesellschaft, Stuttgart 1982

Der Babylonische Talmud. Ausgewählt, übersetzt und erklärt von Reinhold Mayer. München 1984

Bardtke, Hans: Bibel, Spaten und Geschichte. Göttingen 1967

Bas-reliefs imaginaires de l'Ancient Orient, d'après les cachets et les sceaux cylindres. Katalog der Ausstellung im Hotel de la Monnaie, Paris 1973

Bibby, Geofrey: Dilmun. Die Entdeckung der ältesten Hochkultur. Reinbek 1973

Eliade, Mircea (Hrsg.): Die Schöpfungsmythen. Ägypter, Sumerer, Hurriter, Hethiter, Kanaaniter und Israeliten. Darmstadt 1980.

Freydank, Helmut/Walter F. Reineke/Maria Schetelich/Thomas Thilo: Der Alte Orient in Stichworten. Leipzig 1979

Gundolf, Hubert: Totenkult und Jenseitsglaube. Wien 1967

Keiser, Helen: Tempel und Türme in Sumer. Archäologen auf der Spur von Gilgamesch. Olten 1977

Kramer, Samuel Noah: The Sumerians. Their History, Culture and Character. Chicago 1963

Oberhuber, Karl (Hrsg.): Das Gilgamesch-Epos. Darmstadt 1977

Parrot, André: Sumer und Akkad. Bildband. München 1983

Riessler, Paul: Altjüdisches Schrifttum außerhalb der Bibel. Augsburg 1928
Rosenberg, Alfons: Engel und Dämonen. Gestaltwandel eines Urbildes. München 1967
Die Sagen der Juden. Gesammelt und bearbeitet von Micha Josef Bin-Gorion. Frankfurt a. M. 1913
Schenk, Gustav: Am Anfang war das Paradies. Berlin 1967
Schmökel, Hartmut: Das Land Sumer. Stuttgart 1955
Sumerische und akkadische Hymnen und Gebete. Eingeleitet und übersetzt von A. Falkenstein und W. von Soden. Zürich 1953
Weinreb, Friedrich: Der göttliche Bauplan der Welt. Der Sinn der Bibel nach der ältesten jüdischen Überlieferung. Zürich 1978